DAS SUPER SIXPACK

Die Top-Übungen & Trainingsprogramme, gezielte Ernährung

Christian Kierdorf

novagenics

Wichtiger Hinweis für den Leser
Die Erkenntnisse der Sportwissenschaft und Medizin unterliegen laufendem Wandel durch Forschung und Erfahrung. Alle in diesem Buch getroffenen Empfehlungen wurden vom Autor mit großer Sorgfalt erarbeitet und geprüft. Das entbindet den Nutzer dieses Werkes jedoch nicht von der Verpflichtung, präventive und therapeutische Entscheidungen in eigener Verantwortung zu treffen.

Danksagung
Autor und Verlag bedanken sich beim *Proreha Therapiezentrum*, Scheffelstr. 14, 60813 Frankfurt/Main für die Nutzung der Räumlichkeiten anläßlich der Fotos der Bauchmuskelübungen mit dem eigenen Körpergewicht, am Sling-Trainer, der Übung am Kabelzug, der wippenden Vibrationsplatte und der Bauchmaschine mit Druckluftwiderstand, sowie bei den Fitness-Studios *Fitness First MyZeil*, Zeil 106, 60313 Frankfurt/Main; *SportTreff Bonn*, Hausdorffstr. 201, 53129 Bonn und *Holmes Place Köln*, Gürzenichstr. 6-16, 50667 Köln für die Fotos an verschiedenen Bauchgeräten. Der Autor bedankt sich bei seinem Freund Michael für die Inspiration und die Unterstützung.

Homepage des Autors: www.christian-kierdorf.de

ISBN 13: 978-3-929002-50-8

Bibliographische Information der Deutschen Nationalbibliothek
Die Deutsche Nationalbibliothek verzeichnet diese Publikation in der Deutschen Nationalbibliografie; detaillierte bibliografische Daten sind im Internet über http://dnb.d-nb.de abrufbar

Christian Kierdorf:
Das Super-Sixpack – die Top-Übungen und Trainingsprogramme, gezielte Ernährung
1. Auflage Novagenics-Verlag 2012

Titelfoto © vishstudio/Shutterstock.com

INHALT

Verzeichnis der Abbildungstafeln, Tabellen und Textkästen

Textkästen

Tabellen

*

1. Ein einfaches Konzept

Der Bauch, wie auch jeder andere Muskel an unserem Körper, folgt nicht dem Gesetz »Mehr ist besser«. Das muss man noch nicht einmal als negativ betrachten, denn dadurch wird man für ein sehr effektives Bauchtraining keine Stunde, sondern gerade einmal 10-15 Minuten pro Trainingseinheit brauchen. Darauf ist mein Programm ausgerichtet: In kurzer Zeit zum Erfolg! Das Training steht dabei in Verbindung mit einem einfachen, nachvollziehbaren Ernährungsprogramm.

Wie lange Sie brauchen werden hängt von den Startvoraussetzungen ab. Aus meiner Arbeit als Personal Trainer kann ich von Personen berichten, die in sechs Wochen zum Sixpack kamen, aber ebenso von Menschen, die sich mit 110 kg Startgewicht über vier Jahre hinweg an dieses Ziel herankämpfen mussten. Wichtig ist: Jeder kann ein Sixpack haben!

Sie müssen auch nicht zum Leistungssportler werden. Wir brauchen unsere Zeit ja auch für Arbeit, Familie, Freunde und Freizeit. Die Methoden in diesem Buch sind auf ein Sixpack ausgerichtet, nicht darauf, Leistungsfußballer, -turner oder Wettkampfbodybuilder zu werden. Wir werden Sport machen, aber im gesunden, für jeden Menschen durchführbaren Rahmen. Die Frage ist, wie dieser Sport ausgeführt wird und welche Übungen für ein Sixpack am besten geeignet sind.

Sie müssen für mein Sixpack-Programm auch kein teures Fitness-Studio bezahlen. Sie werden Sport machen, der Ihnen Spaß macht und Ihren Voraussetzungen entspricht. Macht Ihnen das Training im Studio keinen Spaß, dann lassen Sie es bleiben. Sie können für eine gemeißelte Bauchmitte auch im Freien oder zu Hause trainieren. Trainieren Sie aber gern mit Gleichgesinnten im Studio, dann lernen Sie in diesem Buch die Geräte kennen, die Sie weiterbringen werden. Doch nicht die Geräte oder die Umgebung, in der Sie trainieren, bestimmen Ihren Erfolg, sondern Ihre Technik bei der Übungsausführung. Übungen mit dem eigenen Körpergewicht führen Sie genau so schnell zum Ziel wie Übungen an Geräten, wenn die Technik stimmt!

Kann man mit über 40 Jahren (oder älter) noch ein Sixpack bekommen? Aber sicher! Das Alter spielt für den Erfolg keine Rolle. Es gibt unendlich viele Beispiele, wie es Menschen in fortgeschrittenem Alter zum Sixpack geschafft haben. Darüber hinaus gibt es auch zahlreiche wissenschaftliche Studien und Hobbysportler, die mit über 40 Jahren noch Topleistungen bringen und einen ansprechenden Körper präsentieren können. Jeder Personal Trainer wird Ihnen attestieren, dass dieses Ziel keine Frage des Alters ist. Selbst wenn Sie Rückenschmerzen haben, muss das Ihrem Ziel nicht im Wege stehen. Eine kräftige Rumpfmuskulatur hilft, die geschwächten Strukturen des Rückens zu stabilisieren. Ein Sixpack aufzubauen bedeutet, definitiv starke Rumpfmuskeln zu besitzen, die den Rücken bei allen Alltags- oder Sportbewegungen unterstützen. Lassen Sie sich das von Ihrem Arzt oder Physiotherapeuten bestätigen. Fragen Sie auch ruhig nach, ob das hier vorgestellte Training in Ihrem Fall Sinn ergibt oder gemieden werden sollte, denn dieses Buch kann keine medizinische Betreuung von schweren Verletzungen, Entzündungen oder Krankheiten ersetzen.

Welche Voraussetzungen müssen Sie also mitbringen? Die einzige Voraussetzung ist Ihr Wille, ein Sixpack zu besitzen! Die Inhalte dieses Buches sind auf jedes Niveau anpassbar. Der Stoffwechsel einer jüngeren Person arbeitet schneller, so dass das Ziel auch schneller erreicht werden kann. Dafür sind reifere Personen meist zielstrebiger und erfolgreicher. Mit der richtigen Einstellung werden Sie sich auf die nötigen Änderungen liebgewordener Gewohnheiten einlassen. Und damit wird sich auch Ihre Bauchform ändern! So werden Sie ein Sixpack haben und Ihr Leben noch mehr genießen können!

1.1 Die Körpertypen

Es gibt drei verschiedene Körpertypen: Dicklich, athletisch und dünn, im Fachjargon endomorph, mesomorph und ektomorph genannt. Dabei sind die reinen Körpertypen recht selten; fast jeder Mensch kommt als Mischform aus den drei Typen daher. Doch wenn jemand ein rein endomorpher Typ ist? Hat er das Rennen schon vor dem Start verloren? Das glaube ich nicht. Die Genetik kann uns das Sixpack erschweren, aber sie macht es nicht unmöglich. Ich habe schon viele beleibte Klienten gehabt. Jeder von Ihnen konnte deutlich abnehmen, wenn er es wirklich wollte.

Dabei ist der endomorphe Typ nicht einmal so stark benachteiligt, wie man annehmen könnte. Er ist zwar mit einer etwas breiteren Taille und häufig einer geringeren Körpergröße ausgestattet, was eine »schlanke« Erscheinung schwieriger macht. Gleichzeitig verfügt der Endomorph aber über sehr gute Anlagen zur Entwicklung von Muskelmasse. Und je größer die Muskelmasse, desto leichter fällt die Fettverbrennung.

Täuschen Sie sich also nicht: Viele Spitzenathleten, gerade im Kraftsport und besonders bei den Gewichthebern, sind von den Anlagen her endomorph, weisen aber einen niedrigen Körperfettanteil auf.

Es gibt unzählige Ernährungsexperten. Alle haben ihre ganz spezielle Meinung. Die einen vertreten die Idee, dass nur die Atkins-Diät funktionieren kann, andere halten fettarme Diäten für sinnvoller. Darüber hinaus gibt es auch solche, die von Diäten gar nichts halten. Sie behaupten, das Gewicht sei genetisch festgelegt und daher nicht manipulierbar. Daran glaube ich nicht. Der Körper ist – in gewissen Grenzen – veränderbar. Man kann heute selbst die Körpergröße durch einen chirurgischen Eingriff zur Verlängerung der Beinknochen verändern. Soweit müssen wir nicht gehen: Wir setzen auf Sport und eine angepasste Ernährung, um schlanker zu werden und ein Sixpack zu präsentieren. Das ist mir bislang mit allen meinen Klienten gelungen, die an Ihr Ziel geglaubt haben.

Dem einen fällt es natürlich leichter, zum Ziel zu kommen. Vielleicht beginnt er schon recht schlank oder er ist ein schlechter Esser, dem der Verzicht auf umfangreiche Mahlzeiten nicht schwer fällt. Doch wie oben schon angedeutet, geht ein Vorteil fast immer mit einem Nachteil einher. Dem Ektomorphen fällt es deutlich schwerer, Muskeln aufzubauen, und einen rein athletischen Typ als Ideal gibt es nur sehr selten.

Sie haben eine gewisse Genetik und müssen daher mal mehr, mal weniger in das Sixpack investieren. Der Weg dahin ist jedoch bei allen Sportlern gleich. Wieso sich also unnötig belasten? Starten Sie einfach durch!

1.2 Ein Sixpack kann jeder haben

Ich wollte früher so schnell wie möglich ein Sixpack haben. Zumindest wollte ich aus einer unförmigen Körpermitte etwas Schnittiges machen, was nicht nach einer wabbelnden Halbkugel vor dem Körper aussieht. Wie steht es bei Ihnen? Was haben Sie dafür schon alles investiert? Wie viele Artikel haben Sie gelesen? Nicht genug, weil es noch nicht geklappt hat? Wie viele Internetvideos haben Sie geschaut? Die waren offenbar auch nicht aufklärend genug, um das Geheimnis des Sixpacks zu entschlüsseln.

Entscheidend ist das Wissen um die effektivste Technik, der Glaube an sich selbst und Ernährungstricks, die genau auf das Ziel »Sixpack« abgestimmt sind. All das professionelle Wissen und die Erfahrungen, die ich von Klienten, Freunden und Gesprächen mit anderen Sportlern und Sixpack-Leidensgenossen sammeln konnte, haben mir geholfen, ein brauchbares Konzept zusammenzufassen.

Damit Sie ein erfolgreiches Leben mit Sixpack führen können, ohne zum Leistungssportler mutieren zu müssen, kläre ich die Mythen rund um die Körpermitte auf. Ich habe wissenschaftliche und medizinische Erkenntnisse sowie meine Erfahrung als Personal Trainer in einem verständlichen Konzept zusammengefasst. Dabei ist es egal, mit welchem Gewicht Sie starten, wo Sie sich gerade auf der Welt befinden, ob Sie sich zuhause etwas kochen können oder ständig auf Reisen sind.

Sie profitieren also von einem ausgereiften Konzept, zu dem auch ich durch die gleiche Erkenntnis kam, wie Dr. Richard Bandler, der gesagt hat: »Je älter man wird, desto mehr merkt man, was für ein Idiot man war und wie viel Zeit man verschwendet hat.«

Wenn Sie nur ansatzweise daran denken »...ich möchte aber nicht so aussehen wie Arnold Schwarzenegger«, dann werden Sie es wahrscheinlich nicht über das Niveau eines gewöhnlichen Menschen mit Bauchansatz hinaus schaffen. Wir müssen natürlich alle erfolgversprechenden Techniken zur Erreichung unseres Ziels nutzen. Angst vor einem »Zuviel« an Muskulatur ist dabei aber völlig unbegründet. Ein Krafttraining, das den ganzen Körper fordert, unterstützt unser Ziel.

Ein Sixpack bedeutet, die Frauen am Strand gucken auf unseren Bauch und finden gut, was sie sehen. Das, was die Frauen sehen, sehen Sie selbst auch im Spiegel, wenn es wirklich da ist! Der Spiegel ist unser schärfster Kritiker. Ich würde Ihnen auch nicht empfehlen, ständig eine Speckfalte zwischen Daumen und Zeigefinger zu fassen – die hat man auch mit Sixpack! Wenn Sie also Bauchmuskeln entwickeln, werden Sie dies im Spiegel rechtzeitig bemerken. Sollten Sie wider Erwarten ein »Zuviel« an Muskulatur entwickeln, können Sie einfach weniger trainieren – oder feststellen, dass Sie im Leben nie besser ausgesehen haben. Sie entscheiden in diesem Moment, das Ziel hoch zu setzen oder doch lieber den Durchschnittskörper zu behalten.

Sie werden nicht ständig Kalorien zählen müssen. Sie dürfen immer essen, bis Sie voll sind. Sie dürfen naschen und Alkohol trinken – in Maßen natürlich. Ich selber habe nie eine Bodybuilding-Diät gemacht, die mich an die Grenzen des Wahnsinns getrieben hätte, weil man vor lauter Kalorienzählen und eintöniger Kost zu einem normalen Leben nicht mehr fähig gewesen wäre. Warum sollte ich es also meinen Kunden so empfehlen? Ich werde Ihnen Schlemmermahlzeiten empfehlen, Protein als Grundnährstoff nahe bringen und Ihnen raten, jedes Wochenende bei einem Fest ein Bier zu genießen, während Sie sich von Woche zu Woche im Spiegel an den Fortschritten erfreuen dürfen.

Das Training ist darauf ausgerichtet, in kürzester Zeit maximalen Erfolg zu bringen. Die Übungen, die Sie für eine perfekte Körpermitte durchführen, werden Ihnen nicht nur aus Sichtweise eines Sportwissenschaftlers und Personal Trainers mit mehr als 10 Jahren Berufserfahrung beschrieben. Da hinein fließt auch das Körperbewusstsein eines Tanzlehrers, der Ehrgeiz eines Fußballtrainers und die Kreativität eines Breakdance-Trainers. Die Zusammenarbeit mit Menschen aus so vielen Bereichen hat mir gezeigt, welche Kernpunkte wichtig sind, damit jeder Mensch das Sixpack-Training nachvollziehen kann. Für diese Art von Training gibt es bisher keinen festen Begriff. »Funktionelles Training« ist angesagt, aber nach den Richtlinien eines

Sixpackathleten längst Standard. »Core Performance« schwappt als Modebegriff aus den USA herüber.

Nach Prinzipien der Core Performance und denen des funktionellen Trainings wird der Rumpf als Ausgangspunkt jeder Körperbewegung gesehen. Deshalb liegt der Schwerpunkt der Trainingseinheiten auf diesem Gebiet. Das lindert Rückenschmerzen und beugt diesen vor. Außerdem verbessert sich durch eine starke Rumpfmuskulatur die Leistungsfähigkeit des Körpers in allen Bereichen, sowohl im Sport als auch im Alltag.

Dabei lege ich nicht allein Wert auf diese Prinzipien, denn ich möchte nicht nur feste Bauchmuskeln, sondern auch eine tolle Optik haben. Ich kann Ihnen versprechen, auch Sie werden Bauchtraining anders erleben – intensiver und schneller wirksam. Daneben schneide ich die aktuellen Themen der Fitnessbranche, wie funktionelles Training, Core Training, Gravity Training Systeme, Sling-Training, Elektromyostimulationstraining (EMS), Vibrationstraining und sportartspezifisches Training an, soweit sie für unser Sixpack-Training sinnvoll sind.

2. Der Bauch – ein Muskel wie jeder andere

Sie wollen einen flachen Bauch unter dem T-Shirt, mit messerscharfen Einkerbungen. Dies soll mit einem disziplinierten, aber nicht übertriebenem oder gesundheitsschädlichem Lebensstil vereinbar sein. Eine Diät ist dafür meistens notwendig, aber nicht im wettkampfsportlichen Sinne. Ein gesunder Mix aus Bewegung und geplanter Ernährung hilft uns, eine ansprechende Körpermitte zu formen. Wir konzentrieren uns dabei auf ein Konzept, das sich unter normalen Lebensbedingungen realisieren lässt. Lassen Sie sich aber nicht von Formulierungen wie »Muskelaufbau« und »Kraftzuwachs« täuschen. Stellen Sie sich die Bauchmuskeldecke wie ein Sieb vor, durch das Sie Knetgummi schieben wollen. Die Knete sind die Muskeln, das Sieb die Sehnen. Die Sehnen werden die Bauchmuskeln flach halten. Erst wenn die Bauchmuskulatur groß genug ist, werden die Sehnen dafür sorgen, dass ein Sixpack oder gar noch mehr »Rippen« zu erkennen sind, weil sich dann erst die Muskeln an den Sehnen vorbeischieben – wie die Knete an den Sieblöchern. Das Sixpack ist also erst sichtbar, wenn die Muskeln auch groß genug sind.

Der Bauch ist ein verhältnismäßig träger Muskel: Er wächst genetisch bedingt nicht dermaßen in die Breite, wie es die Beine oder die Arme bei entsprechendem Training tun. Die Bauchmuskeldecke und die Sehnen halten den Bauch in einer flachen Form. Haben Sie also keine Angst davor, einen definierten, aber runden Bauch vom Sixpack-Training zu bekommen. Detaillierte anatomische Grundlagen klären wir später noch.

Ein alter Freund meldete sich einmal per eMail bei mir und fragte: »Warum sind meine Bauchmuskeln eigentlich so schief angeordnet? Läßt sich da etwas machen, ein spezielles Training vielleicht?«

Diese Frage bekomme ich oft zu hören. Leider ist das nicht möglich, denn das Aussehen der Bauchmuskeln ist genetisch festgelegt. Die Sehnen, die sich über den Bauchmuskel ziehen, ergeben die Anordnung, die man als »Waschbrett« oder »Sixpack« bezeichnet. Einige Sportler weisen mehr als sechs »Rippen« am Bauch auf: Sie haben sogar acht davon. Andere wiederum verfügen über einen glatten Bauchmuskel, auf dem sich trotz intensiven Trainings gar keine Einkerbung zeigt.

Der gerade Bauchmuskel (lateinischer Name »rectus abdominis«), der für das Sixpack verantwortlich ist, setzt an den Rippen an und zieht herunter bis zum Becken. Ein Muskel hängt immer zwischen zwei Sehnen. Der gerade Bauchmuskel ist an den Rippen und am Becken mit Sehnen befestigt. Die Sehnen am Becken treten im Vergleich zu denen an den Rippen deutlicher hervor. An den Rippen sieht man häufig nur, wie die Bauchmuskeln enden. Der gerade Bauchmuskel wird von waagerecht verlaufenden Sehnen mehrfach seitlich geteilt, den sog. intersektiones tendineae. Darüber hinaus verläuft eine Sehne senkrecht über den Bauchmuskel, die »linea alba«. Erst diese Sehnen zeichnen das gewünschte Sixpack.

Für eine deutlich hervortretende Bauchmuskulatur reicht es also nicht aus, einfach nur »dünn« zu sein. Sie sollten vielmehr versuchen, die Bauchmuskeln so groß wie möglich werden zu lassen, so dass die Sehnenstränge tief in die Bauchmuskeln einschneiden und eine »kantige« Form erkennen lassen. Das zählt übrigens auch für die schrägen und seitlichen Bauchmuskeln. Insbesondere die schrägen Bauchmuskeln (transversus abdominis), die seitlich an den Rippen ansetzen, sehen bei geringem Körperfettanteil toll aus.

Unten am Bauchmuskel, über dem Schambereich, verlaufen zwei weitere Sehnen in »V«-Form. Auch der Verlauf und die Ausprägung dieser Sehnen ist genetisch bedingt. Je größer aber die Bauchmuskulatur, desto tiefer schneiden die Sehnen in die Bauchdecke. Beim »V« halten die Sehnen am Knochen und sind daher immer deutlicher zu sehen, wenn die Bauchmuskulatur größer und stärker wird. Deshalb sollen die Bauchmuskeln auch auf Hypertrophie, also Muskeldickenwachstum, trainiert werden – mit hohen Widerständen, langsamen Bewegungen und einer Wiederholungszahl von 10-12. Das entspricht etwa 30 Sekunden »Time Under Tension« (Zeit unter Muskelanspannung).

Wie gesagt, die Gene bestimmen das Aussehen, daher weisen auch keine zwei Menschen exakt die gleiche Größe und Form der Bauchmuskeln auf. Das Einzige, was uns übrig bleibt, ist dafür zu sorgen, dass die Bauchmuskeln durch korrektes Training zur Geltung kommen. Einen starken geraden Bauchmuskel und einen geringeren Körperfettgehalt, der diese Tatsache deutlich werden lässt, kann jeder erreichen.

Für unser Ziel ist es also wichtig zu wissen, wie wir es schaffen, dass die Muskeln sich verändern und größer werden. Eine schnellstmögliche Muskelveränderung erreichen wir durch korrekte Technik und Übungsauswahl: Viele machen den Fehler und nehmen direkt die schwierigsten Übungen, in dem Glauben, das würde auch die schnellsten Erfolge bringen. Leider stimmt häufig die Technik nicht und die Zeit, die Sie in die falschen Übungen investieren, ist verschwendet. Nur mit Übungen, die an Ihren Leistungsstand individuell angepasst sind und die mit korrekter Technik durchgeführt werden, reizen Sie die Bauchmuskeln optimal, ohne sie zu über- oder unterfordern.

Auch die richtige Einstellung ist wichtig: Generell sind Sie mit dem Kauf dieses Buches schon topmotiviert und haben dem Ziel »Sixpack« eine hohe Priorität zugeordnet. Eine geschickte Trainingssteuerung ist die letzte Maßnahme auf dem Weg zum Sixpack; ich meine Wiederholungszahlen und Sätze. Sobald Sie wissen, welche Übungen die richtigen sind, stellt sich die Frage: Wie oft soll man das denn machen?

2.1 Tägliches Bauchtraining ist kontraproduktiv

Nach einer Verletzung hat der Torhüter einer Fußball-Bundesligamannschaft sich auf das Training mit seinem Team vorbereiten wollen. Neben einem spezifischen Torwart-Einzeltraining von Vereinsseite sollte auch Krafttraining in seinen Trainingsplan aufgenommen werden. Ich hatte das Glück, mit dem Spieler von Eintracht Frankfurt dieses Krafttraining zu absolvieren.

Wir trainierten also konsequent und er zeigte sich ehrgeizig. Bei jedem Training allerdings fragte er, ob wir nicht noch Bauchtraining ausführen könnten. Anfangs sagte ich noch »Ja, ist heute ohnehin vorgesehen«. Oder, um sein Gewissen zu beruhigen, »Können wir machen«. Irgendwann jedoch merkte ich, dass er wirklich *jeden Tag* seinen Bauch trainieren wollte. Ich fragte ihn also: »War Dir das gestern nicht genug? Hast Du keinen Muskelkater?« Er antwortete »Klar doch. Aber ich muss doch den Bauch trainieren. Der Bauch ist wichtig.«

Ich stimme ihm da voll und ganz zu. Die Bauchmuskulatur hat aus sportlicher Sicht einen enorm großen Anteil am Erfolg eines Athleten. Der Kern des Körpers ist an jeder Bewegung beteiligt. Eine gute Körperspannung ist wichtig, um komplexe Bewegungen zu bewältigen. Die meisten sportlichen Bewegungen lassen sich erst durch das Zusammenspiel verschiedener Muskelgruppen realisieren. Oder haben Sie schon einmal einen Bundesliga-Fußballer gesehen, der beim Torschuss wie ein Tippkick-Männchen aussieht? Die Bewegung beginnt mit einer Vorspannung, bei der das Schussbein und der diagonal liegende Arm zurückgeführt werden. Nehmen wir an, Sie schießen mit rechts. Dann nehmen Sie kurz vor dem Schuss das rechte Bein, aber zusätzlich auch den linken Arm zurück. Damit bauen Sie über eine sogenannte Muskelschlinge (das ist die Verknüpfung der Muskelgruppen) eine Vorspannung auf, ähnlich wie bei einem Gummiband. Je mehr man es aufzieht, umso mehr Energie wird beim Lösen der Spannung frei. Das Gummiband wird also weiter fliegen. Beim Fußball erhofft man sich, dass der Ball mit einer höheren Beschleunigung getroffen wird, damit der Schuss fester ist.

Man erkennt an diesem Beispiel, wie komplex sportliche Bewegungen sind. Der Kern des Körpers spielt dabei eine wichtige Rolle. Denn je kräftiger der Bauch ist, desto mehr Energie kann der Körper bei richtiger Technik aufbringen. Der Torhüter hatte also recht: Das Bauchtraining ist wichtig. Aber muss man den Bauch deshalb jeden Tag trainieren? Keinesfalls! Ich habe beim Torhüter jedenfalls erst ein Sixpack gesehen, nachdem wir die Bauchmuskeln *nicht* mehr jeden Tag gefordert haben…

Zuviel ist nicht gut; mehr nicht immer besser. Die Muskeln des Körpers wachsen nämlich in den Erholungsphasen zwischen den Trainingseinheiten. Sie wachsen nie während des Trainings. Stellen Sie sich einmal vor, ein Training von 15 Minuten am Tag setzt lediglich einen Reiz im Körper, der etwas auslösen soll. Die wirkliche Veränderung geschieht in den restlichen Stunden des Tages. Bei dreimal wöchentlichem Bauchtraining beschäftigen Sie sich also nur 45 Minuten mit Ihrem Bauch! Das dürfen Sie nie vergessen: Wie der Körper sich verändert, wird in einer Trainingseinheit nur *ausgelöst*. Das ist erst der Beginn einer Veränderung. Die Prozesse, die eine Veränderung nach sich ziehen, finden in der Regenerationszeit statt. Die meisten muskelaufbauenden Prozesse geschehen sogar, während wir schlafen.

Zum Sixpack kommen wir auf eine paradoxe Art und Weise: Wir »verletzen« die Muskeln durch Training. Es entstehen mikroskopisch kleine Muskelfaserrisse, die man manchmal als »Muskelkater« wahrnimmt. Außerdem wird die Zellstruktur beschädigt. Durch muskelaufbauende Hormone, die durch das Training bedingt vom Körper ausgeschüttet werden, die Proteinsynthese und weitere Regenerationsprozesse leitet der Körper nach dem Training und der ersten Mahlzeit danach (ja, erst dann) den Wiederaufbau der angeschlagenen Strukturen ein.

Aus diesem Grund ist es nicht sinnvoll, die Bauchmuskulatur jeden Tag zu belasten. Der Körper benötigt auch Ruhe, um die entsprechenden anabolen (aufbauenden) Prozesse einzuleiten und umzusetzen. Je nach Trainingsniveau muss man dem Körper mehr oder weniger Zeit zur Wiederherstellung geben. Gut trainierte Athleten brauchen mehr Reize und können sich in kürzerer Zeit erholen. Für Anfänger zählt das Gegenteil: Die Regenerationszeit ist lang und schon ein paar Trainingsreize reichen aus, um Wachstum auszulösen. Eine sinnvolle Einteilung scheint die Wahl von zwei bis drei Baucheinheiten pro Woche darzustellen. Gerade für Freizeitsportler ist dies praktikabel. Sie können diese Regelmäßigkeit nutzen, um ihren restlichen Körper ebenfalls zu trainieren. Bei dieser Aufteilung ist auf jeden Fall genügend Regenerationszeit für den Bauch gewährleistet, wobei gleichzeitig ausreichend Intensität garantiert ist, so dass beim Bauchtraining Fortschritte nicht ausbleiben.

Um jede Muskelgruppe des Körpers gleichmäßig intensiv zu reizen, reicht eine Woche mit sieben Tagen gerade aus. Man schafft es meist, jeden Muskel einmal intensiv zu bearbeiten. Um jedoch eine Muskelgruppe besonders schnell voran zu treiben, erhöht man die Intensität nicht nur durch die Auswahl harter Übungen und durch hohes Gewicht. Auch über die Trainingshäufigkeit lässt sich der Fortschritt maßgeblich beeinflussen. Dieses Prinzip findet sich in vielen Sportarten wieder: Wenn in einem Fußballverein Krafttraining absolviert wird, so liegt der Fokus dieses Trainings meist auf der Beinmuskulatur. Denn dies ist die relevante Muskelgruppe. Der Oberkörper wird nur ausgleichend oder gar nicht mit Gewichten trainiert. So werden auch Verletzungen im Reha-Bereich behandelt. Wenn ein Patient ein Problem am Ellbogen hat und drei Termine pro Woche wahrnehmen kann, so wird in diesen drei Einheiten auch jeweils der Ellbogen mit spezifischen Bewegungen behandelt. Der Rest des Körpers wird dagegen nicht immer mit der gleichen Intensität trainiert.

Auch wir werden den Schwerpunkt des Trainings auf die Bauchmuskulatur legen, um schnell zum Erfolg zu kommen. Das bedeutet aber nicht, dass Sie den Rest des Körpers vernachlässigen sollen. Je mehr Muskelgruppen Sie in Ihr Training einbeziehen, desto schneller kommen Sie zum Erfolg. Beginnen Sie als Anfänger mit zweimal wöchentlichem, intensivem Bauchtraining. Steigern Sie als Fortgeschrittener auf drei bis vier wöchentliche Bauch-Workouts, das ist genug.

Werden Sie nicht ungeduldig: Wenn Sie nun einfach fünfmal die Woche Ihren Bauch trainieren, obwohl Sie bisher nur sporadisch und vor allem nicht das richtige Bauchmuskeltraining durchgeführt haben, werden Sie ins Übertraining kommen. In diesem Zustand bauen Sie eher Muskeln ab, als auf. Egal auf welchem Leistungsstand Sie sind, fünfmal Bauchtraining die Woche ist nicht nötig. Entscheidend sind dagegen weitere Faktoren, wie die Ernährung, das Training anderer Muskelgruppen und alternative Sportarten. Wenn mehr Muskelgruppen des Körpers mit Widerstandstraining belastet werden, wird der Körper auch mehr muskelaufbauende Wachstumshormone ausschütten. Außerdem steigert es den Kalorienverbrauch immens, was die Bauchmuskeln »freilegt«.

Zuviel ist kontraproduktiv und kann im Übertraining münden. Das ist auch der Grund, warum ich immer wieder höre: »Ich mache diese und jene Übung für den Bauch, so und so oft. Er ist nun straff, aber ich sehe keinen Erfolg mehr. Wie komme ich schnell zum Sixpack?« Der Bauch ist in dieser Situation schlichtweg übertrainiert. Weniger ist mehr, heißt es hier!

Verfallen Sie also nicht dem Sixpack-Wahn. Natürlich will jeder, so schnell es geht, das ersehnte Sixpack vorzeigen können. Auch ich bin erst aus Schaden klug geworden: 500 Crunches pro Trainingseinheit haben mir nicht viel gebracht, außer Übertraining, Abgeschlagenheit und Verdruß. Bei so vielen Wiederholungen führt man die meisten davon nur noch mechanisch aus, ohne die Muskeln richtig zu spüren. Und das bringt dann auch nicht den echten Erfolg.

2.2 Der richtige Trainingsreiz

Die Bauchmuskeln folgen nicht dem Gesetz »Mehr ist besser«, weil sie Muskeln wie alle anderen sind. Sie wachsen in Ruhe, nicht während des Trainings. Es ist wenig sinnvoll, die Bauchmuskeln im Training zu überfordern. Der Bauch soll und muss, wie auch der Bizeps oder die Brust, durch das Training mit Gewichten einen Reiz bekommen, damit er sich verändert. Einen Reiz, der zu Muskelwachstum führt. Ist der Reiz unterschwellig, also nicht intensiv genug, stellt sich kein Wachstum ein. Bestenfalls hält man das aktuelle Niveau. Erst ein überschwelliger Reiz, also ein Reiz mit entsprechend hoher Intensität, lässt die Muskeln wachsen. Damit bekommen wir, was wir wollen: Große Bauchmuskeln, die sich automatisch zum Sixpack formen werden.

Darüber hinaus gibt es noch den zu hoch gesetzten Reiz; entweder durch zu schweres oder zu häufiges Training. Hier spricht man dann von Übertraining. Bei diesem Zustand baut man eher Muskulatur ab, als auf. Ein ordentliches Bauchtraining gibt dem Bauchmuskel schon mit zwölf Wiederholungen einen optimalen Wachstumsreiz. Wenige Sätze davon reichen völlig aus. Sie dürfen nicht annehmen, dass für eine schlanke Taille und einen definierten Bauch hohe Wiederholungszahlen um die 20-25, ja sogar bis zu 100 pro Satz nötig sind. Natürlich trainieren professionelle Bodybuilder in der Definitionsphase damit. Doch die Jungs haben Ihnen etwas voraus: Wer nämlich noch kein Sixpack hat, kann es auch nicht definieren! Aus diesem Grund ist als Anfänger eine Wiederholungszahl über 20 nicht empfehlenswert!

Ich habe früher auch Hunderte von Crunches ausgeführt. Trotzdem war mein Bauch damals nicht ansatzweise so kräftig wie heute, denn die vielen Wiederholungen haben das Training nicht effektiver gemacht. Das liegt an drei Faktoren, welche die Auf-und-Ab-Bewegung kräftig unterstützen und so verhindern, dass die Bauchmuskeln effektiv arbeiten: Die Hüftbeuger, die Beine und der Schwung. Der unwillkürliche Einsatz dieser Helfer ermöglicht uns, den Torso (Oberkörper) bzw. die Hüfte noch zu bewegen, wenn die Bauchmuskeln längst erschöpft sind. Deshalb ist die korrekte Technik, also die richtige Ausführung einer Übung, der Schlüssel zum Erfolg.

2.3 Die korrekte Technik

Es gibt keine Wunderübung, genauso wenig, wie es eine Wundermedizin gibt! Der Unterschied liegt in der Qualität der Bewegungsführung! Es gibt sicherlich mehr als tausend Bauchübungen auf dieser Welt. Es ist aber nicht nötig, diese alle zu beherrschen, um ein Sixpack zu bekommen. Wird die Bauchmuskulatur mit korrekter Technik bearbeitet, sparen wir viel Zeit. Das ist »effektives« Training. Lassen Sie uns deshalb jetzt einen Blick auf häufig gemachte Fehler werfen.

Der Sit-Up mit eingeklemmten Beinen kann als Beispiel für eine *falsche* Übungsauswahl dienen. Bei dieser Übung ist der Bauch beteiligt an der Bewegung. Aber er ist nicht für das »Aufsetzen« verantwortlich. Das machen die Hüftbeuger. Die sind kräftiger und ausdauernder als die Bauchmuskulatur.

Wir können mit Hilfe der Hüftbeuger 100 Sit-Ups ausführen, doch trainieren wir den Bauch nicht effektiv, weil dieser dabei schnell übertrainiert wird. Wenn die Bauchmuskeln ermüden, wird die Bewegung einfach weitergeführt, bis auch die Hüftbeuger müde sind. Selbstverständlich spürt man auch eine Belastung im Bauch – diese liegt aber im Bereich der Kraftausdauer. Die brauchen wir aber für ein Sixpack nicht! Wir wollen zunächst den Muskelaufbau, damit der Bauchmuskel schön groß wird und die Sehnen darin einschneiden können. Ein ausdauernder Bauchmuskel ist leistungssportlich gesehen wertvoll, doch für unsere Zwecke Zeitverschwendung! Zumal ein muskelaufbauendes Trainingsprogramm die Kraftausdauer automatisch verbessert.

Eine richtige Übungsausführung bedeutet, dass man sich gar nicht erst aufsetzt. Die Bauchmuskulatur hat eine geringe Bewegungsamplitude, d.h. sie richtet den Oberkörper nur minimal auf. Um in den Sitz zu kommen, müssen die Hüftbeuger eingesetzt werden. Lassen Sie die Hüftbeuger aber aus dem Spiel, gelangen Sie mit dem Oberkörper gerade einmal so hoch, dass Sie mit den Händen ihre Knie berühren können. Das wird dann kein »Sit-Up« mehr, sondern ein sog. Crunch, auch Bauchpressen genannt. Wenn Sie noch nicht so hoch kommen, dass Ihre Hände die Knie berühren, sollten Sie zunächst auf einfachere Übungen zurückgreifen, bis Ihre Bauchmuskulatur genug Kraft entwickelt hat, um diese Übung korrekt auszuführen.

Die Planke, auch Unterarmstütz vorlings genannt, ist eine funktionelle Übung, welche die Bauchmuskeln nicht isoliert trainiert, sondern

Tafel 1 Gute und weniger geeignete Übungen für das Bauchtraining

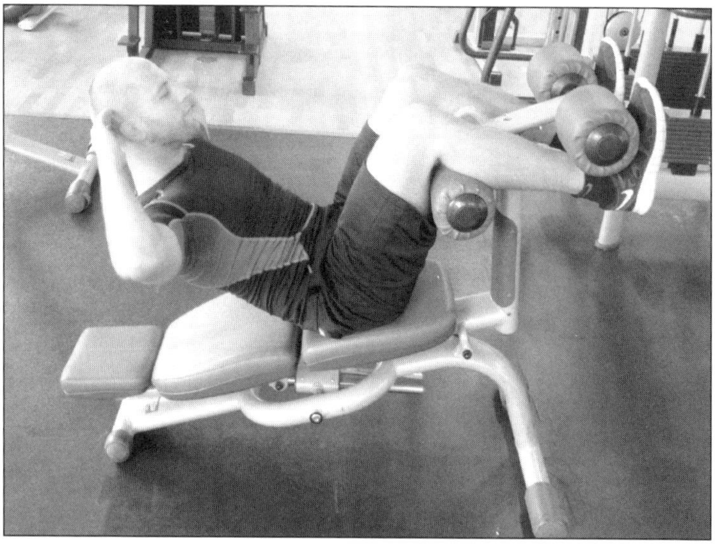

Abb. 1: Bauchübungen mit eingeklemmten Beinen und vollständiger Aufrichtung (Sit-Up) sind suboptimal für gezieltes Bauchmuskeltraining.

Abb. 2: Crunches isolieren die Bauchmuskulatur vollständig. So sind Hilfsfaktoren, die dem Bauch die Arbeit abnehmen, ausgeschlossen.

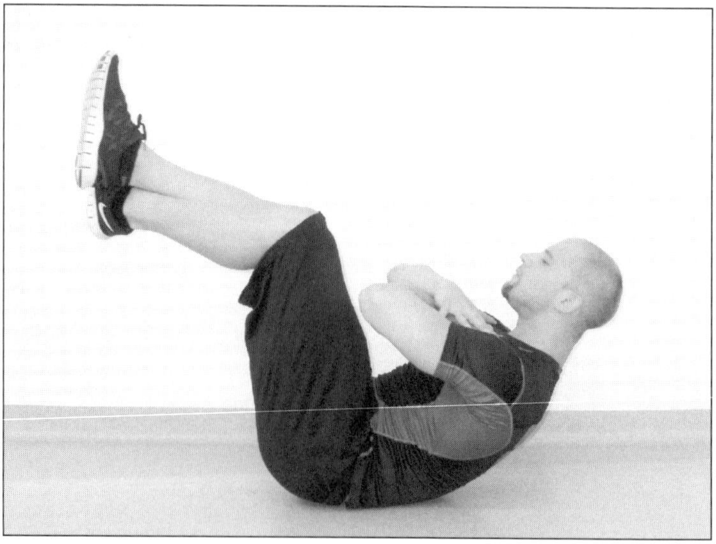

Tafel 2 Der Unterarmstütz (Planke) als empfehlenswerte Bauchübung

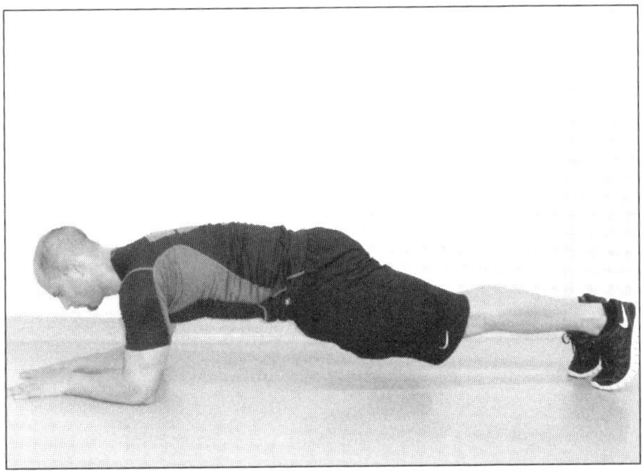

Abb. 3: Planke richtig ausgeführt, mit aufgerichtetem Becken: Leicht buckelartige Haltung zur Sicherstellung einer stabilen Bauchspannung und Entlordisierung der Wirbelsäule.

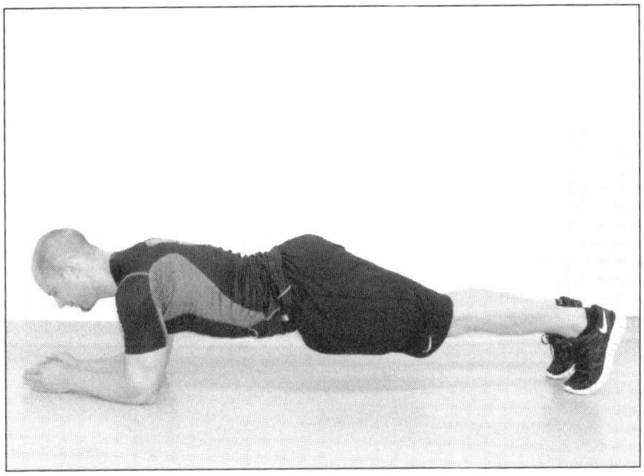

Abb. 4: Falsch ausgeführte Planke mit »gekipptem« Becken: »Der Rücken bricht weg«; man erkennt auch ein leichtes Hohlkreuz.

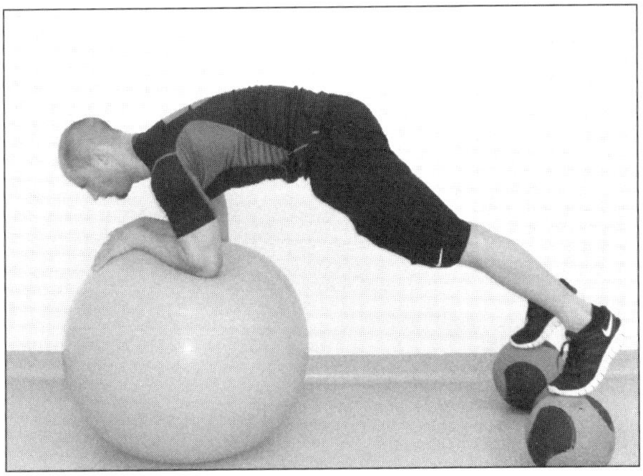

Abb. 5: Eine schwierige Version auf instabilen Untergründen: Planke auf Trainingsball und Medizinbällen.

mehrere Muskeln des Körpers mit einer Bewegung bzw. Haltung. Das spart Zeit, wenn man in einer Trainingseinheit den ganzen Körper in kurzer Zeit belasten möchte. Dabei ist der Bauch isometrisch angespannt, womit wir zwar eher die Kraftausdauer des Bauches, aber gleichzeitig auch viele Muskelfasern trainieren. Der Oberkörper sollte dabei mit der Hüfte und den Beinen eine weitgehend gerade Linie beschreiben.

Sofern Sie nicht gelernt haben, das Becken in die korrekte, aufgerichtete Position und somit die Bauchmuskulatur in die erforderliche Spannung zu bringen, »bricht« der Bauch weg und Sie nehmen ein Hohlkreuz ein. Man macht dann zwar noch einen Unterarmstütz, aber er wird rückenschädigend sein und vor allem die Bauchmuskulatur nicht effektiv trainieren.

Wenn der Athlet das Becken nicht aufgerichtet, sondern gekippt hat, entsteht daraus ein Hohlkreuz. In dieser Position könnte er ewig verharren, ohne ein Sixpack zu bekommen. Sie merken auch ohne Spiegel oder jemanden, der Ihre Bewegung kontrolliert, dass Sie in einer falschen Position sind, wenn es im Rücken »zieht«. Bei korrekter Bewegungsausführung spürt man den Rücken in dieser Position nicht, sondern vor allem die Schulter-, die Bein- (Vorderseite) und natürlich die Bauchmuskulatur.

Für die korrekte Ausführung richten Sie das Becken auf, so dass Sie das Gefühl haben, einen »Buckel« zu machen. Spannen Sie zusätzlich die Gesäßmuskulatur an, um das Becken in die richtige Position zu bringen. Merken Sie sich dabei, bei wieviel Sekunden Ihr Limit lag, um diese Zeit für die weitere Trainingsplanung zu nutzen. Sind die im Folgenden angegebenen Zeitangaben zu kurz, können Sie diese verlängern oder die nächstschwierigere Stützvariante angehen. Sind Sie wesentlich zu lang, sollten Sie zunächst einfachere Übungen wählen, bis Ihr Bauch genügend Kraft für diese Übung hat.

Diese Beispiele zeigen, wie man Übungen deutlich effektiver ausführen und damit schneller zum Erfolg kommen kann. Ich trainiere jetzt schon recht lange, doch immer wieder sehe ich Leute, die in Windeseile durch die Bauchübungen jagen. Das Übungstempo ist sehr hoch, manchmal werden sogar Zusatzgewichte verwendet. Natürlich wird damit der Bauchmuskel angesprochen – aber nicht zielspezifisch! Dadurch wird eher die Kraftausdauer trainiert, anstatt der Muskelaufbau gefördert. Dieses unspezifische Training bringt Sie dem Ziel kaum näher. Wir werden zielspezifisch trainieren. Das Ziel ist dabei klar: Ein Waschbrett oder Sixpack; auf jeden Fall ein definierter Bauch mit deutlich hervortretenden Muskelsträngen. Wir nutzen dabei zwei unterschiedliche Übungsarten für das Training der Bauchmuskulatur: Isolierte und funktionelle Bauchübungen, die jeweils langsam ausgeführt werden.

Funktionelles Training

Funktionelles Krafttraining beschreibt nach Kaliszewski (2012) »...ein ganzheitliches Konditionstraining, welches zielbezogen Kraft, Ausdauer, Beweglichkeit und Koordination mit einem Bewegungslernen verbindet.«

Vorsicht: Kondition ist nicht gleich Ausdauer, sondern beschreibt alle an der Leistungsfähigkeit des Menschen beteiligten Faktoren (Kraft, Ausdauer, Koordination – nach Starischka et al. 2008): »Die funktionelle Kraft beschreibt die Fähigkeit, exzentrische, konzentrische und isometrische Muskelkontraktionen in allen drei Bewegungsebenen auszuführen.«

Das zeigt, dass es bei funktionellem Krafttraining nicht um isolierte Bewegungen geht. Der stehende Bizepscurl mit Kurzhanteln ist keine funktionelle Übung. Würde man dagegen mit einem Bein auf einen Kasten steigen und dabei den Bizepscurl ausführen und am obersten Punkt die Kontraktion kurz halten, käme man der Sache schon näher.

2.4 Die Drei-Sekunden-Regel

Für beide Arten von Übungen ist eine langsame Bewegungsausführung der Schlüssel zum Erfolg. Allein langsame Bewegungen gegen einen höchstmöglichen Widerstand belasten den Muskel so stark, dass genügend Wachstumsreize gesetzt werden. Als Richtwert für isolierte Bauchübungen orientieren Sie sich an der Drei-Sekunden-Regel, für die man keine Uhr braucht. Mit der richtigen Zähltechnik gelingt es problemlos, die Zeitregel einzuhalten. Zählen Sie langsam von 21 bis 23. Während der Zahl 21 heben Sie den Oberkörper an, bei 22 halten Sie die Kontraktion und bei 23 senken Sie sich wieder ab. Oder Sie zählen die Wiederholungen einfach »1 – 1 – und 2 – 2 – und 3 – 3 – und...« Wenn Sie dabei etwas länger als drei Sekunden brauchen, ist das auch nicht schlimm, da Sie so die Zeit der Muskelanspannung (Time under Tension) verlängern.

Ich persönlich arbeite nicht mehr mit einer Uhr. Meinen Klienten gebe ich auch diese Zähltechnik vor. Damit wird auch im richtigen Atemrhythmus gearbeitet: Während der mehr anstrengenden Phasen (beim Crunch das Anheben des Oberkörpers) zählen Sie die Wiederholungszahl »laut« mit. Damit ist kein Geschrei gemeint, eher ein Ausatmen mit einer Zahl verbunden. Um die eine Sekunde andauernde Kontraktion zu halten, wiederholen Sie diese Zahl. In der weniger anstrengenden Phase (beim Crunch das Absenken des Oberkörpers) atmen Sie wieder leicht ein und sagen »und«. Sprechen Sie diese Begriffe langsam aus. Sie werden dann auf eine gute Zeit kommen, ohne vor lauter Konzentration auf die Zeit die Wiederholungszahl zu vergessen.

Die nur geringe Bewegungsamplitude bei isolierten Bauchübungen erschwert die langsame Bewegung stärker, als man denkt. Häufig bewegen sich die Leute innerhalb nur einer Sekunde durch die komplette Auf-und-Ab-Bewegung! Für trainierte Athleten, die über ein gutes Koordinationsvermögen verfügen, ist diese Art der Übungsausführung ebenso anspruchsvoll wie für Anfänger. Investieren Sie etwas Zeit in die langsame Übungsausführung mit Zählen; Sie werden es nicht bereuen. Die Drei-Sekunden-Regel können Sie auf jede andere isolierte Bauchübung übertragen.

Sie sollten auch wissen, was die »konzentrische« und die »exzentrische« Phase einer Bewegung ist. Damit sind der »mehr anstrengende« und der »weniger anstrengende« Teil einer Bewegung gemeint. In der Sportwissenschaft spricht man von elementaren Kontraktionsformen der Muskulatur. Generell wird zwischen isometrischer, isotonischer und auxotonischer Kontraktion unterschieden. Bei der isometrischen Kontraktion nimmt die Spannung des Muskels zu, ohne dass es zu einer Längenänderung kommt (statisches Spannungsverhalten). Wenn Sie eine Faust machen und den Arm fest anspannen, können Sie diesen Effekt sofort nachvollziehen. Bei der auxotonischen Kontraktion nimmt die Spannung des Muskels zu, während sich die Länge ändert. Das sind also »richtige«, dynamische Bewegungen. Dabei wird noch zwischen konzentrischer und exzentrischer Phase unterschieden. In der konzentrischen Phase zieht sich der Muskel unter Spannung zusammen. Sie greifen z.B. eine Flasche Wasser bei gestrecktem Arm und führen diese zum Mund. Das Anwinkeln des Arms ist für den Bizeps eine konzentrische Bewegung. Strecken Sie den Arm im Ellbogengelenk wieder aus, arbeitet der Bizeps exzentrisch, d.h. er steht unter Spannung, aber der Muskel zieht sich auseinander. Isotonische Kontraktionen kommen bei natürlichen Bewegungen nicht vor; sie sind für unser Sixpack-Training nicht von Bedeutung.

2.5 Großer Widerstand für schnellen Erfolg

Der Muskel kann dabei, je nach Übung, gegen verschiedene Widerstände arbeiten. Das klassische Beispiel sind Bauchübungen in Rückenlage, wobei hier die Schwerkraft den Widerstand ausmacht. Daher kann man nicht immer davon sprechen, welches »Gewicht« für eine Übung gewählt werden soll. Beim Training gegen die Schwerkraft ist unser Körper das »Gewicht«. Durch verschiedene Körperpositionen wird das »Gewicht« verändert. Bei Übungen in Rückenlage z.B. wird der Widerstand durch die Hebelwirkung der Arme verändert. Darüber hinaus können aber auch Gewichte, Bänder, Ketten oder der Trainingspartner den Widerstand beeinflussen.

Beim Training an Maschinen arbeiten Sie dann mit »echten« Gewichten, die natürlich ebenfalls gegen die Schwerkraft wirken. Der Widerstand ist dabei so zu wählen, dass Sie bei korrekter, langsamer Technik gerade zwölf Wiederholungen schaffen, ohne abzufälschen. In den Übungsbeschreibungen, die später kommen, sind verschiedene Schwierigkeitsstufen durch Veränderungen des Widerstands deutlich gekennzeichnet.

2.6 Funktionelle Übungen und die Beckenstellung

Funktionelle Bauchübungen trainieren mehr als nur eine Muskelgruppe. Das macht diese Übungen effektiv, um in kurzer Zeit so viele Muskelgruppen wie möglich zu trainieren. Der Bauch arbeitet hierbei allerdings meistens stabilisierend, wodurch eher die Kraftausdauer gesteigert wird, als dass sich die Muskelgröße ändert. Daher sind sie hervorragend geeignet, um die Bauchmuskulatur flach zu halten und zu stärken. Denn starke Muskeln erlauben uns, schwere Isolationsübungen durchzuführen, die uns schneller zum Sixpack führen.

Werden funktionelle Übungen nach den Isolationsübungen durchgeführt, erlauben Sie es darüber hinaus, die Bauchmuskeln stärker zu belasten, da hier ja andere Muskeln unterstützend wirken. Durch diesen Synergieeffekt können die bereits vorerschöpften Bauchmuskeln über das normale Kraftnivau hinaus belastet werden, was bei isolierter Bewegung unmöglich wäre.

Die funktionellen Bauchübungen leben vor allem von einer sehr bedachten Bewegungsausführung. Sie sehen oft toll aus, sollten aber nicht mit Zirkuseinlagen verwechselt werden. Erst eine korrekte Haltung während der Bewegung legt den Schwerpunkt der Übung tatsächlich auf die Bauchmuskulatur. Außerdem werden so Haltungsschmerzen verhindert, die meistens im Rückenbereich auftreten. Dazu ist die Beckenstellung des Körpers der wichtigste Parameter. Das Becken sollte aufgerichtet in jeder Position und Bewegung gehalten werden. Das bedeutet, dass bei allen Übungen ein Hohlkreuz vermieden werden sollte. Die Gesäßmuskulatur ist fest angespannt und die Hüfte nach vorne geschoben, sodass sich der untere Rücken leicht rundet. Können Sie diese Position nicht mehr halten, sind Sie am Punkt des Muskelversagens angekommen. Trügerisch ist dabei, dass sich die Positionen häufig trotzdem noch halten lassen. Allerdings hängen Sie dann ausschließlich an der Wirbelsäule. Der Bauch wird nicht mehr trainiert und der Rücken schwer belastet. Das ist nicht nur schmerzhaft, sondern kann aufgrund ungedämpfter Scherkräfte auch zu Schäden am passiven Bandapparat führen (im Extremfall sogar zum Bandscheibenvorfall). Lesen Sie deshalb zu jeder neuen Übung, die Sie ausprobieren, die Beschreibung genau durch und führen Sie das Training zur Beckensteuerung aus, das Ihnen helfen wird, Ihr Becken in die richtige und effektive Position zu bringen.

Da funktionelle Übungen sowohl komplexe Bewegungen als auch statische Positionen sein können, richten wir uns hier nach einer zeitlichen Vorgabe, um die Belastungsparameter zu definieren. Eine Übung wie die Planke wird also nicht mit zwölf Wiederholungen durchgeführt, sondern für 30-60 Sekunden gehalten. Sie befinden sich also für 30, 45 oder 60 Sekunden in derselben Position. Die Zeitdauer orientiert sich dabei an Ihrem gegenwärtigen Leistungsstand. Vielleicht schaffen Sie es in den ersten Wochen gerade einmal, bestimmte Positionen für 20 Sekunden zu halten. Doch keine Sorge, Sie werden sich schnell steigern. Viel länger sollte es aber auch nicht werden. Bei regelmäßigem Training sind Intervalle von 30 – 60 Sekunden für unsere Zielsetzung völlig ausreichend. Phasen mit längerer Belastungsdauer machen nur beim sportartspezifischen Training Sinn, verkürzen aber nicht den Weg zum Sixpack.

Um die Intensität weiter zu steigern, verlängert man also nicht das Zeitfenster, sondern erschwert die Übung, indem die Position verändert wird. Die Übungen mit ihren jeweiligen Intensitätssteigerungen werden später erklärt.

2.7 Die flache Atmung

Der Atmung beim Bauchtraining wird eine besondere Rolle beigemessen. Da durch das Zusammenziehen des Zwerchfells bei der Kontraktion der Bauchmuskeln ein tiefes Ein- und Ausatmen nicht möglich ist, spricht man von einer »flachen Atmung«. Versucht man tief einzuatmen, löst man auch einen Teil der Spannung, die wir auf den Bauchmuskel erzeugen wollen. Diese sollte aber während der gesamten Bewegungsfolge von zwölf Wiederholungen konstant gehalten werden. Ansonsten verringern wir ja die »Time under Tension« für den Bauch.

Atmen Sie während der konzentrischen Phase, d.h. der anstrengenderen Phase wie z.B. dem Anheben des Oberkörpers beim Crunch, leicht aus und in der exzentrischen, d.h. weniger anstrengenden Phase wie dem Absenken beim Crunch, wieder leicht ein. Vermeiden Sie eine Pressatmung wie beim Luftanhalten, da dies zu Kopfschmerzen und Schwindel führen kann.

2.8 Krafttraining als sinnvolle Ergänzung

Der Duden 2012 definiert den Begriff Sixpack so: »Ein flacher Bauch, auf dem kräftige Bauchmuskeln sichtbar hervortreten«. Doch alleiniges Bauchtraining ist nicht optimal. Neben einer angepaßten Ernährung hilft es ungemein, den gesamten Körper zu trainieren, um schnelle Erfolge am Bauch zu erzielen. Außerdem werden so muskuläre Dysbalancen durch ein einseitiges Bauchtraining verhindert. Daher sind Sportarten, die den ganzen Körper fordern (Tanzen, Schwimmen oder Volleyballspielen) ebenso in das Sixpacktraining einzubeziehen, wie modernes, funktionelles Krafttraining. Das Training gegen Widerstände (also Krafttraining) stellt dabei die effektivste Lösung für die schnelle Veränderung des Körpers dar.

In nur wenigen Minuten kurbeln Sie durch Krafttraining den Stoffwechsel derart an, dass er viel länger und intensiver arbeitet, als durch einen Dauerlauf. Beim Joggen läuft der Stoffwechsel zwar noch 30 Minuten nach Trainingsschluß auf Hochtouren, bevor er langsam absinkt. Beim Krafttraining profitieren Sie nach einer intensiven Trainingseinheit dagegen noch bis zu 72 Stunden von verbesserten Stoffwechselvorgängen. Sie bauen durch Krafttraining in kürzerer Zeit mehr Muskelmasse auf und bauen mehr Fett ab, als mit jeder anderen Sportart. Es wäre dumm, diese Effekte nicht zu nutzen. Hinzu kommt, dass eine starke Muskulatur schon in Ruhe – sogar im Schlaf – mehr Kalorien verbrennt.

Führen Sie für Ihr Sixpack also nicht nur Crunches und Planken aus, sondern auch Übungen wie die Kniebeuge, Klimmzüge und Kreuzheben. Spielen Sie Tischtennis oder fahren Sie Rad, haben Sie Spaß an Bewegung.

Das optimale Bauchtraining kommt also, bei richtig angewandter Technik (langsam, nach Drei-Sekunden-Regel), mit zwölf Wiederholungen (die Zeit für eine optimale »Time under Tension«) bzw. 30-60 Sekunden Belastung (bei isotonischen/statischen Übungen) aus. Aber welche Übungen sollen es denn genau sein, um das Sixpack aufzubauen? Geduld, dazu kommen wir bald. Zunächst möchte ich noch auf die Anatomie der Bauchmuskeln und die Bedeutung des Beckenmovements eingehen.

*

3. Die Technikgrundlagen

Mein Bruder ist selbstständiger Physiotherapeut mit eigener Praxis. Er war Leistungssportler und hat in den hohen Klassen Fußball gespielt. Er ist 1972 geboren und trainiert immer noch fast täglich, um fit zu bleiben. Seine technischen Fertigkeiten stehen dabei außer Frage. Umso interessanter ist es, welche Bauchübungen er bevorzugt. Sie werden dabei in seinem Programm nie eine der klassischen Bauchübungen sehen. Ein Crunch z.B. kommt nie vor. Sein Erfolg liegt darin begründet, dass seine Technik herausragend ist und er darüber hinaus auch den Rest des Körpers statt nur den Bauch trainiert. Je mehr Übungen Sie in Ihren Trainingsplan einbauen, die viele Muskelgruppen in die Bewegung mit einbeziehen, desto mehr Hormone werden ausgeschüttet, die vorteilhaft auf Ihre Bauchentwicklung wirken. Damit sind Hormone gemeint, die das Muskelwachstum und den Fettabbau fördern. Zu den Lieblingsübungen meines Bruders gehören die Planke auf Unterarme gestützt, das Klappmesser (z. B. mit den Füßen in einem Sling-Trainer oder in ein Fußrad eingebunden), Ausfallschritte und Kniebeugen.

Sie sehen, andere Wege führen auch zum Ziel. Meinem Bruder war immer die Leistung in seinem Sport wichtig, nicht per se die Bauchmuskulatur. Wir stellen aber die Bauchmuskeln in den Vordergrund des Trainings, um schneller an unser Ziel, das Sixpack, zu kommen. Deshalb unsere Konzentration auf den Crunch, um gezielt Kraft in der Körpermitte aufzubauen. Dadurch werden auch schwierige Übungen, wie die stützende Position zwischen zwei Sling-Trainern, möglich. Allerdings ist stets der Technik statt der Übungsauswahl der Fokus zu widmen.

Ich möchte Ihnen im Folgenden die technischen Grundlagen vermitteln, die auf jede Übung angewandt werden können. Das bedeutet, Ihr Übungskatalog ist nicht begrenzt, Sie können ständig neue Übungen in Ihr Training einfließen lassen. Solange die Technik stimmt, werden Sie Erfolg haben.

3.1 Anatomische Grundlagen

Für eine korrekte Übungstechnik, die langsam, kontrolliert und mit einer richtigen Beckenstellung umgesetzt wird, sind anatomische Grundkenntnisse unvermeidlich. Dabei ist es nicht mein Ziel, mit vielen lateinischen Begriffen zu glänzen. Mir geht es einzig und allein um das Verständnis der Funktionalität der Bauchmuskulatur. Ich glaube, dass man nur so erkennt, warum die korrekte Technik bei den Bauchübungen so wichtig ist. Ich nehme mir immer die Zeit, neuen Kunden zu erklären, worauf es beim Bauchtraining wirklich ankommt. Und nach dieser Einleitung verbessert sich die Technik bei jedem Kunden sofort deutlich. Investieren auch Sie ein wenig Zeit, um die Bauchmuskulatur kennenzulernen. Danach fragen Sie sich nicht mehr: »Wieso bringt das Training nichts?«. Sie werden sich sagen: »Ach, diese Maßnahmen reichen aus...« und freuen sich auf das nächste Training, um die neue Technik auszuprobieren.

Machen Sie sich klar, dass jede Muskelfaser nur eine Funktion hat: Sie zieht sich zusammen, wenn man sie anspannt. Diese Phase nennt man Kontraktion. Mehr kann ein Muskel nicht! Spannen Sie doch einmal Ihren Bizeps an: Der kontrahierte Bizepsmuskel bewirkt, dass sich der Unterarm in Richtung der Schulter bewegt. Die

Tafel 3 Sixpack dank Stützübungen

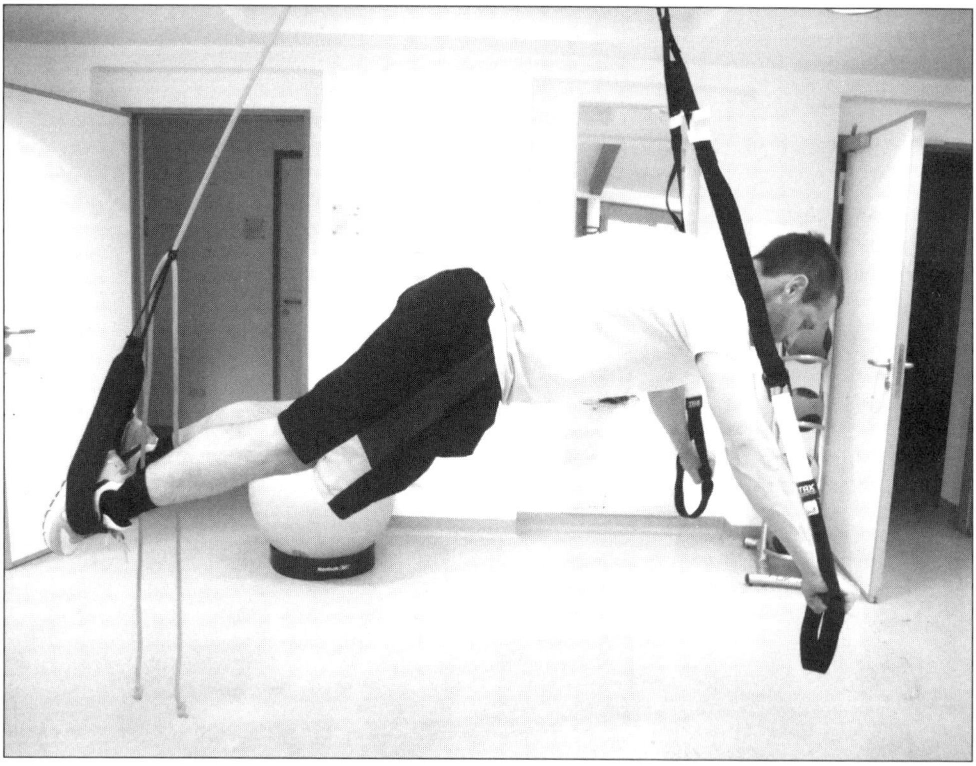

Abb. 6: Können Sie sich vorstellen, dass dieser Mann mit Anfang 40 ein Sixpack vorweisen kann und dafür nie Sit-Ups oder Crunches ausgeführt hat? Auch mit den im Kraftsport weithin unbekannten Stützübungen lassen sich die Bauchmuskeln sehr gut trainieren.

Bauchmuskeln verbinden den Oberkörper mit dem Becken. Die gerade Bauchmuskulatur (der Fachbegriff lautet »Rectus abdominis« für »rectus« gerade und »abdomen« Bauch), also die Sixpackmuskulatur, beginnt an den Rippen und endet am Becken. Bei einer Kontraktion kommt es zu zwei Szenarien, die in Tafel 4 zu erkennen sind: Einmal bewegen die Bauchmuskeln den Oberkörper zum Becken hin, also zum Unterkörper, wenn das Becken und die Beine fixiert sind. Wir nennen das Oberkörper-Movement. Darüber hinaus bewegen die Bauchmuskeln auch das Becken und den Unterkörper in Richtung des Oberkörpers, wenn der Oberkörper fixiert ist (Unterkörper-Movement).

So wie der Bizeps den Unterarm der Schulter nähert, so krümmt der gerade Bauchmuskel den Körper. Er bringt Oberkörper und Becken zusammen. Die Funktion der Bauchmuskeln versteht man noch besser, wenn man sich die Verlaufsrichtungen der Kontraktion anschaut, wie sie in Tafel 5 dargestellt werden.

Gerade Muskeln, wie der Rectus abdominis oder der Erector spinae (der tiefliegende

Tafel 4 Ober- und Unterkörpermovement

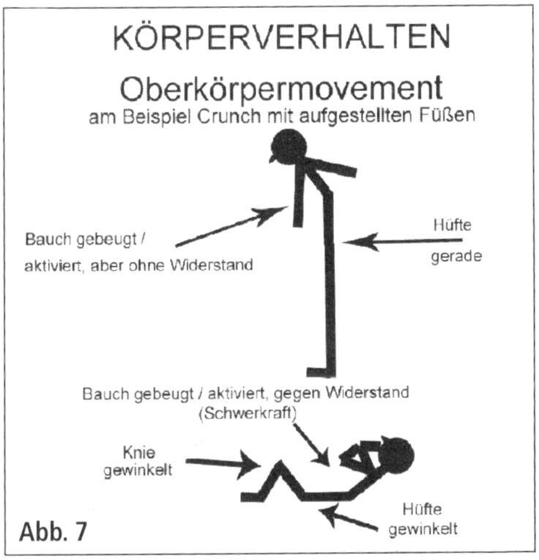

Abb. 7

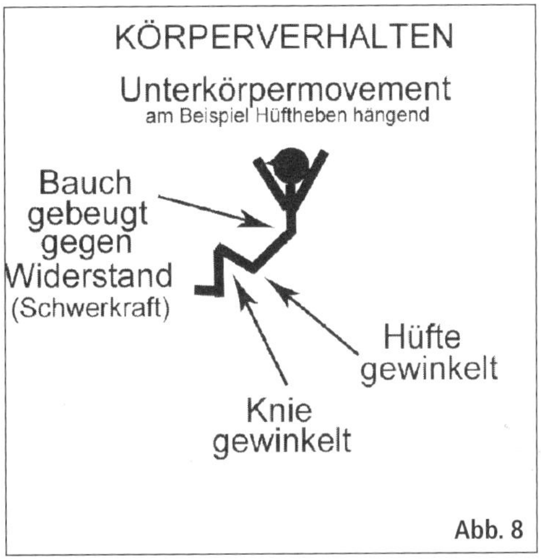

Abb. 8

Rückenmuskel) beugen den Oberkörper bzw. die Hüfte nach vorn (Ober- und Unterkörper-Movement) oder richten ihn auf (Rücken). Es gibt noch weitere Bauchmuskeln, die schrägen und seitlichen. Die schrägen Bauchmuskeln arbeiten wie Gurte, die um den Rumpf gespannt sind; sie erlauben Körperdrehungen. Die seitlichen Bauchmuskeln neigen den Körper zur Seite. Weitere kleine, quer verlaufende Bauchmuskeln sind eher wichtig, um die Rippen zusammenzuziehen, oder den Bauch »einzuschnüren«; so wird für Stabilität beim aufrechten Gang gesorgt.

Für die korrekte Technik konzentrieren wir uns zunächst nur auf den geraden Bauchmuskel. Denn er macht das Sixpack aus. Erinnern Sie sich: Der Bauchmuskel ist wie ein Sieb. Die Sehnen, die über dem geraden Bauchmuskel liegen, lassen den Muskel »herausquellen« und sorgen für die ersehnte Struktur.

Nun werden Sie behaupten: »Aber der Bizeps hat nicht nur eine Funktion. Der Bizeps kann sich ja auch wieder strecken, wenn er einmal gebeugt wurde. Damit haben Sie recht, schließlich kann man den Unterarm ja wieder von der Schulter wegbewegen, also den Arm im Ellenbogengelenk strecken. Allerdings ist nicht der Bizepsmuskel für diese Streckung verantwortlich, sondern sein Gegenspieler. Der Gegenspieler, auch Antagonist genannt, ist in diesem Fall der Trizeps. Übertragen auf den Bauchmuskel kommen dafür die Muskeln des unteren Rückens ins Spiel: Soll also der Körper aus der gekrümmten Position wieder in eine aufrechte gebracht werden, so wird dies über die Rückenstrecker initiiert, also die Antagonisten der geraden Bauchmuskulatur.

3.2 Das Becken-Movement

Cha-Cha-Cha, Rumba und Samba sind lateinamerikanische Gesellschaftstänze, deren musikalische Untermalung von vielen Instrumenten geleistet wird. Ich mag besonders die Rumba. Das Paar umwirbt sich zur harmonischen Musik. Es herrscht ein Kommen und Gehen zwischen den Partnern, um schließlich doch zueinander zu finden. Dabei bieten die Percussions in der Musik Gelegenheit, den Partner mit leidenschaftlichen Körperbewegungen nonverbal anzusprechen. Das Tempo der Rumba ist langsam und daher prädestiniert, um den Körper elegant zu verdrehen. Dazu nutzen die Tänzer besonders intensiv den Hüft- bzw. Beckeneinsatz.

Ich bin sicher nicht der beweglichste Tänzer, aber in der Rumba hatte ich meine beste Note in der Abschlussprüfung zum Gesellschaftstanzlehrer. Dank dieser Leidenschaft habe ich ein ausgeprägtes Verständnis für die Beweglichkeit im Zentrum des Körpers entwickelt. Das Becken und die Hüfte dienen beim Tanzen maßgeblich zur Kontrolle aller weiteren Bewegungen. Im amerikanischen Raum wurde hierfür auch der Begriff »Core« (auf Deutsch: Kern) geprägt. Ein stabiler und kontrollierter Kern bestimmt die Qualität komplexer Bewegungen. Daher liegt der Trend derzeit, besonders im Sport, beim Core Training. Ob wir nun den Begriff Core Training, funktionelles Training, Bauchtraining oder Sixpack-Training benutzen, spielt absolut keine Rolle. Für alle diese Begriffe zählt ein zentraler Punkt: Die optimale Technik ist nur durch eine präzise Beckenbewegung bzw. Beckenstellung zu leisten.

Bei jeder Bauchübung, egal ob an einem Gerät, im Liegen, Stehen, Stützen oder Hängen, hängt die perfekte Technik von der Stellung des Beckens ab. Das Becken bildet mit dem Bauch die Mitte Ihres Körpers. Es ist die harte, an den Seiten ertastbare Knochenstruktur unter dem weichen Bauch. Verwechseln Sie das Becken nicht mit der Hüfte. Becken und Hüfte hängen zwar unmittelbar zusammen. Doch sprechen wir von der Hüfte, wenn es um Beinbewegungen geht. Wenn Sie z.B. im Stand ein Bein vom Boden abheben, so geschieht diese Bewegung aus der Hüfte heraus, weil der Hüftbeugemuskel kontrahiert wird.

Tafel 5 Anatomie der Bauchmuskulatur, Verlaufsrichtung

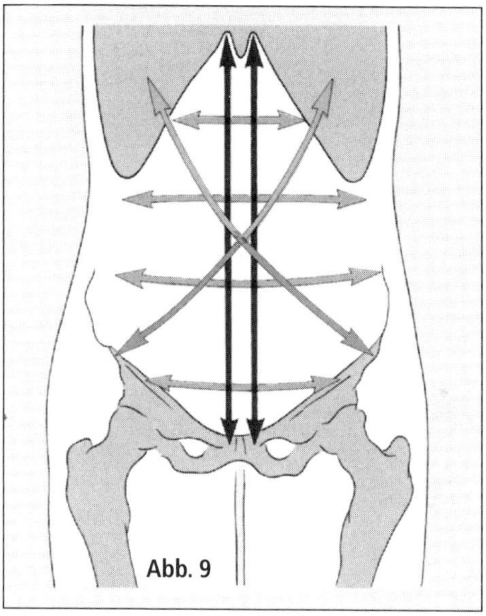

Abb. 9

Verspannung der Bauchwand durch Muskelschlingen: Horizontale Muskelschlinge (waagerechte Pfeile) durch die Mm. transversi abdominis, schräg verlaufende Muskelschlinge durch den M. obliquus externus abdominis einer Seite (schräge Pfeile nach links und rechts oben) mit dem M. obliquus internus abdominis der Gegenseite (schräge Pfeile nach links und rechts unten), vertikale Verspannung durch die Mm. recti abdominis (senkrechte Pfeile nach oben und unten).

Abbildung (5.161) entnommen: Anton Rauber, Friedrich Kopsch: Anatomie des Menschen. Band I, Bewegungsapparat. 3. Auflage 2003, Thieme Verlag, Stuttgart.

Für das Bauchtraining ist der Aspekt des Becken-Movements von wesentlicher Bedeutung. Es gibt zwei Positionen, die von der geraden Bauchmuskulatur initiiert werden und sich entscheidend auf die Effektivität des Bauchtrainings auswirken. Das sind die aufgerichtete

Tafel 6 Die Rückenmuskeln als Antagonisten der Bauchmuskeln

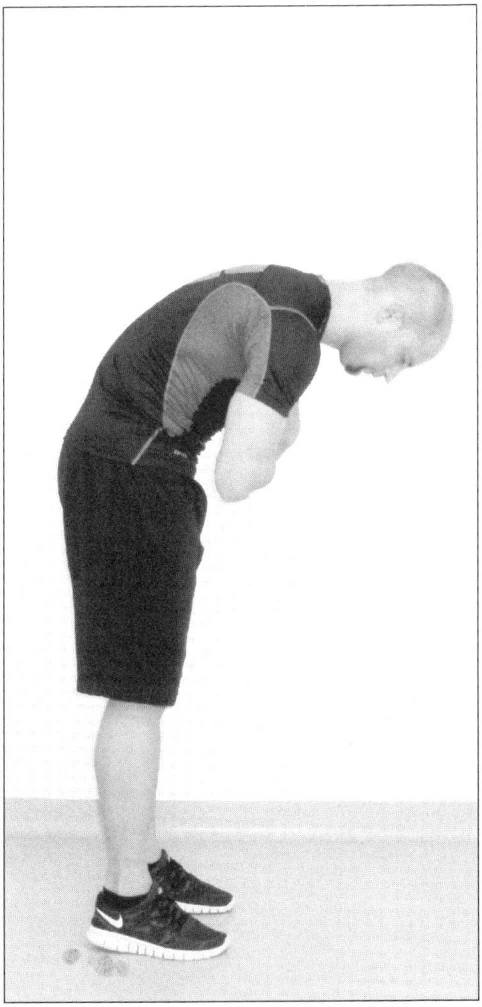

Abb. 10: Gekrümmte Position durch Kontraktion der Bauchmuskeln (Crunch stehend)

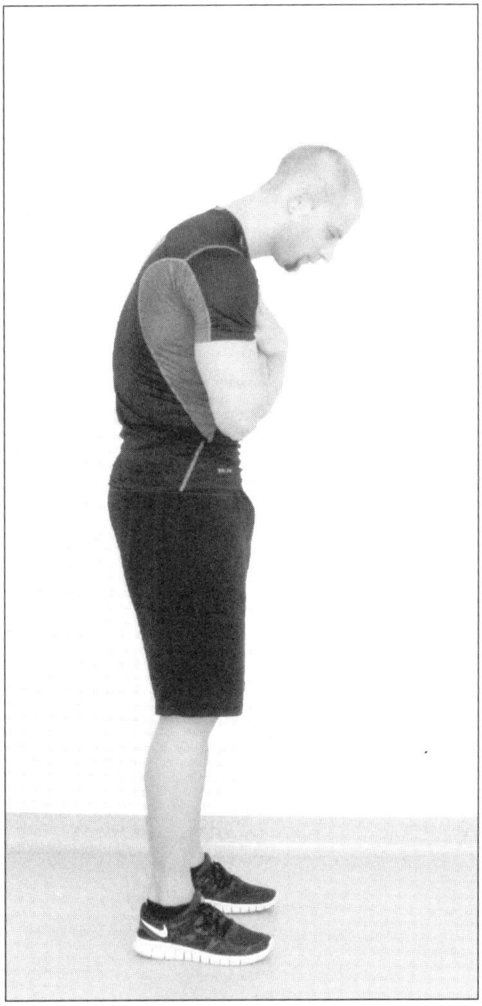

Abb. 11: Aufrechter Rumpf durch Kontraktion der Rückenmuskulatur

Position (Beckenaufrichtung) und die gekippte Position (Beckenkippung).

Die Beckenaufrichtung wird durch die Kontraktion der geraden Bauchmuskulatur ermöglicht, während die Beckenkippung von der Rückenmuskulatur realisiert wird. Im Grunde genommen ist das Aufrichten des Beckens das Unterkörper-Movement, das ich zuvor schon angeführt habe. Das Bewegungsausmaß ist nur sehr gering. Vor allem im Stand ist bei fixierten Beinen und Oberkörper dem Becken ja nur geringe Bewegungsfreiheit gegeben. Würde der Körper schweben und die Bauchmuskeln wären stark genug, so würden bei dieser Bewegung auch die Beine mit nach vorne gezogen.

Schauen Sie sich das Becken-Movement in den folgenden Abbildungen an. Ahmen Sie diese Bewegungen im Stand, im Sitzen, auf einem Gymnastikball und in Rückenlage nach, um die Technik wirklich zu erlernen. Erst dann können Sie eine perfekte Bauchtrainingstechnik umsetzen. Sie sollten die Bewegungen mehrfach hintereinander ausführen, um die Technik wirklich zu trainieren.

3.2.1 Becken-Movement im Stand

Im Stand lässt sich die korrekte Beckenhaltung am einfachsten demonstrieren. In der Normalposition (Abb. 12) stehen Sie entspannt in den Schultern und locker in den Knien. Keine Spannung im Bauch oder Rücken.

Beckenaufrichtung (Abb. 13): Für diese Position sollten Sie das Gesäß fest anspannen. Schieben Sie die Hüfte nach vorn, während der Rest des Körpers unbewegt bleibt. Stellen Sie sich vor, Sie klemmen ein 1-Euro-Stück zwischen die Pobacken und müssen verhindern, dass es herunterfällt.

Bei der Beckenkippung (Abb. 14) gelangt man dagegen ins Hohlkreuz, das den unteren Rücken gefährden kann. Nehmen Sie diese Haltung einmal ein, um sich das Gefühl einzuprägen. Achten Sie dabei darauf, den Oberkörper nicht nach hinten zu werfen. So sollten Sie Ihre Bauchübungen nicht beginnen!

3.2.2 Becken-Movement im Liegen

Die meisten Bauchübungen werden liegend ausgeführt, daher lohnt es sich, die korrekte Beckenhaltung im Liegen zu üben. In der Normalposition (Abb. 15) liegen Sie bequem, ohne den Bauch anzuspannen.

Für die Beckenaufrichtung (Abb. 16) legen Sie sich auf den Rücken und stellen die Füße fest auf den Boden. Legen Sie die Arme für die Übung neben dem Körper ab (auf dem Bild sind die Arme vor die Brust genommen worden, um die Hüftposition besser erkennen zu können. Das müssen Sie nicht machen.) Legen Sie ein Handtuch unter Ihren unteren Rücken. Drücken Sie jetzt den unteren Rücken fest auf den Boden, ohne dass das Gesäß abhebt. Nun sollte es nicht möglich sein, das Handtuch wegzuziehen.

Die ungünstige Beckenkippung (Abb. 17) erkennen Sie wieder daran, dass ein Hohlkreuz eingenommen wird. Das Handtuch in Ihrem Lendenwirbelbereich sollte sich nun leicht wegziehen lassen. Vermeiden Sie die Beckenkippung.

3.2.3 Becken-Movement im Sitzen

Für die Bauchübungen, bei denen eine sitzende Position eingenommen wird, sieht die Normalposition (Abb. 18) so aus, dass Sie bequem (hier auf einem Gymnastikball) sitzen. Andere sitzende Bauchübungen werden z.B. in Bauchmaschinen ausgeführt.

Für die Beckenaufrichtung (Abb. 19) schieben Sie das Becken nach vorn, so dass Ihr Lendenwirbelbereich »rund« wird.

Die Beckenkippung (Abb. 20) führt wieder ins Hohlkreuz, während Sie auf dem Gymnastikball (auch Pezzi- oder Trainingsball genannt) sitzen. Vermeiden Sie die Kippung, gerade auf den beliebten Bauchmaschinen.

Tafel 7 Beckenmovement stehend

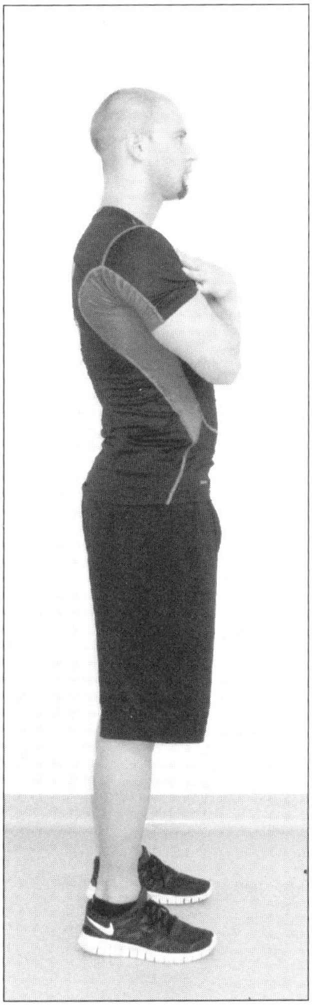

Abb. 12: Beckenhaltung Normalposition

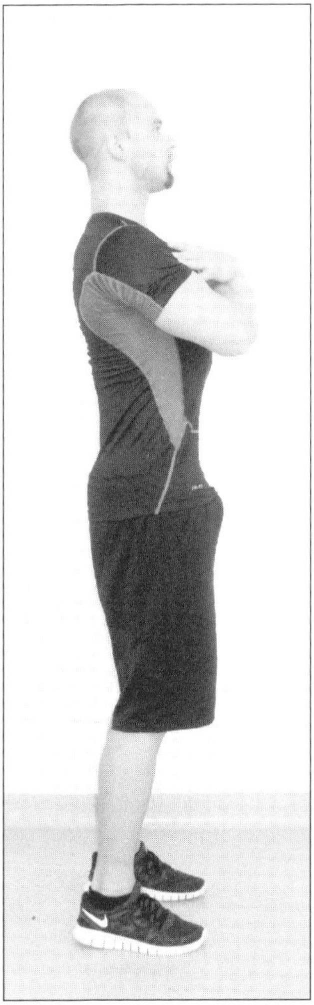

Abb. 13: Beckenaufrichtung

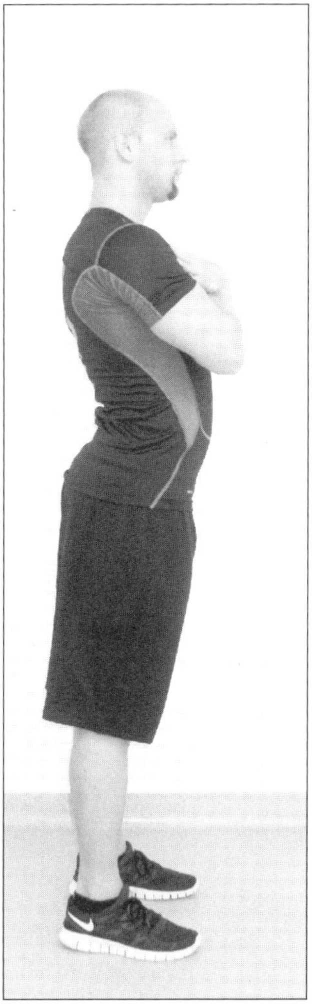

Abb. 14: Beckenkippung

Tafel 8 Beckenmovement liegend

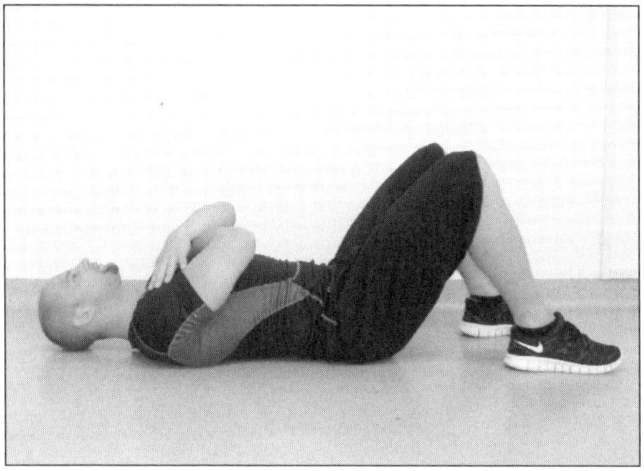

Abb. 15: Becken Normalstellung

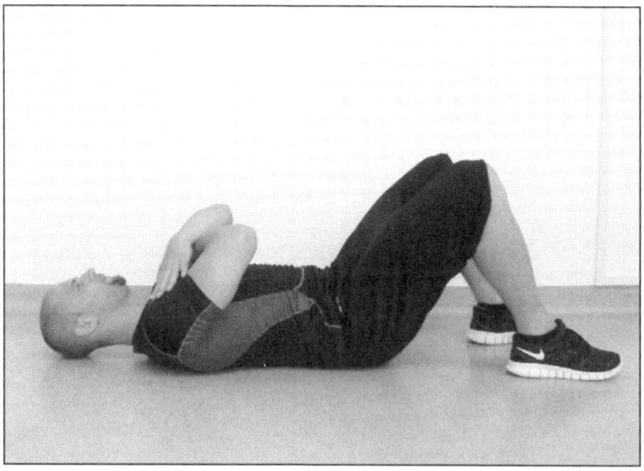

Abb. 16: Becken aufgerichtet

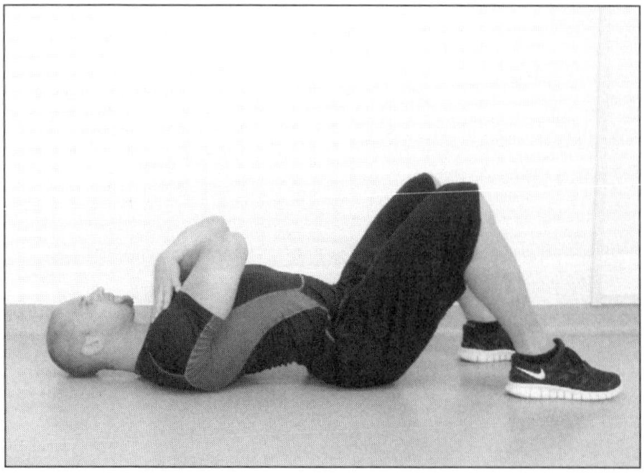

Abb. 17: Becken gekippt

Tafel 9 Beckenmovement sitzend

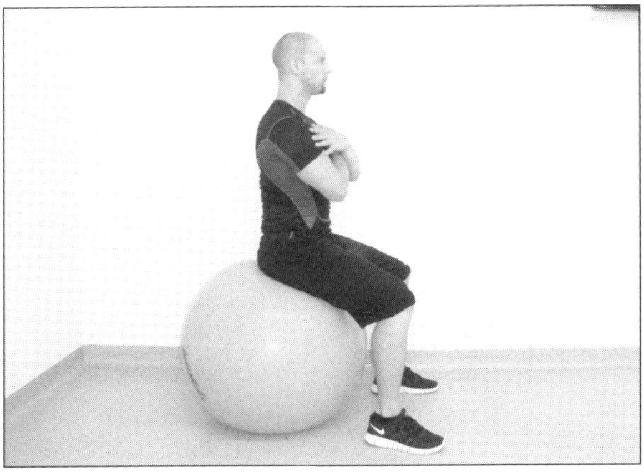

Abb. 18: Becken Normalstellung

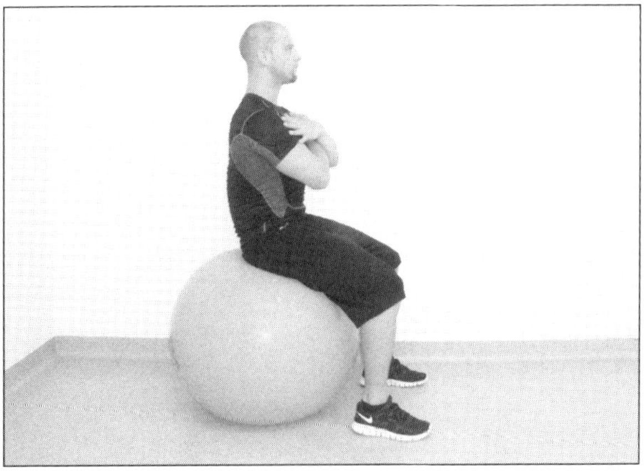

Abb. 19: Becken aufgerichtet

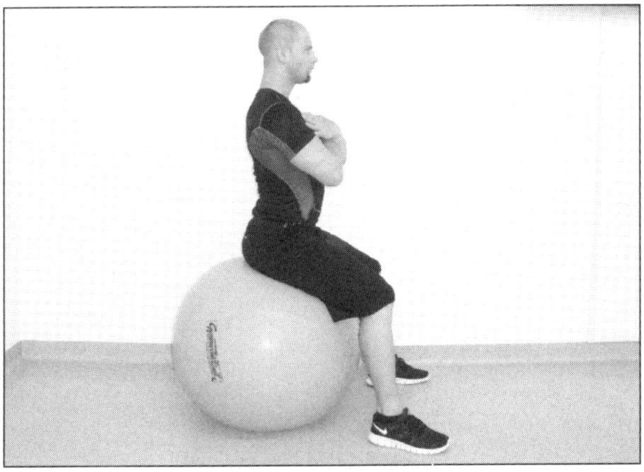

Abb. 20: Becken gekippt

Tafel 10 Positionen der effektiven Bauchübungen I

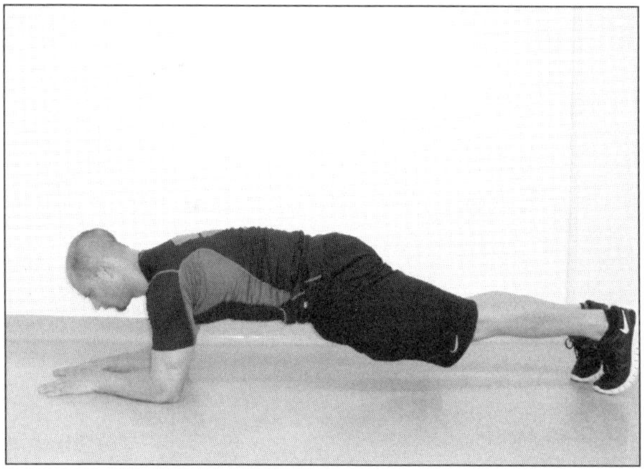

Abb. 21: Planke, korrekt mit aufgerichtetem Becken

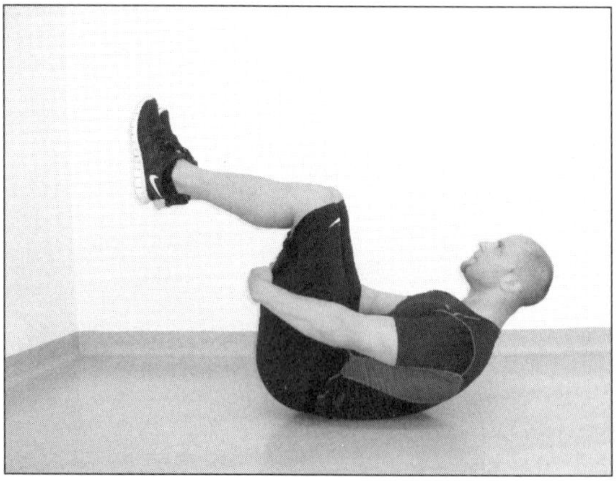

Abb. 22: Crunch mit angehobenen Beinen und gebeugten Knien, Arme an der Seite

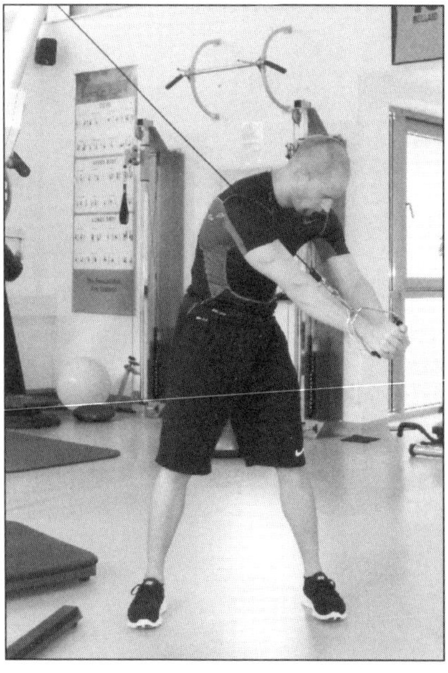

Abb. 23: Holzhacken (Chop & Pull)

Tafel 11 Positionen der effektiven Bauchübungen II

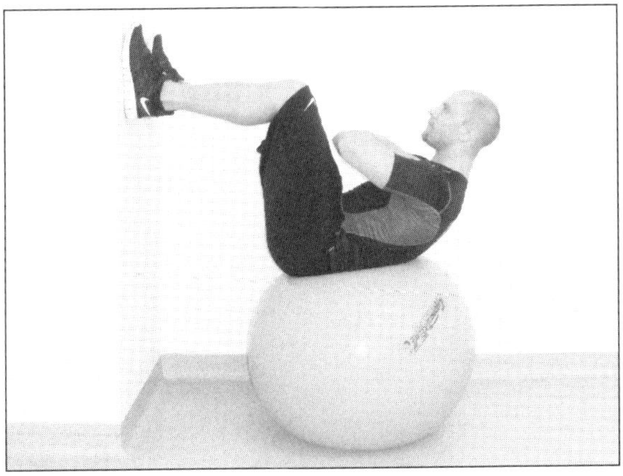

Abb. 24: Crunch auf Trainingsball, Beine angehoben, Knie gebeugt

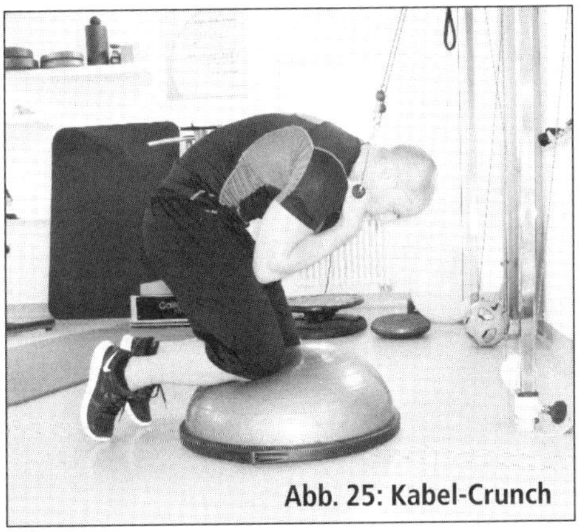

Abb. 25: Kabel-Crunch

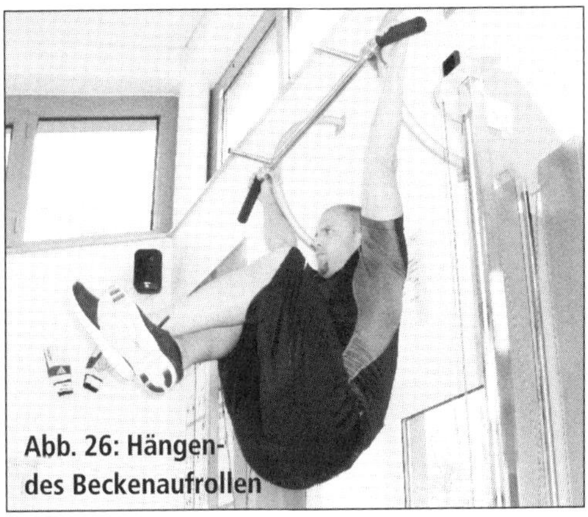

Abb. 26: Hängendes Beckenaufrollen

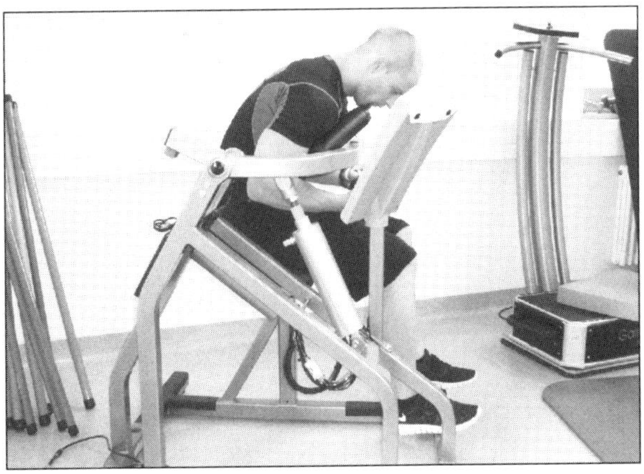

Abb. 27: Bauchmaschine

3.3 Positionen der effektiven Bauchübungen

Es gibt verschiedene Positionen, in denen der Bauch effektiv arbeitet: Mit dem eigenen Körpergewicht, das gegen die Schwerkraft arbeitet; in Rückenlage, wenn er den Ober- oder Unterkörper gegen die Schwerkraft bewegt, wie z.B. beim Crunch; in stützenden Positionen, wobei der Körper vorlings oder seitwärts zum Boden geneigt wird, wie bei der Planke, oder an den Armen hängend, wenn der Unterkörper gegen die Schwerkraft angehoben wird, wie beim hängenden Aufrollen des Beckens.

Auch mit Hilfsgeräten oder Maschinen werden die Bauchmuskeln optimal gefordert: Wenn der Oberkörper gegen einen Widerstand eingerollt oder gedreht wird (meistens wird der Widerstand mit den Händen gehalten), z.B. beim knienden Kabel-Crunch. Oder eingebunden in Bauchmaschinen, zur Isolierung einer einrollenden oder seitlich neigenden Bewegung bzw. als komplexe Bewegungsform gegen Widerstände, wie beim »Holzhacken« (Chop & Pull) am Kabelzug.

Zu guter Letzt gibt es auch Mischformen, die aus einem Hilfsgerät und dem Eigengewicht des Körper bestehen, etwa mit eigenem Körpergewicht gegen die Schwerkraft arbeitend in Rückenlage auf einem Gymnastikball, wie z.B. bei Crunches auf dem Pezziball.

4. Die Übungen

Die Gravitation (Schwerkraft, vom lateinischen »gravitas«) wirkt ständig auf den menschlichen Organismus. Auch alles, was wir in die Luft werfen, fällt wieder zu Boden. Das geschieht, weil das Objekt von der Kraft der Gravitation angezogen wird. Diese Kraft machen wir uns im übertragenen Sinne als »Gewicht« bzw. als »Widerstand« zu Nutze, um die Bauchmuskulatur zum Wachstum zu reizen. Das funktioniert aber nur in bestimmten Positionen.

Wenn Sie stehen und die Bauchmuskeln anspannen, bewegt sich der Oberkörper nach vorn. Nun haben wir die Bauchmuskeln zwar eingesetzt, ein »Training« im Sinne eines adäquaten Reizes, der die Muskeln zum Wachsen bringt, ist das aber noch lange nicht. Das liegt daran, dass der Bauchmuskel nicht gegen genügend Widerstand gearbeitet hat.

Zahlreiche Studien belegen, dass Muskeln am schnellsten wachsen und kräftiger werden, wenn Sie gegen einen Widerstand arbeiten. So scheint die Natur es vorgesehen zu haben. Im Gegensatz zum Training der sehr kräftigen Beinmuskulatur reichen beim Bauch Übungen mit dem eigenen Körpergewicht bereits aus, um eine sehr schöne Bauchmuskulatur zu entwickeln.

4.1 Bauchübungen in Rückenlage

Bauchübungen in Rückenlage müssen nicht zwingend auf dem Boden ausgeführt werden. Viele Anfänger haben es schwer, von Beginn an eine korrekte Technik einzuhalten, da in Rückenlage auf ebener Fläche die Schwerkraft zu 100 % auf den Körper wirkt. Ausbleibender Erfolg und eventuelle Rückenschmerzen hemmen schnell die Motivation und führen zum Abbruch des Projektes Sixpack. Arbeiten Sie daher als Anfänger lieber auf einer Bank mit schräger Lehne, um die Wirkung der Schwerkraft auf die Bauchmuskulatur zu verringern. So verhindern Sie den Schwungeinsatz der Arme und können sich auf eine langsame Technik sowie die korrekte Beckenstellung konzentrieren.

4.1.1 Der Crunch

Am Beispiel des Crunches sollen die Aspekte Oberkörper-Movement, Ausschalten der Hüftbeuger und die korrekte Beckenstellung (Becken-Movement) verdeutlicht werden. Es gibt zwei Basisvarianten des Crunches: Der Crunch mit aufgestellten Beinen (siehe Tafel 12, Abb. 30) und der Crunch mit angehobenen Beinen und gebeugten Knien(siehe Tafel 12, Abb. 28).

In beiden Fällen beginnen Sie die Bewegung in Rückenlage. Richten Sie Ihr Becken auf (d.h. drücken Sie den unteren Rücken in den Boden), bevor Sie die Bewegung starten. Nun erfährt der Bauch schon eine erste Grundspannung, die über die gesamte Bewegung erhalten bleiben sollte. Beim Crunch wird nun der Oberkörper Richtung Becken und wieder zurück bewegt. Dies ist das Oberkörper-Movement, da das Becken fixiert bleibt.

Ein Crunch endet nach nur geringem Bewegungsumfang. An dieser Stelle kommt der Hüftbeuger ins Spiel. Beim Crunch mit den Füßen auf dem Boden könnten Sie den Oberkörper noch weiter aufrichten. Dies erledigt dann aber nicht mehr der Bauchmuskel allein, sondern die Hüftbeuger werden ihm viel Arbeit abnehmen. Dann spricht man nicht mehr von einem Crunch, sondern einem Sit-Up. Hier setzt man

Tafel 12 Wirkung der Arme beim Crunch

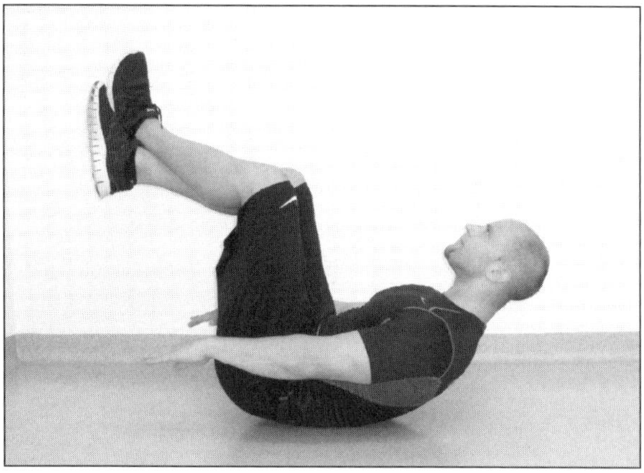

Abb. 28: Crunch mit angehobenen Beinen, Knie gebeugt, Arme zur Seite; geringstes »Gewicht«, da Arme am Körper.

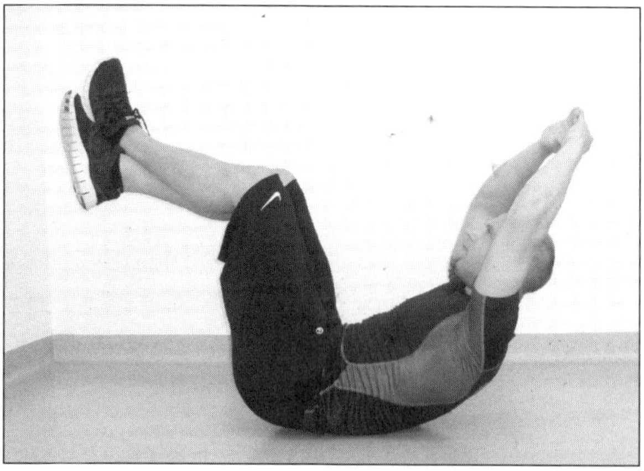

Abb. 29: Crunch mit angehobenen Beinen, Knie gebeugt, Arme hinter dem Kopf; hohes »Gewicht«. Bei dieser Haltung darf mit den Armen kein Schwung geholt werden!

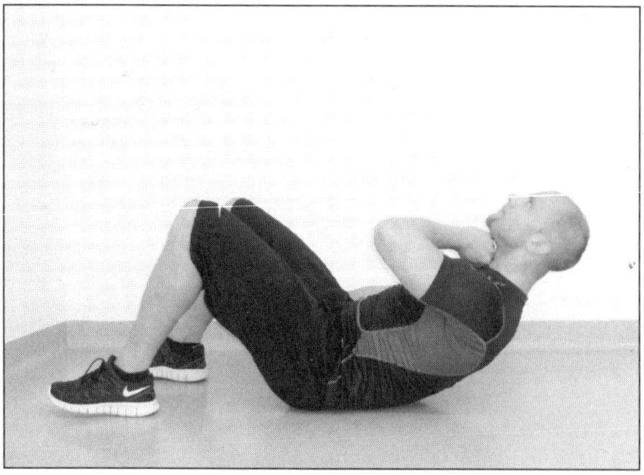

Abb. 30: Crunch mit aufgestellten Füßen, Faust unter dem Kinn. So stellt man die richtige Kopfhaltung sicher.

sich weiter auf, bis auch der untere Rücken vom Boden abhebt und man nur noch auf dem Gesäß »sitzt« (engl. »Sit-Up« bedeutet »Sitz-Auf«). Sie verstärken so weder die Wirkung auf den Bauchmuskel, noch bringt Ihnen ein stärkerer Hüftbeuger ein Sixpack.

So ergeben sich typische Fehler: Durch übermäßigen Hüftbeugereinsatz kann zuviel Schwung aufgebaut werden, der die Spannung im Bauchmuskel wesentlich verringert. Zusätzlich »überdeckt« der starke Hüftbeuger eine bereits ermüdete Bauchmuskulatur. Man bewegt sich mit der typischen Auf-und-Ab-Bewegung weiter, obwohl die Bauchmuskulatur im Sinne des Muskelaufbaus längst ausgereizt wäre. Trainiert wird dabei lediglich die Kraftausdauer. Diese ist für unser Ziel, eine ausgeprägte Struktur des geraden Bauchmuskels zu entwickeln, nur bedingt hilfreich.

Noch deutlicher wird es, wenn Sie einen Sit-Up mit eingeklemmten Beinen ausführen. In diesem Fall helfen die Hüftbeuger noch mehr bei der Bewegungsausführung. Dabei handelt es sich um eine der beliebtesten Bauchübungen weltweit – leider aber auch um eine der ineffektivsten für das Sixpack-Training. Sie werden mir vielleicht widersprechen mit der Begründung, der Bauch wäre doch »voll angespannt«. Das ist richtig. Er ist angespannt, aber dabei bleibt es. Er hat keine Kontraktion zu bewältigen. Die Bewegung ist auch deshalb wenig wirksam, da in der aufgerichteten, sitzenden Position die Wirkung der Schwerkraft nachlässt. Der Bauch bekommt bei dieser Übung definitiv weniger Wachstumsreize als bei anderen Übungen, wo die Hüftbeuger nicht beteiligt werden.

Bei der Crunchvariante mit angehobenen, gebeugten Beinen haben Sie in der Grundstellung, also mit abgesenktem Oberkörper, schon mehr Spannung auf dem Bauch als mit abgesenkten Beinen. Schließlich muss die Last der Beine gegen die Schwerkraft getragen werden. Das heißt, der Schwierigkeitsgrad dieser Übung ist höher. Daher ist es auch schwerer, jetzt das Becken aufzurichten. Sobald der Handtuchtest, wie zuvor beschrieben, negativ ausfällt (d.h. man kann das Handtuch unter dem Rücken wegziehen), ist das Becken nicht in der richtigen Position. Wer mit der Ausgangshaltung noch Probleme hat (was auf eine noch schwache Bauchmuskulatur hindeutet), sollte zunächst weniger schwere Varianten wählen. Sie sollten hier keinen falschen Ehrgeiz entwickeln: Eine schlechte Technik führt nicht nur zu vergeudeter Trainingszeit, sie kann sogar zu Rückenschmerzen führen.

Wertvoll macht diese Form des Crunches, dass die Hüftbeuger ausgeschaltet werden können. In der 90-Grad-Stellung der Beine im Hüftgelenk sind die Hüftbeuger derart kontrahiert, dass sie den Bauchmuskeln beim Aufrichten des Oberkörpers keine Hilfe mehr sind.

4.1.1.1 Die Wirkung der Arme beim Crunch

Unabhängig von der Stellung der Beine ist die Stellung der Arme von großer Bedeutung. Die Arme haben einen zentralen Einfluss auf die Wirkung von Crunchbewegungen.

Die Arme ersetzen uns Gewichte, wie sie bei anderen Kraftübungen eingesetzt werden. Wir arbeiten immer gegen die Schwerkraft. In Rückenlage heißt das, dass die Arme als eine Art Gewichtsystem funktionieren. Durch verschiedene Hebelwirkungen muss der Körper gegen unterschiedlich schwere Widerstände arbeiten. Werden die Arme komplett nach hinten gestreckt (Abb. 29), ist der Hebelarm sehr lang und die Last ist am höchsten. Sie haben quasi »viel Gewicht aufgelegt«. Die einfachste Variante dagegen wäre, die Arme neben dem Körper in Richtung der Beine zu halten (Abb. 28).

Mit den Armen kann auch Schwung erzeugt werden, der die Übung erleichtert. So nützlich wie die Arme als Gewichtsystem arbeiten, so unnütz sind sie, wenn damit Schwung geholt wird. Reißt man die Arme von hinter dem Kopf in Richtung der Beine, wird der Körper z.T. über den Schwung aufgerichtet. Die Bauchmuskulatur muss weniger Arbeit verrichten; die Übung wird weniger effektiv. Der Körper versucht immer, so ökonomisch wie möglich zu arbeiten, deshalb nutzt man intuitiv die Arme als Schwunggeber, um die Übung zu erleichtern. Doch damit nehmen wir dem Bauch jene Spannung, die er für einen überschwelligen Wachstumsreiz benötigt. Versuchen Sie daher, die Arme still zu halten oder nur langsam zu bewegen – je nachdem, was die Übung verlangt.

Für die korrekte Kopfhaltung beim Crunch kann ein einfacher Anhalt dienen, den ich »die Faust für die Nackenkontrolle« nenne: Die Faust zwischen Kinn und Brust legt den optimalen Abstand des Kopfes zum Oberkörper fest, um Schmerzen in Nacken und Schultern zu vermeiden. Man legt den Kopf gern auf die Brust, weil man sehen möchte, wohin man sich bewegt. Leider ist diese Position, gerade wenn sie ungewohnt ist, recht unangenehm für den Nacken. Versuchen Sie also, den Kopf nicht zu bewegen. Fällt Ihnen das schwer, nehmen Sie die Faust und halten Sie diese zwischen Kinn und Brust (Abb. 30).

4.1.1.2 Crunchvarianten

4.1.1.2.1 Crunch mit angewinkelten Beinen in schräger Ebene

Crunches in schräger Ebene sind für Anfänger zu empfehlen. Die Aufrichtung des Oberkörpers wird so deutlich erleichtert. Nach einigen Trainingseinheiten auf dem Schrägbrett sollte man aber zu den normalen, liegenden Crunch-Positionen übergehen. Eine schräge Ebene lässt sich mit einer höhenverstellbaren Trainingsbank herstellen bzw. man legt ein Brett unter eine Flachbank oder nutzt das Bauchbrett an der Sprossenwand.

In der Ausgangsposition (Abb. 31) werden die Arme seitlich gehalten. Richten Sie Ihr Becken aus, bevor Sie den Oberkörper anheben. In der Endposition (Abb. 32) bringen Sie die Finger hinter den Beinen zusammen und den Oberkörper so hoch wie möglich. Die zuvor erklärten Hebelgesetze verändern auch bei dieser Übung den Schwierigkeitsgrad; die schwerste Variante wäre es also, die ausgestreckten Arme hinter dem Kopf zu halten.

4.1.1.2.2 Crunch mit aufgestellten Beinen

In der Ausgangsposition werden die Arme gestreckt, die Hände liegen auf den Oberschenkeln (Abb. 33). Werden die Füße aufgestellt, ist ein leichter Hüftbeugereinsatz möglich, der den Bauchmuskeln hilft, den Oberkörper anzuheben. In der Ausgangsposition liegen Sie in Rückenlage, das Becken ist aufgerichtet. Die Füße sind fest auf dem Boden aufgestellt. In der Endposition (Abb. 34) ist der Oberkörper soweit angehoben, dass die Bauchmuskeln voll kontrahieren.

Ein häufiger Fehler besteht darin, zu weit hochzukommen und so die Hüftbeuger voll zu aktivieren (Abb. 35). Diese sind kräftiger als die Bauchmuskulatur, weshalb die Technik verfälscht wird; obendrein verliert die Übung an Effektivität.

4.1.1.2.2.1 Die Wirkung des Armhebels beim Crunch mit aufgestellten Beinen

Durch die Arme kann der Crunch mit aufgestellten Beinen erschwert werden, das entspricht der Stufe 2. Wenn die Arme vor der Brust gehalten werden (Abb. 36), wird das Gewicht etwas erhöht und die Hebelwirkung nimmt zu. In dieser Position ist es besonders zu empfehlen, die Bewegung mit der Faust zwischen Kinn und Brust zu kontrollieren.

Werden die Fäuste am Kopf (Abb. 37) gehalten (auch »Prisoner Crunch« genannt), kommen wir mit einer noch stärkeren Hebelwirkung in die Stufe 3. Die Haltung der Arme mit am Hinterkopf verschränkten Händen ist ähnlich schwer. Trotzdem würde ich raten, diese zu meiden; sie soll zwar den Nacken entlasten, bewirkt

Tafel 13 Crunch mit angewinkelten Beinen in schräger Ebene

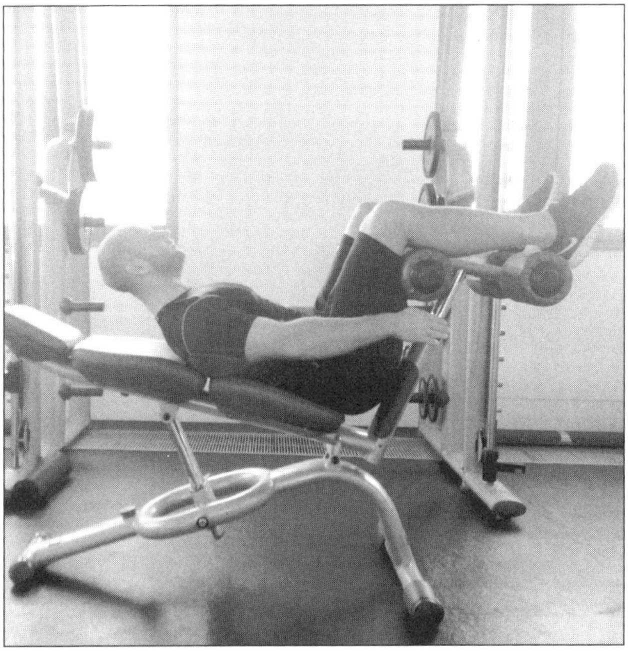

Abb. 31: START – Crunch mit angehobenen Beinen, Knie gebeugt, Arme zur Seite

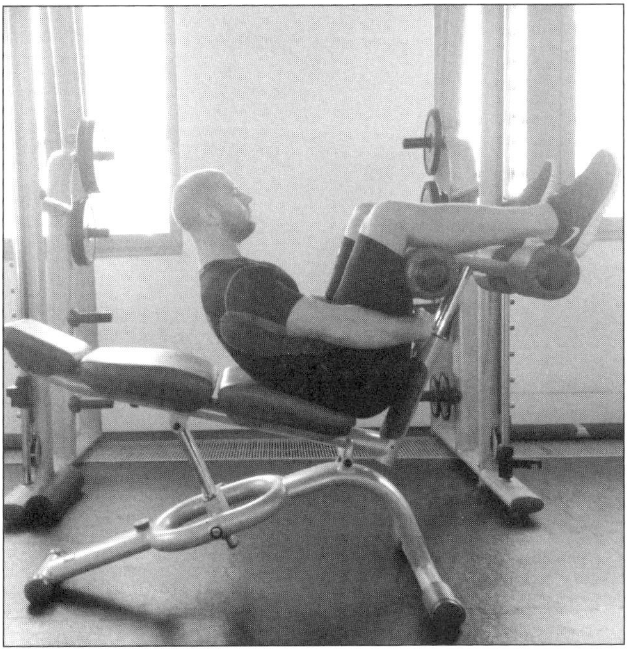

Abb. 32: ENDE – Crunch mit angehobenen Beinen, Knie gebeugt, Arme zur Seite

Tafel 14 Crunch mit aufgestellten Beinen

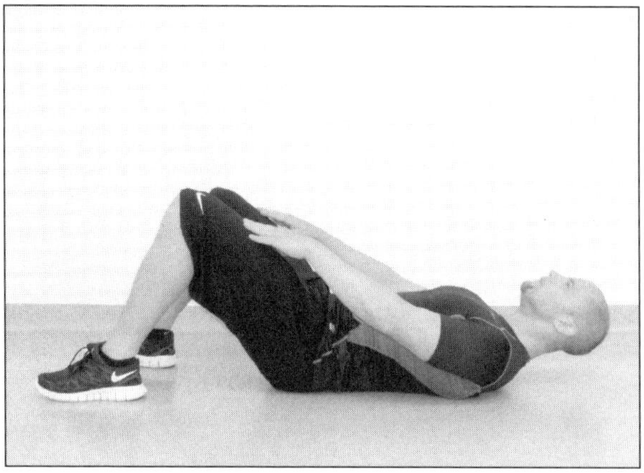

Abb. 33: START – Crunch in Rückenlage mit aufgestellten Beinen

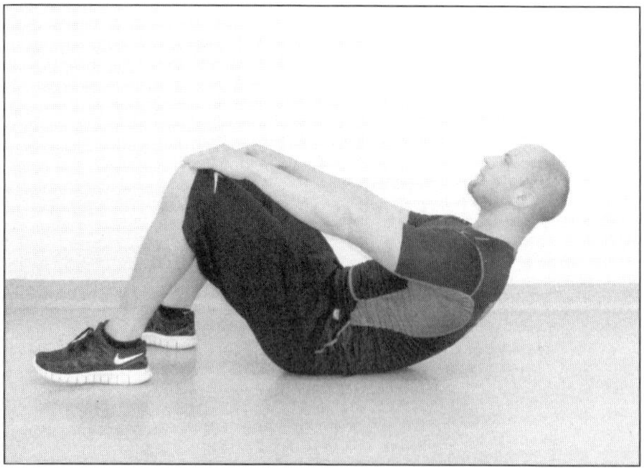

Abb. 34: ENDE – Crunch in Rückenlage mit aufgestellten Beinen

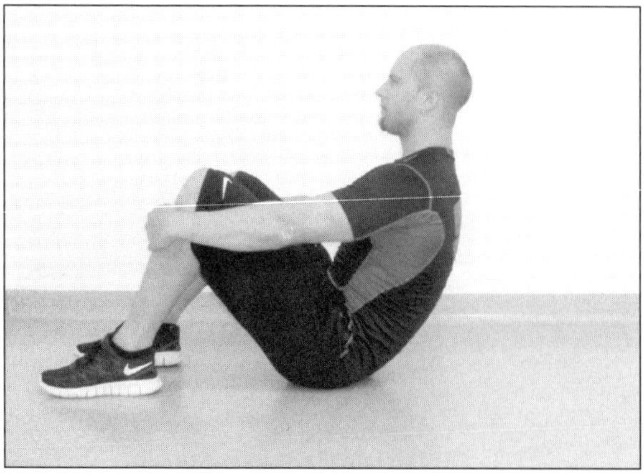

Abb. 35: FALSCH – Oberkörper zu weit angehoben, aus dem Crunch wird ein Sit-Up

Tafel 15 Armhebel beim Crunch mit aufgestellten Beinen

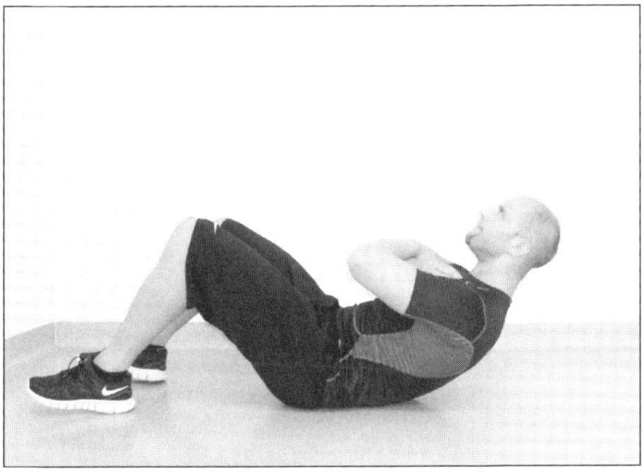

Abb. 36: Leichte Variante; Crunch mit aufgestellten Füßen, Arme vor der Brust

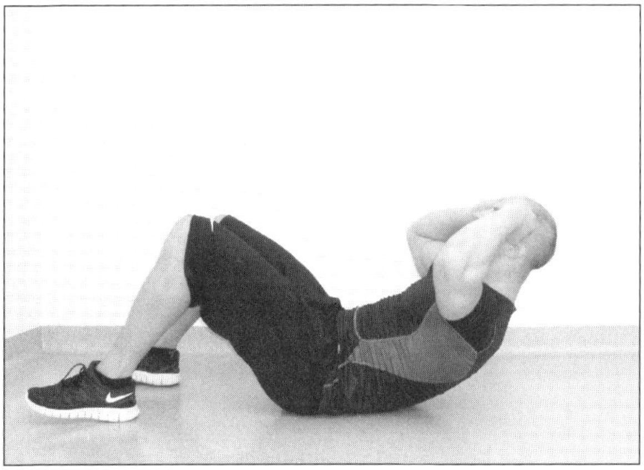

Abb. 37: Mittelschwer; Crunch mit aufgestellten Füßen, Arme am Kopf

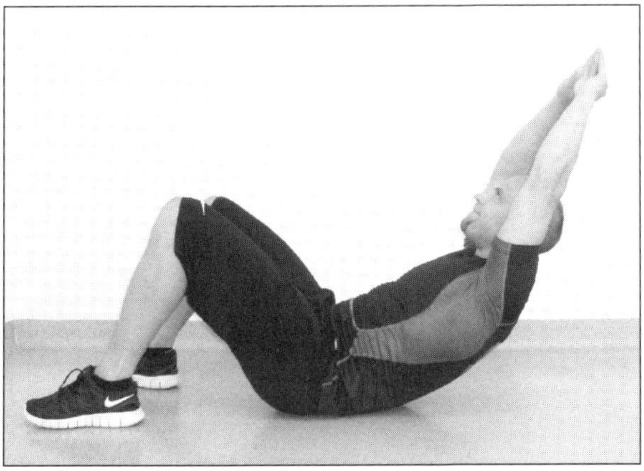

Abb. 38: Schwer; Crunch mit aufgestellten Füßen, Arme hinter dem Kopf

aber meistens das Gegenteil, nämlich dass die Halswirbelsäule zusätzlich belastet wird.

Werden die Arme weit hinter dem Kopf gehalten (Abb. 38), wird die Bewegung noch einmal erschwert; das wäre Stufe 4. Dies ist die Position mit der größten Hebelwirkung und damit dem höchstem Gewicht (d.h. ohne Nutzung von Zusatzgewichten). Die Armposition verleitet zum vermehrten Schwungeinsatz, was die Bauchmuskeln wieder entlasten würde. Deshalb sollten die Arme ruhig gehalten werden.

4.1.1.2.3 Crunch mit angehobenen Beinen und gebeugten Knien

Noch einmal deutlich schwieriger wird es, wenn die Füße nicht mehr aufgestellt sind. Dafür werden die Knie im 90-Grad-Winkel gebeugt; die Füße werden hochgehalten: Dies bewirkt, dass die Bauchmuskulatur schon in der Ausgangsposition die Last der Beine tragen muss. Die Arme werden für den geringsten Hebel erst einmal nach vorn ausgestreckt; das entspricht für diese Übung der Stufe 1.

In der Ausgangsposition (Abb. 39) liegen Sie in Rückenlage, das Becken ist aufgerichtet. Durch die Last der Beine hat der Bauch jetzt schon viel Haltearbeit zu verrichten. In der Endposition (Abb. 40) heben Sie den Oberkörper an und führen die Fingerspitzen hinter den Oberschenkeln zusammen.

Einen häufigen Fehler zeigt Abb. 41: Hier werden zwar die Fingerspitzen hinter den Oberschenkeln zusammen geführt, aber die Bauchmuskulatur ist kaum aktiv. Der Oberkörper wurde nicht angehoben, sondern einfach dic Beine weiter angezogen. Die Beine sind im Hüftgelenk nicht mehr im 90-Grad-Winkel.

4.1.1.2.3.1 Varianten des Crunch mit angehobenen Beinen und gebeugten Knien

Auch beim Crunch mit angehobenen Beinen und gebeugten Knien lässt sich die Hebelwirkung der Arme nutzen, um den Schweregrad zu erhöhen. Werden die Arme vor der Brust gehalten (Abb. 42), nimmt die Hebelwirkung zu, das wäre Stufe 2. Wenn nötig, kann man die Kopfhaltung mit der Faust zwischen Kinn und Brust kontrollieren.

Werden die Fäuste am Kopf gehalten (Abb. 43), so wird durch den »Prisoner Crunch« die Hebelwirkung weiter erhöht und die Übung noch schwerer.

Mit den Armen hinter dem Kopf (Abb. 44) ist die schwierigste Bewegung mit der größten Hebelwirkung erreicht: Das ergibt Stufe 4 mit der größten Lastwirkung auf die Bauchmuskulatur. Viele Studien zeigen, dass in dieser Position die Bauchmuskeln am stärksten kontrahieren. Allerdings dauert es einige Zeit, bis man genug Kraft für diese Übung hat. Widerstehen Sie der Versuchung, mit den Armen Schwung zu holen, was die Bauchmuskeln entlasten würde.

4.1.1.2.4 Crunch mit angehobenen, gestreckten Beinen

Das Anheben der Beine im 90-Grad-Winkel isoliert die Bauchmuskulatur durch das Ausschalten der Hüftbeuger und erzeugt durch die Last der hoch gehaltenen Beine schon in der Ausgangsstellung Spannung auf die Bauchmuskulatur. Streckt man nun die Beine weiter aus, wird durch den längeren Hebel diese Last noch größer; damit verstärkt sich auch die Intensität. Die Hüftbeuger werden zwar nun wieder ein Stück weit in die Bewegung eingebracht, aber wer die Bewegung sauber hinbekommt, kann damit ruhigen Gewissens arbeiten.

In der Ausgangsposition (Abb. 45) liegen die Hände auf den Knien. Richten Sie Ihr Becken aus, bevor Sie den Oberkörper anheben. In der Endposition (Abb. 46) bringen Sie den Oberkörper so hoch wie möglich, die Arme werden weiterhin ausgestreckt gehalten; das entspricht der Stufe 1.

Natürlich sind auch hier Steigerungen möglich (Abb. 47). Die zuvor erklärten Hebelgesetze

Tafel 16 Crunch mit angehobenen Beinen und gebeugten Knien

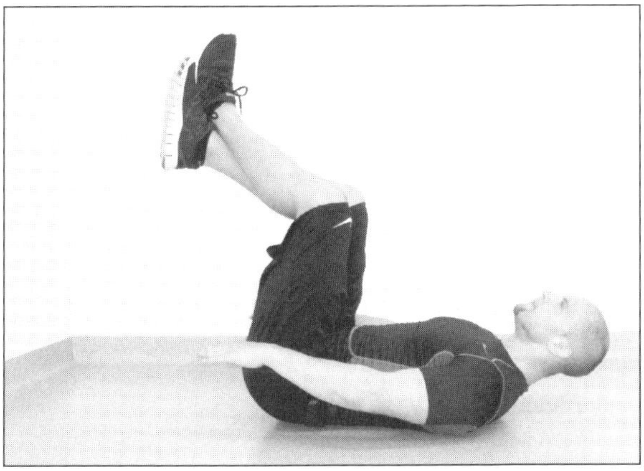

Abb. 39: START – Crunch in Rückenlage mit angehobenen Beinen und gebeugten Knien

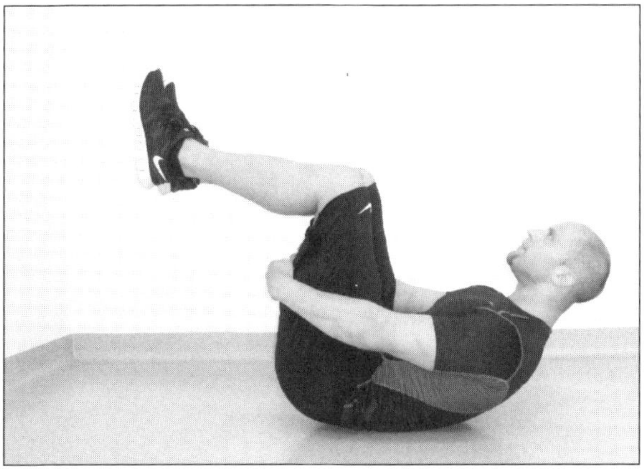

Abb. 40: ENDE – Crunch in Rückenlage mit angehobene Beinen und gebeugten Knien. Die Fingerspitzen berühren sich hinter den Oberschenkeln

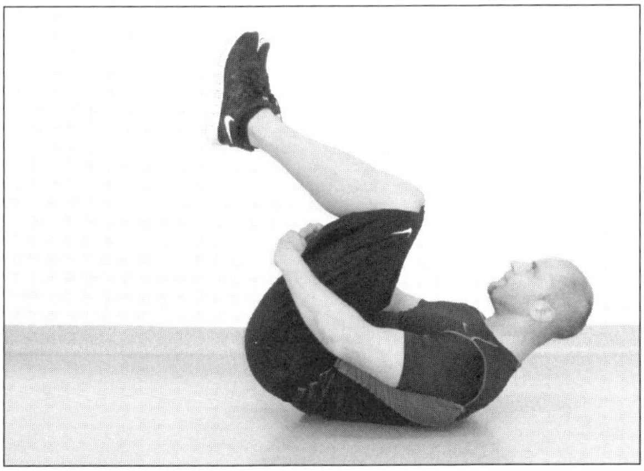

Abb. 41: FALSCH – Oberkörper zu wenig angehoben und die Oberschenkel verlassen die 90-Grad-Position zur Hüfte.

4.1.1.2.4 Crunch mit angehobenen, gestreckten Beinen

Tafel 17 Varianten des Crunch mit angehobenen Beinen und gebeugten Knien

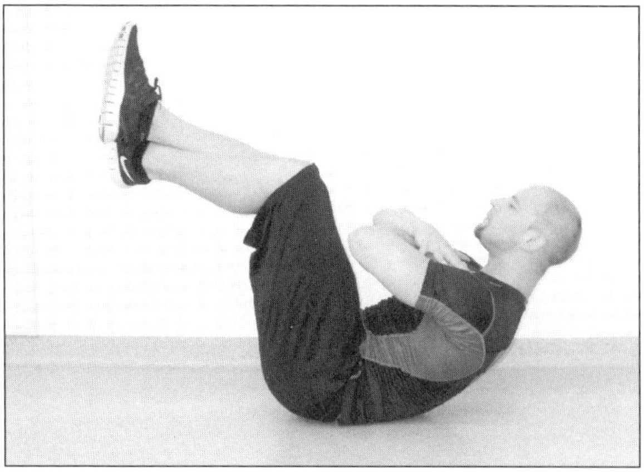

Abb. 42: Leichte Variante, Arme vor der Brust

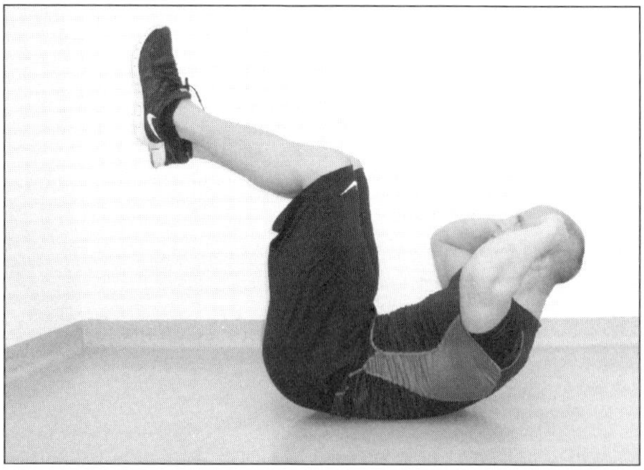

Abb. 43: Mittelschwer, Fäuste am Kopf

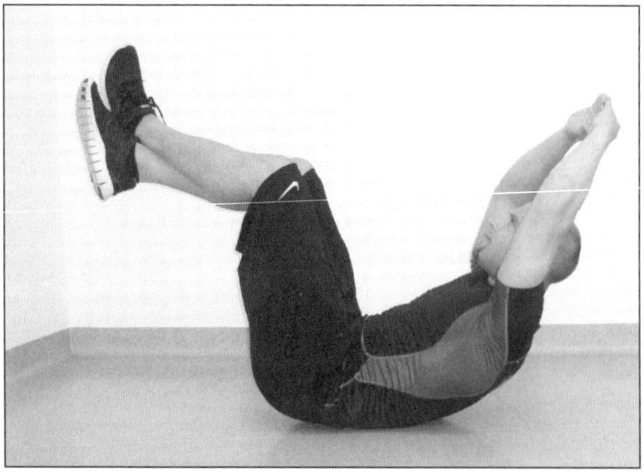

Abb. 44: Schwer, Arme hinter dem Kopf

Tafel 18 Crunch mit angehobenen, gestreckten Beinen

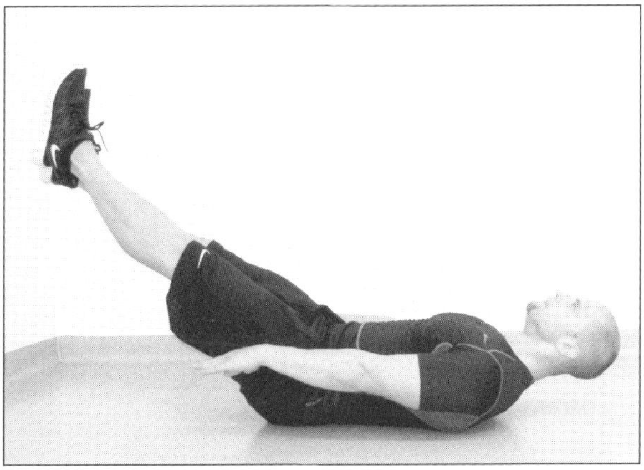

Abb. 45: START – Crunch mit angehobenen, gestreckten Beinen, Arme seitlich

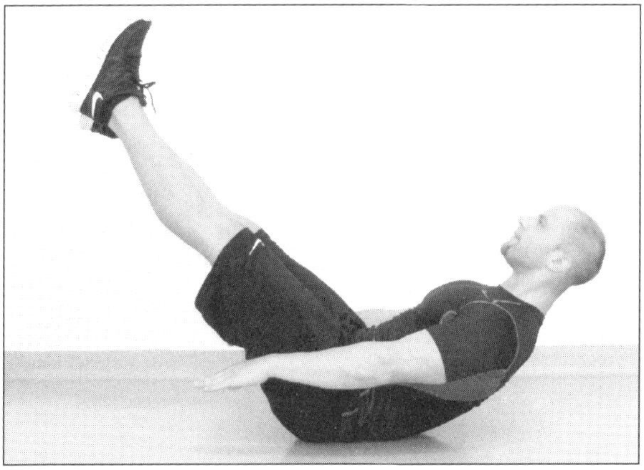

Abb. 46: ENDE – Crunch mit angehobenen, gestreckten Beinen, Arme seitlich

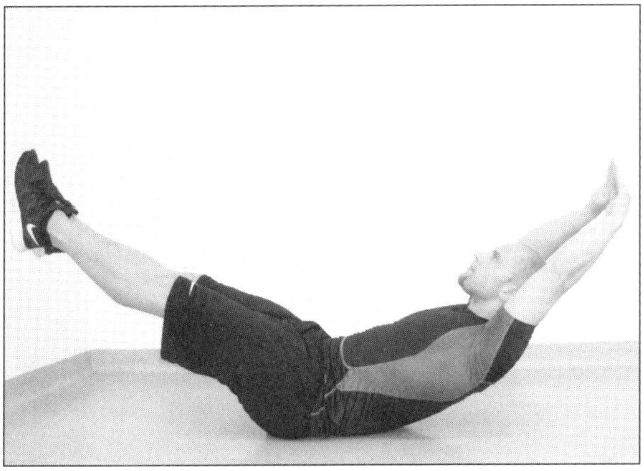

Abb. 47: ENDE – Crunch mit angehobenen, gestreckten Armen und Beinen; die schwerste Variante

verändern auch bei dieser Übung den Schwierigkeitsgrad.

Diese Crunchvariationen erfordern schon viel Kraft in der Bauchmuskulatur. Das zeigt sich weniger darin, ob man mit dem Oberkörper hochkommt, sondern ob das Becken mit ausgestreckten Beinen in der aufgerichteten Position gehalten werden kann. Sofern Sie einen Hauch von Zug oder Schmerz im Lendenwirbelbereich des Rückens spüren, unterbrechen Sie die Übung. Dann wissen Sie: Der Bauch hatte keine Kraft mehr, um die Position zu halten.

4.1.1.2.5 Crunch mit Hilfsmitteln

Crunches mit ausgestreckten Beinen sind schon eine sehr schwere Bauchübung. Doch auch diese können durch Hilfsmittel ergänzt werden. Dabei ist besonders der Aspekt der Stabilitätskontrolle von Bedeutung: Je stärker der Körper das Gleichgewicht halten muss, desto mehr Muskelfasern werden aktiv. Außerdem sind die aktiven Muskelfasern stärker gereizt, weil sie eine komplexere Arbeit verrichten müssen.

Dieses Prinzip ist als »propriozeptives Training« (von lateinisch proprius »eigen« und recipere »aufnehmen«) bekannt. Beim propriozeptiven Training spielt die Wahrnehmung im Raum hinsichtlich der Körperbeherrschung eine entscheidende Rolle. Dies kann in nahezu jeder Körperposition und für jede Muskelgruppe angewendet werden, eignet sich aber besonders gut für Übungen im Stand. Meistens werden die Übungen auf instabilen, also wackeligen Untergründen durchgeführt. Der Körper ist somit gezwungen, weitere Sinnesorgane einzusetzen, um die Körperkontrolle zu wahren. Im Vergleich zu denselben Übungen ohne propriozeptive Komponente (zum Beispiel Kniebeugen mit den Füßen fest auf dem Boden im Vergleich zu Kniebeugen auf einem wackeligen Untergrund), werden beim propriozeptiven Training sowohl mehr Muskelfasern aktiviert als auch die angesprochenen Muskelfasern intensiver gereizt. Der Trainingseffekt ist also bei gleicher Übungsdauer und gleichem Gewicht viel intensiver.

Für das Bauchtraining zählen als Hilfsmittel sämtliche Geräte, bei denen Sie in Rückenlage weiterhin mit dem eigenen Körpergewicht gegen die Schwerkraft arbeiten. Ich möchte Ihnen Technik und Wirkungsweise am Beispiel der Crunches auf dem Gymnastikball, einem Abdominal Trainer und mit Therabändern darstellen.

Es gibt zwei Möglichkeiten, die Crunches auf dem Gymnastikball auszuführen: Mit den Beinen fest auf dem Boden (Abb. 48 und 49) und mit den Beinen gegen eine Wand gestützt (Abb. 50 und 51). Letzteres ist nicht nur schwieriger, weil es anspruchsvoller ist, diese Position einzunehmen. Da der Hüftwinkel bei 90 Grad liegt, werden die Bauchmuskeln gut isoliert und können nicht durch die Hüftbeuger entlastet werden.

Crunches auf einem Abdominal Trainer (einer Bank mit Lordosenstütze, siehe Abb. 114) ähneln im Prinzip der normalen Bewegung. Da Sie aber nicht auf dem Boden liegen, sondern ein Gerät benutzen, fällt dies auch unter die Kategorie »Hilfsmittel«. Der Abdominal Trainer hat, wie der Pezziball, die besondere Eigenschaft, dass der Körper durch eine Extension der Lendenwirbelsäule überstreckt werden kann. Der Bauch wird so über einen größeren Bewegungsumfang trainiert und bekommt einen stärkeren Wachstumsreiz.

Widerstände können beim Crunch durch viele Arten gesteigert werden: Indem Sie die Armhaltung und damit die Hebellast variieren, indem Sie Gewichtscheiben nutzen oder indem Sie Widerstandsbänder (elastische Gummibänder) festhalten und sich gegen diesen Widerstand hochziehen. Bei den sog. Therabändern (Abb. 115) handelt es sich um Widerstände mit dynamischer Änderung. Das bedeutet, je mehr Sie das Band in die Länge ziehen, desto größer wird der Widerstand. Das wirkt sich auch

Tafel 19 Varianten des Crunch auf dem Trainingsball

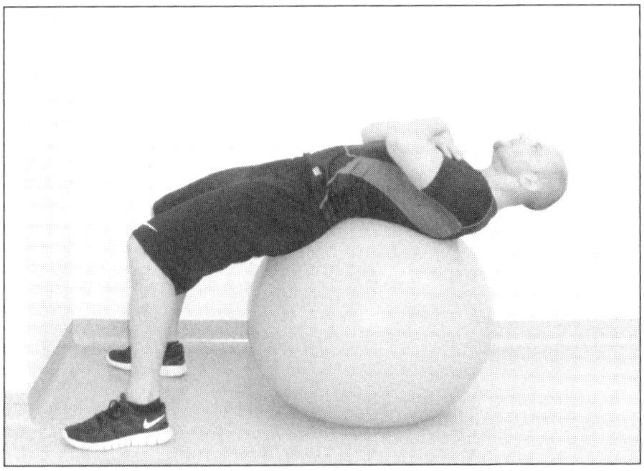

Abb. 48: START – Crunch auf Trainingsball, Füße aufgesetzt

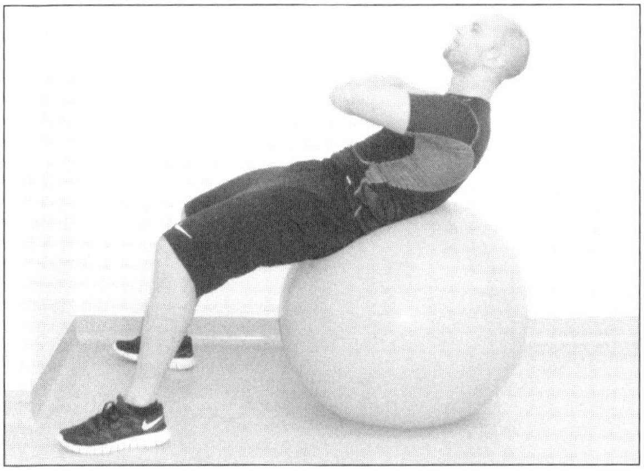

Abb. 49: ENDE – Crunch auf Trainingsball, Füße aufgesetzt

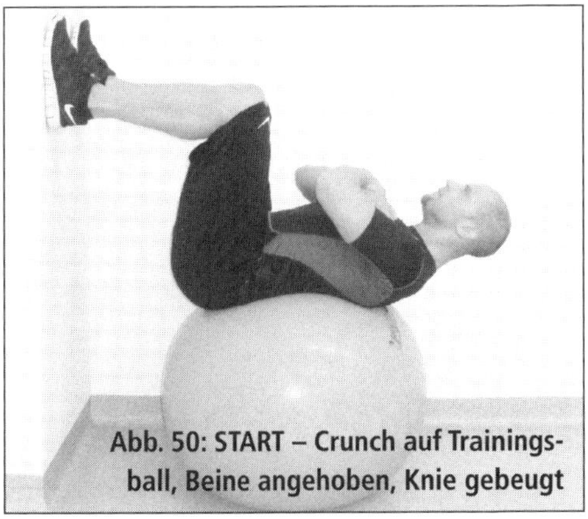

Abb. 50: START – Crunch auf Trainingsball, Beine angehoben, Knie gebeugt

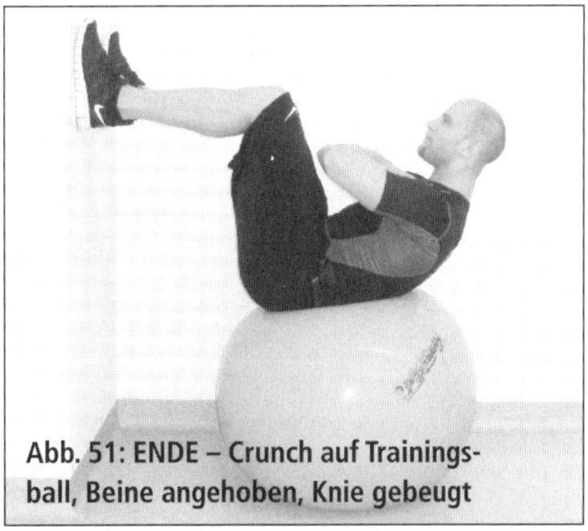

Abb. 51: ENDE – Crunch auf Trainingsball, Beine angehoben, Knie gebeugt

auf Ihre Bauchmuskulatur aus. Der Zug wird immer stärker, je gespannter das Band ist. Allerdings wirkt sich dieser Effekt nur wenig auf das Muskelwachstum aus. Sie werden also nicht schneller zum Sixpack kommen, wenn Sie solche dynamischen Widerstände den statischen vorziehen.

4.1.1.2.6 Reverse Crunch

Um auch das Unterkörper-Movement einzusetzen, drehen wir die Sache einfach um. Übertragen auf eine Bauchbewegung, die in Rückenlage startet, soll nun das Becken in Richtung Oberkörper bewegt werden. Diese Übung nennt man »Reverse Crunch« (engl. reverse bedeutet »umgekehrt«). Dazu muss der Oberkörper fixiert werden, das ist aber gar nicht so einfach. Denn der Unterkörper mit den Beinen ist viel schwerer als der Oberkörper. Aus diesem Grunde ist die normale Crunch-Bewegung für den Laien einfacher auszuführen. Geht es aber darum, den Oberkörper zu fixieren, können Sie auf eine der folgenden Varianten zurückgreifen.

Bei der Ausgangslage der Standardversion (Abb. 57, gleich der Ausgangsposition beim konzentrischen Beinheben) werden die Arme seitlich neben dem Körper fixiert und für die Endposition wird die Hüfte angehoben, so dass die Bauchmuskeln kontrahieren (Abb. 52). Die Beine bleiben dabei weitgehend gestreckt. Dabei kann man sich auch an einem Gerät festhalten. Generell ist das Festhalten mit der Einbeziehung weiterer Hilfsmuskeln verbunden, die den Bauchmuskeln die Arbeit erleichtern.

Bei der nächsten Variante bringen Sie die Arme hinter den Rücken (Abb. 53) und halten sich an Etwas fest. Das wird Ihnen leichter vorkommen, denn die so aktivierten Hilfsmuskeln (vor allem der große Rückenmuskel »Latissimus dorsi« und der Brustmuskel »Pectoralis major«), heben mehr als nur die Hüfte mit an. Sie können das mit dem Einsatz der Hüftbeuger beim regulären Crunch vergleichen. Versuchen Sie daher die Arme nur dosiert einzusetzen, z.B. um das Gleichgewicht zu halten oder sich nur mit den Fingerspitzen abzustützen, wie z.B. an einem leichten Medizinball (Abb. 54).

Am Ende der Bewegung sollten die Beine senkrecht stehen; werden sie dagegen zum Kopf hin geneigt, sinkt die Belastung des Bauchmuskels (Abb. 54). Vermeiden Sie diesen häufigen Fehler.

Werden die Arme seitlich neben dem Körper gegen ein Polster gestützt (siehe Abb. 62), liegt der Fokus der Bewegung voll auf dem Einsatz der Bauchmuskulatur. Ideal, um sich auf einen perfekten, langsamen Bewegungsablauf zu konzentrieren.

Bei allen Varianten sollten Sie darauf achten, das Becken aufzurollen. Konzentrieren Sie sich nur auf das Becken! Blenden Sie die Beine aus! Es geht nicht darum, die Beine zu bewegen! Heben Sie das Becken zu den Rippen bzw. heben Sie Ihr Becken zur Decke!

Auch an dieser Stelle muss man über die Beinhaltung sprechen. In den Abbildungen zur Endposition des Reverse Crunch sehen Sie die Beine in einer fast gestreckten Position im Kniegelenk mit einem 90-Grad-Winkel im Hüftgelenk. In dieser Position halten Sie nur wenig Last. Je weiter Sie die Beine vom Bauch entfernen, also den Hüftgelenkswinkel vergrößern, desto schwerer wird es für den Bauch, das Becken anzuheben. Wo also beim normalen Crunch die Arme den Schwierigkeitsgrad bestimmt haben, sind es beim Reverse Crunch die Beine, die durch Hebelwirkung den Widerstand verändern. Beim regulären Crunch mindern eingeklemmte Beine die Effektivität der Übung, während es beim Reverse Crunch die hinter dem Kopf fixierten Arme sind, welche die Effektivität der Übung einschränken.

Man kann dem Anfänger die Sache erleichtern, wenn die Übung im Gefälle ausgeführt wird (Abb. 55 und 56). Liegt der Kopf leicht abfällig, kann die Schwerkraft die Bewegung un-

Tafel 20 Varianten des Reverse Crunch

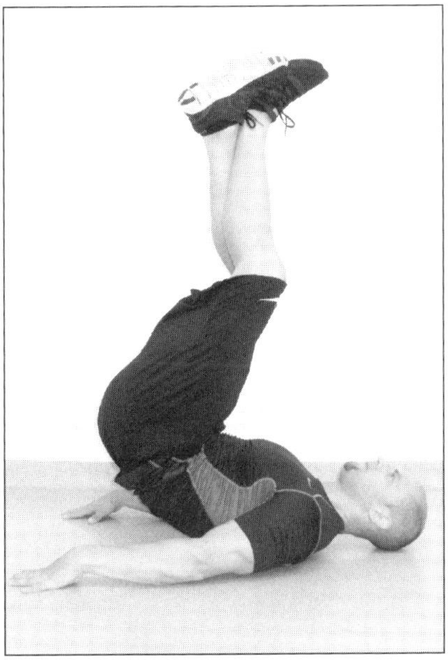

Abb. 52: ENDE – Reverse Crunch, Arme neben dem Körper; schwer

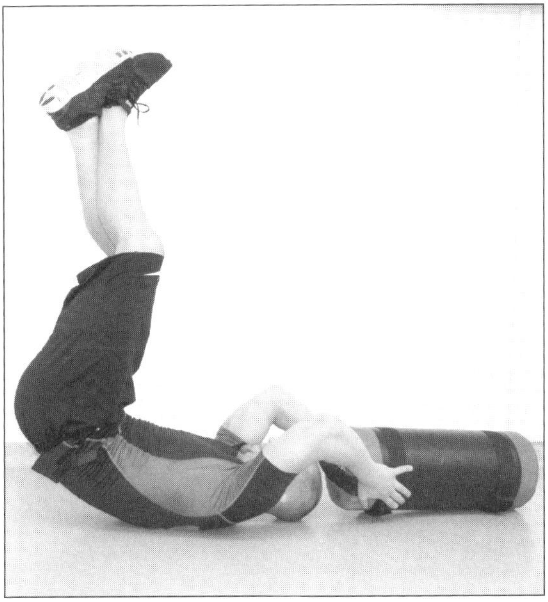

Abb. 53: ENDE – Reverse Crunch, Hände hinter dem Kopf fixiert; leichter

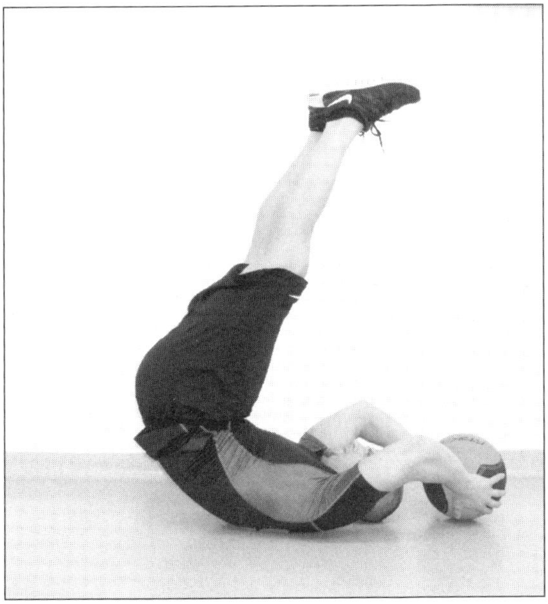

Abb. 54: FALSCH – Reverse Crunch, Hände hinter dem Kopf. Das gegriffene Objekt ist sehr leicht, was die korrekte Haltung erschwert. Hier sind die Beine aber nicht mehr senkrecht, sondern zu weit zum Kopf hin bewegt.

Tafel 21 Reverse Crunch auf der schrägen Ebene

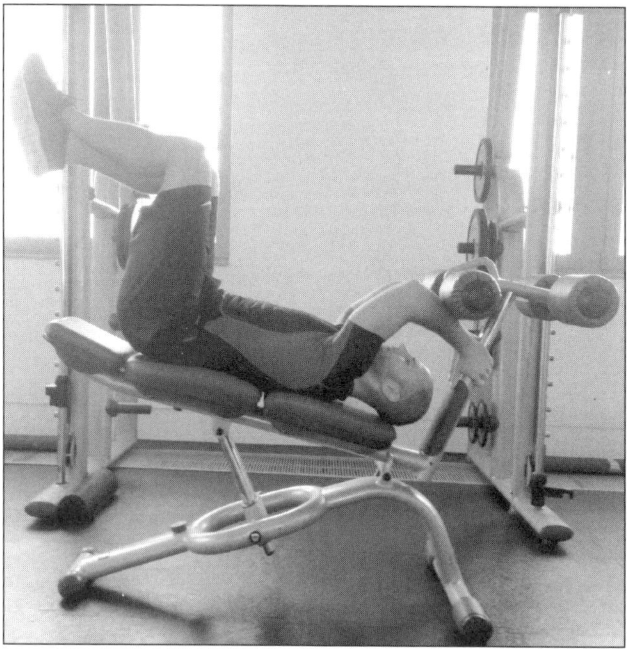

Abb. 55: START – Reverse Crunch mit angewinkelten Beinen, Arme hinter dem Kopf; sehr leichte Variante mit schräger Lehne

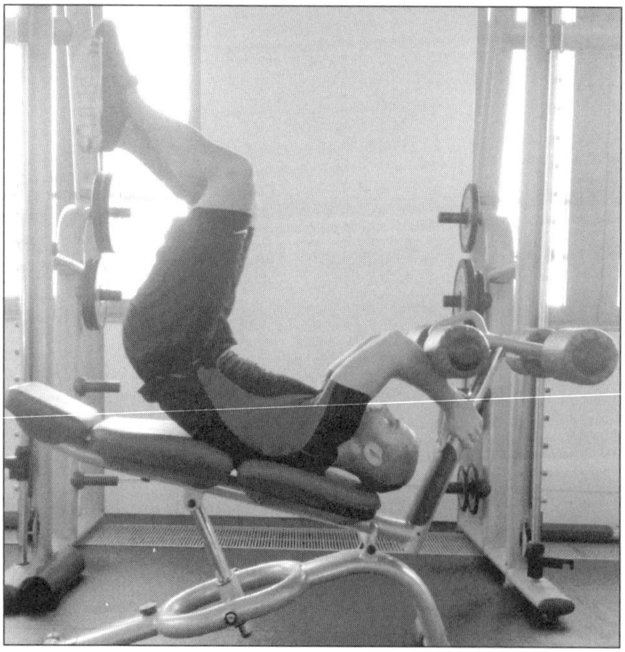

Abb. 56: ENDE – Reverse Crunch mit angewinkelten Beinen, Arme hinter dem Kopf

terstützen. Das erleichtert den Bauchmuskeln die Bewegung; es wird quasi weniger Gewicht »aufgelegt«.

4.1.2 Beinheben in Rückenlage

In Verbindung mit dem Reverse Crunch fällt mir sofort eine Bewegung ein, die ich im Fitness-Studio häufig sehe. Bei dieser Übung liegt man auf dem Rücken, hebt die Beine in Richtung der Decke und senkt sie wieder ab. Setzen Sie diese Übung genau wie den Sit-Up mit eingeklemmten Beinen auf die schwarze Liste der unnötigen Bauchübungen! Auch hier sind vorwiegend die Hüftbeuger im Einsatz. Ja, der Bauch ist kontrahiert. Aber er verrichtet keine Bewegung. Die Bauchmuskulatur ist statisch angespannt und hält in der sog. exzentrischen Phase den Rumpf in einer stabilen Position. Zumindest sollte der Rumpf in einer stabilen Position gehalten werden, denn auch hier ist die Beckenposition entscheidend. Sobald das Becken kippt und man dabei ein Hohlkreuz einnimmt, ist der untere Rücken gefährdet. Die Scherkräfte der schweren Beine lasten dann nur auf der Wirbelsäule, die nicht mehr von der Rumpfmuskulatur abgesichert wird. Deswegen klagen viele Menschen nach dieser Übung über Rückenschmerzen. Verzichten Sie auf das liegende Beinheben; es ist durch bessere Übungen leicht zu ersetzen.

4.1.2.1 Konzentrisches Beinheben in Rückenlage

Beim konzentrischen Beinheben (Abb. 57) befinden Sie sich in der Startposition in Rückenlage. Die Beine werden nach vorn gestreckt und leicht vom Boden abgehoben. Das Becken sollte sich unbedingt in einer aufgerichteten, entlordisierten Position befinden. Die Hebelwirkung, die durch die Last der Beine auf den Körper wirkt, ist immens und beansprucht die Bauchmuskeln stark. Diese Übung eignet sich nur für Fortgeschrittene, denn wenn die Bauchmuskeln zu schwach sind, »bricht« der Rücken weg und man begibt sich ins Hohlkreuz. Dies geht häufig mit Schmerzen im Lendenwirbelbereich einher. Diese Übung trainiert die Bauchmuskulatur nur passiv; sie leisten Haltearbeit. Statt dessen sorgen Hüftbeuger dafür, dass die Beine angehoben werden. Durch die große Hebelwirkung der Beine ist sie trotzdem sehr effektiv.

In der Endposition (Abb. 58) der Bewegung sind die Beine 90 Grad zur Brust hin angezogen. Von der Startposition ausgehend haben sich nun die Hüftbeuger kontrahiert, also verkürzt, um den Hüftwinkel zu verringern. Auch in dieser Position sind die Bauchmuskeln nur statisch angespannt. Die Hebellast der Beine ist jedoch aufgrund des verminderten Hüftwinkels geringer. Trotzdem sollte das Becken unbedingt aufgerichtet bleiben, damit die Bauchmuskeln die Wirbelsäule entlasten.

Das weitere Aufrollen der Beine in Richtung Brustkorb (Abb. 59) hebt das Becken an. Nun muss der Bauchmuskel zwar kontrahieren, allerdings nicht mit voller Intensität. Der Schwung der Beine, der durch die Hüftbeuger erzeugt wurde, nimmt den Bauchmuskeln einen Teil der Arbeit ab.

4.1.2.2 Exzentrisches Beinheben in Rückenlage

Die Umkehrung der zuvor angeführten konzentrischen Phase, bei der die Beine durch Hüftbeugereinsatz in Richtung Brustkorb aufgerollt werden, kommt beim exzentrischen Beinheben zur Anwendung. Hier arbeiten sowohl die Hüftbeuger als auch die Bauchmuskeln exzentrisch. Das bedeutet, die Muskeln sind angespannt, werden aber in die Länge gezogen, während sie der Last nachgeben. In der Startposition (Abb. 60) liegen Sie auf dem Rücken und halten die Beine senkrecht.

In der Endposition sind die Beine fast gestreckt, berühren aber den Boden nicht (Abb. 61). Wenn die Last aufgrund der Hebelwirkung am stärksten ist, sind die Hüftbeuger und

Tafel 22 Konzentrisches Beinheben in Rückenlage

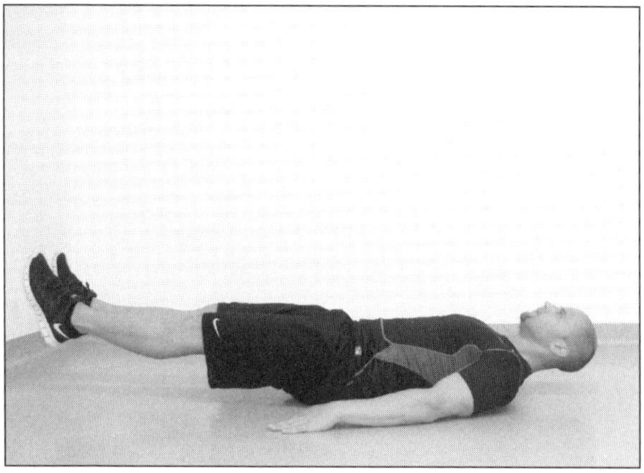

Abb. 57: START – Beinheben in Rückenlage, Beine ausgestreckt

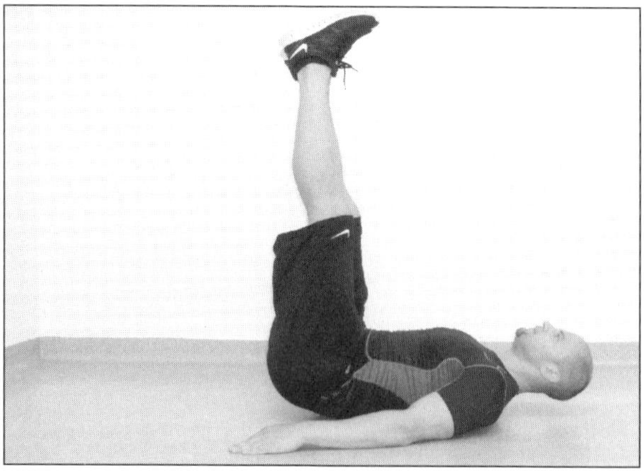

Abb. 58: ENDE – Beinheben in Rückenlage, Beine angehoben

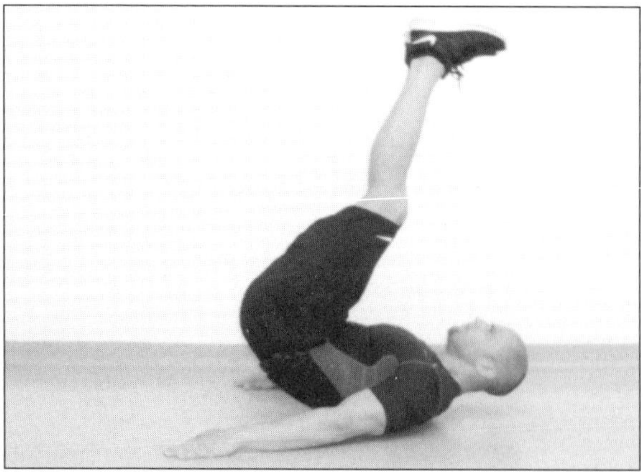

Abb. 59: FALSCH – Beinheben in Rückenlage; die Bewegung endet, wenn die Beine sich in der Senkrechten befinden

Tafel 23 Exzentrisches Beinheben in Rückenlage

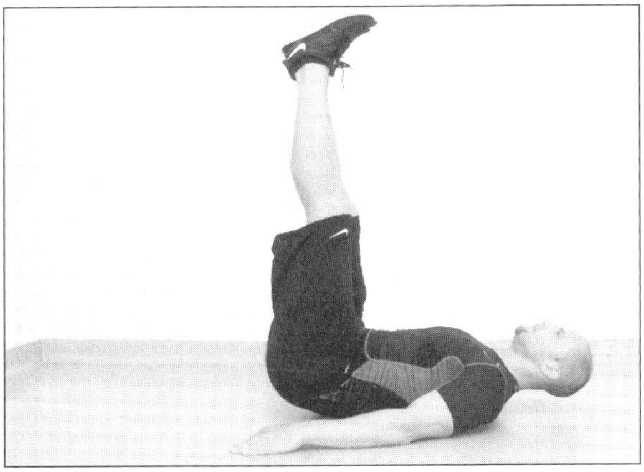

Abb. 60: START – Beinheben in Rückenlage, Beine angehoben

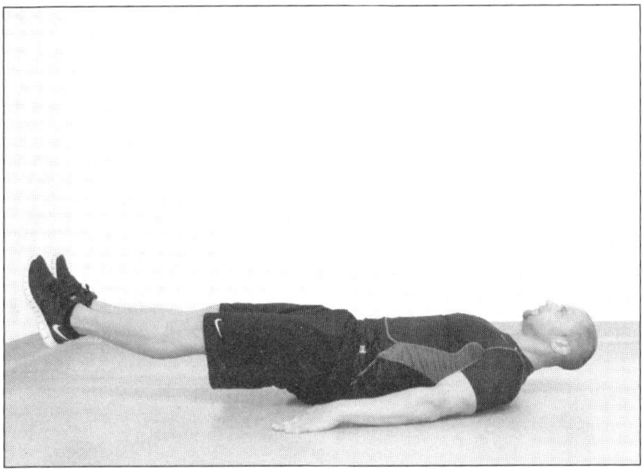

Abb. 61: ENDE – Beinheben in Rückenlage, Beine abgesenkt

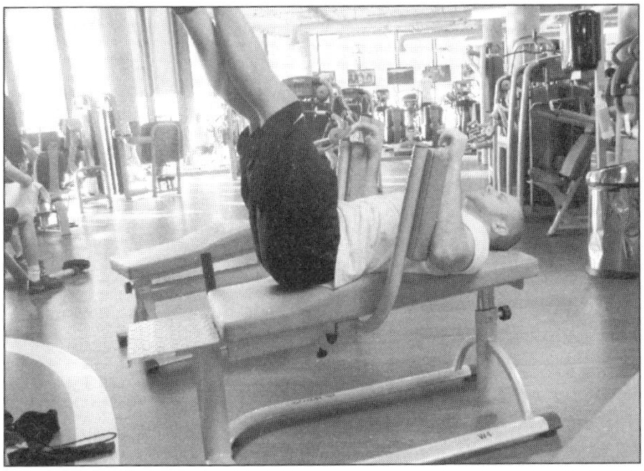

Abb. 62: Beinheben in Rückenlage kann auch auf einer Bank ausgeführt werden

Bauchübungen in Rückenlage, geordnet nach Schweregrad

Die Auflistung der Bauchübungen in Rückenlage von den leichten zu den schweren Übungen gibt Ihnen einen Überblick und erleichtert den »Aufstieg« zur nächsten Belastungsebene.

1. Crunches in der Schräge: Mit verschiedenen Armhaltungen von einfach zu schwer
2. Crunches auf gerader Ebene mit aufgestellten Füßen: Mit verschiedenen Armhaltungen von einfach zu schwer
3. Crunches mit angehobenen Beinen und gebeugten Knien
4. Reverse Crunch auf der schrägen Ebene
5. Reverse Crunch mit Armen hinter dem Kopf
6. Reverse Crunch mit Armen an der Seite
7. Crunch-Position mit ausgestreckten, angehobenen Beinen und den Armen ausgestreckt hinter dem Kopf

Bauchmuskeln besonders gefordert. Die Bauchmuskeln müssen hart arbeiten, um das Kippen des Beckens zu verhindern. Ein solches exzentrisches Training eignet sich hervorragend für fortgeschrittene Athleten, um das Bauchtraining um wertvolle Reize zu ergänzen. Anfänger sollten zunächst auf diese Übung verzichten. Meistens fehlt die nötige Kraft in der Bauchmuskulatur, um das Becken in der korrekten Position zu halten, was zu Rückenbeschwerden führen kann.

Auf dem Abdominal Trainer (Abb. 62) wird die Ausführung der Übung etwas erleichtert, da man sich mit den Unterarmen an den seitlichen Polstern abstützen kann. Gleichzeitig erlaubt die Lordosenstütze eine leichte Überdehnung der Bauchmuskeln in der Ausgangsposition, was, den Bewegungsradius vergrößert und die Kontraktion verbessert.

4.2 Stützende Bauchübungen

Stützen bedeutet, dass der Körperschwerpunkt oberhalb der Stützfläche liegt (befindet sich der Körperschwerpunkt unterhalb der Stützfläche, spricht man von »hängen«). Ob Sie sich dabei in einem Unterarmstütz, in einem Liegestütz auf den Händen oder in stützender Position zwischen zwei Barren (z.B. bei Dips) befinden, spielt keine Rolle. Für das Bauchtraining sind stützende Positionen besonders wertvoll, bei denen der Oberkörper in Richtung des Bodens geneigt wird. Ist dies vorlings, also mit der Front des Körpers oder seitwärts der Fall, muss die Bauchmuskulatur verstärkt arbeiten, um den Körper nicht »einsacken« zu lassen.

Der Liegestütz dürfte allen Lesern bekannt sein. Der Körper ist vorlings zum Boden gerichtet. Das heißt, Kopf, Brust, Bauch und Oberschenkelvorderseite sind dem Boden zugewandt. Um den Körper gerade zu halten, ist das Anspannen vieler Muskeln nötig – besonders die Bauchmuskulatur wird gefordert. Würde man dieselbe Position rücklings einnehmen (Brücke), das heißt Hinterkopf, Rücken und Oberschenkelrückseiten dem Boden zugewandt, wäre die Rückseite des Körpers stärker an der Bewegung beteiligt. Die Bauchmuskulatur wäre dann stabilisierend aktiv, aber nicht annähernd so intensiv beansprucht, wie beim Liegestütz.

Für ein Sixpacktraining sind alle Stützvarianten vorlings und seitwärts besonders wertvoll. Sie beteiligen die Bauchmuskulatur in höchstem Maße und trainieren auch den Rest des Körpers mit nur einer Haltung. Das spart Zeit, weil in kurzer Zeit sehr viele Muskeln angesprochen werden. Allerdings ist es selten möglich, bei komplexen Bewegungen wie den Stützübungen hohe Gewichte zu bewältigen. Daher sollte Ihr

Bauchtraining nicht ausschließlich aus Stützübungen bestehen. Sie werden Ihre Muskeln schneller kräftigen und aufbauen, wenn das Training auch Übungen mit mehr Gewicht und langsamer Bewegungsausführung beinhaltet.

4.2.1 Unterarmstütz (Planke)

Die stützende Position auf den Unterarmen vorlings, also mit der Körpervorderseite zum Boden, auch Planke genannt, beansprucht sehr viele Muskeln gleichzeitig. Von den Schultern bis zu den Oberschenkeln wird die gesamte Front des Körpers aktiviert, um den Körper in einer geraden Position (wie ein Brett, daher die Bezeichnung »Planke«) zu halten. Dementsprechend kann diese Bewegung als Ganzkörperübung angesehen werden. Sie erfüllt damit die Definition einer »funktionellen Übung«. Das heißt, bei einer koordinativ anspruchsvollen Bewegung bzw. Haltung werden viele Muskelgruppen auf einmal beansprucht.

Die Übung kann aufgrund ihrer Komplexität für viele Muskelgruppen als Schwerpunkt gesetzt werden, da sowohl Schulter-, Brust-, Bauch- und Beinmuskulatur intensiv belastet werden. Für unsere Ziele ist die Wirkung der Übung auf die Bauchmuskulatur besonders wichtig. Die komplexe Haltung trainiert viele Fasern der Bauchmuskeln, wodurch ihre Anwendung als Ergänzung zu den hypertrophiespezifischen Übungen wie z.B. dem Crunch gerechtfertigt wird. Aufgrund der Tatsache, dass der Bauch statisch aktiv ist, bleibt eine Kontraktionsbewegung aus, wie sie bei Isolationsübungen, z.B. dem Crunch, gegeben ist. Daher sollte das Bauchtraining nicht ausschließlich aus funktionellen Übungen bestehen, aber im Hinblick auf die Vorteile der Kraft- und Koordinationsentwicklung sollten sie unbedingt eingebunden werden. Falls Sie Ihr Training ausschließlich sportartspezifisch gestalten wollen, ist es ratsam, noch mehr funktionelle Übungen in das Training einfließen zu lassen.

Entscheidend für eine optimale Technik ist auch bei dieser Übung, stellvertretend für alle funktionellen Übungen, die Beckenstellung. Das Becken sollte aufgerichtet sein. So könnte sogar der Eindruck eines kleinen Buckels entstehen. Diese Haltung ist jedoch besser, als eine gerade Linie zu bilden, da hier viel größere Gefahr besteht, in ein Hohlkreuz, also eine gekippte Beckenstellung, zu »fallen«.

Sobald Sie merken, dass Ihr Bauch »wegbricht«, d.h. das Becken kippt, sollten Sie die Übung sofort beenden! Ein leicht ziehendes Gefühl im Rücken sollte ein Signal dafür sein. Die Übung sollte im Bauch als Anstrengung zu spüren sein – im Rücken jedoch sollte man nichts merken!

Die Aspekte Schwung und Hüftbeuger spielen bei dieser Übung keine große Rolle. Die Hüftbeuger sind statisch in die Bewegung involviert und nehmen dem Bauchmuskel keine Arbeit ab. Wenn Sie die Übung variieren, indem Sie z.B. einen Arm und/oder ein Bein anheben, sollten Sie hier ebenfalls auf das Schwungholen verzichten. Dies verleitet zu einer schlechteren Haltung, so dass man nicht so schnell merkt, wie der Bauch »wegbricht«. Außerdem fördert eine kontrollierte, langsame Bewegung die Koordination und stellt höhere Anforderungen an die Haltekraft. Das macht die Sache zwar anstrengender, aber auch effektiver.

Ich empfehle meinen Klienten, die Planke mit einem leichten »Rundrücken« (Abb. 63) einzunehmen. Ich meine die Plankenposition mit leicht buckelartiger Haltung im Lendenwirbelbereich gegenüber der Position mit geradem Rücken. So wird das Becken weiter aufgerichtet als beim geraden Rücken. Das führt dazu, dass die Bauchmuskulatur noch intensiver kontrahiert und erzielt einen besseren Trainingseffekt. Sie gehen damit auch sicher, die korrekte Beckenstellung zu halten. Die Handhaltung (geöffnete Handflächen, Handkanten oder Fäuste auf dem Boden) spielt keine Rolle. Der Blick sollte

Tafel 24 Unterarmstütz (Planke)

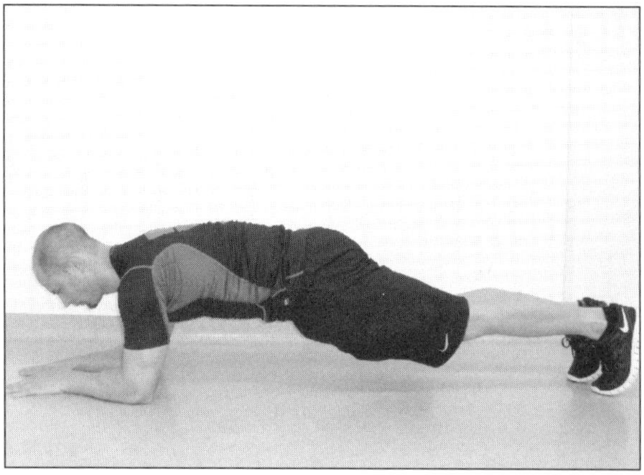

Abb. 63: Korrekte Planke mit aufgerichtetem Becken, d.h. entlordisiert

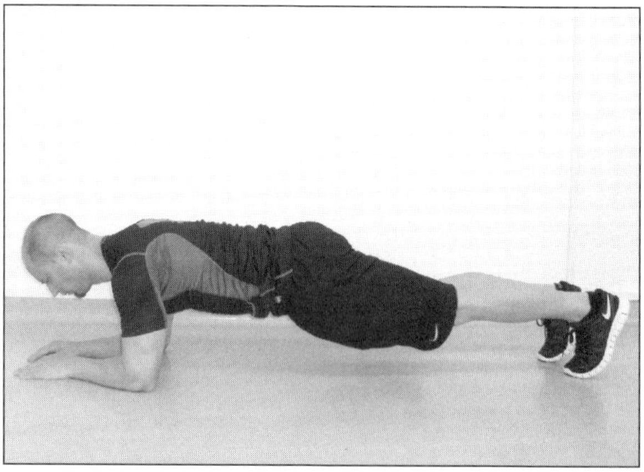

Abb. 64: Korrekte Planke in gerader Position, Bauch angespannt und Becken normal gehalten

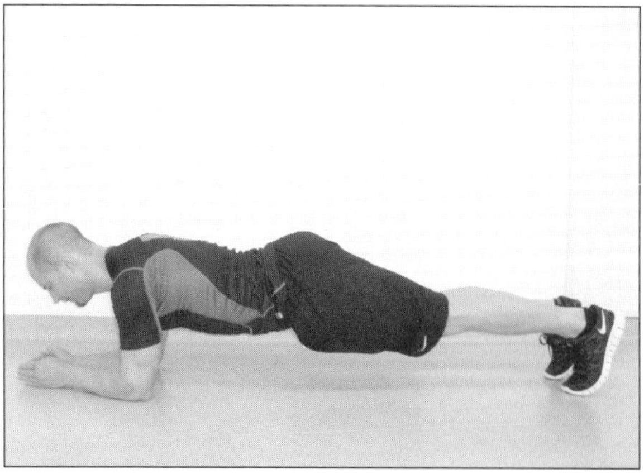

Abb. 65: FALSCH – Planke mit »gekipptem« Becken

auf den Boden gerichtet sein, damit die Halswirbelsäule gerade bleibt.

Die Planke kann auch mit geradem Rücken (Abb. 64) ausgeführt werden. Die Bezeichnung »Planke« steht für »Brett«; man versucht also, den Körper in eine völlig gerade Position zu bringen. Dabei muss man vorrangig die Schultermuskulatur (M. deltoideus), die Brustmuskulatur (M. pectoralis major und minor), die Muskulatur auf der Oberschenkelvorderseite (M. quadrizeps femoris) und ganz besonders die Bauchmuskulatur (M. rectus, obliquus und transversus abdominis) anspannen. Eigentlich steht der gesamte Körper unter großer muskulärer Anspannung, das heißt auch der Nacken, der Rücken und die Muskeln auf der Oberschenkelrückseite sind aktiv. Besonders wichtig ist jedoch die Beckenstellung, die über die Bauchmuskulatur gesteuert wird. Halten Sie den Bauch angespannt, um das Becken nicht zu kippen und den Lendenwirbelbereich zu entlasten.

Ein häufiger Fehler bei der Planke (Abb. 65) besteht darin, dass der Lendenwirbelbereich, also der Bereich des Rückens über dem Gesäß, in Richtung Boden durchhängt. Durch das so entstehende Hohlkreuz bekommt man leicht Schmerzen im unteren Rücken. Die Effektivität der Übung ist nun stark eingeschränkt, da die Bauchmuskulatur nicht mit höchster Intensität arbeitet. Eine falsche Position im Unterarmstütz kann mehrere Ursachen haben: Entweder ist der Bauchmuskel nach langem Verharren in dieser Position ermüdet und hat keine Kraft mehr, um das Becken in der korrekten, aufgerichteten Position zu stabilisieren. Oder die Füße sind zu weit von den Unterarmen entfernt. Vielleicht haben Sie auch das Becken gar nicht erst aufgerichtet und die Position von Beginn an falsch eingenommen.

Der Unterarmstütz kann in verschiedenen Variationen erfolgen. Wie schon am Beispiel des Crunch erläutert, wirken sich Veränderungen der Körperposition deutlich auf den Schwierigkeitsgrad der Übung aus. So ist z.B. der Abstand der Füße zu den Armen beim Unterarmstütz vergleichbar mit der Intensitätsregulierung über die Armhaltung beim Crunch.

Weitere Veränderungen lassen sich bei Stützaktivitäten über die Auflagefläche regulieren. Je größer die Auflage des Körpers am Boden, desto einfacher ist es, die Balance zu halten. Je weniger Auflagefläche der Körper hat, desto stärker muss er das Gleichgewicht balancieren und desto mehr Muskelfasern werden gefordert. Das ist koordinativ anspruchsvoller und erfordert ein höheres Maß an Körperspannung.

4.2.1.1 Varianten der Planke

Die einfache Version der Planke (Abb. 66) mit den Beinen nah an den Unterarmen kann als Intensitätsstufe 1 gelten. Während sich die Last für die Schultermuskulatur erhöht, ist es für die Bauchmuskulatur einfacher, diese Position zu halten. Die normale Planke (Abb. 63) mit gestreckten Beinen ist schon schwerer, sie entspricht der Stufe 2.

Die mittelschwere Planke (Abb. 68) als Stufe 3 sieht so aus, dass Sie abwechselnd ein Bein anheben und es in der Luft halten. Je länger Sie es in der Luft halten, umso anspruchsvoller wird die Aufgabe. Anfänger sollten daher damit beginnen, die Beine abwechselnd in kurzen Abständen zu heben, während fortgeschrittene Athleten die Beine für fünf Sekunden oder länger hochhalten. Durch die Verringerung der Auflagefläche von vier (zwei Hände, zwei Füße) auf drei Stützen (zwei Hände, ein Fuß), wird der Schwierigkeitsgrad der Übung deutlich erhöht.

Weitere Varianten der mittelschweren Planke bestehen darin, die Füße auf die Zehenspitzen zu stellen (Abb. 67), oder ein Bein vom Boden abzuheben und zu beugen (Abb. 69). Neben einer verstärkten Bauchmuskelkontraktion wird auch das Koordinationsvermögen besser geschult. Eine weitere Erschwernis bringen komplexe Positionen, wenn z.B. das Knie zur Brust

Tafel 25 Varianten der Planke I

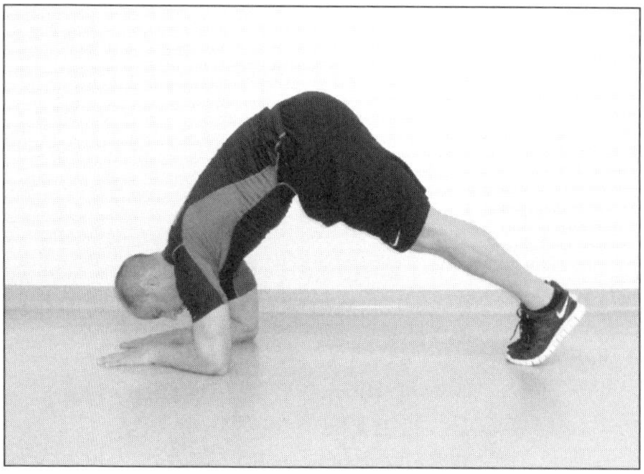

Abb. 66: Planke mit den Füßen nah bei den Armen; sehr leicht

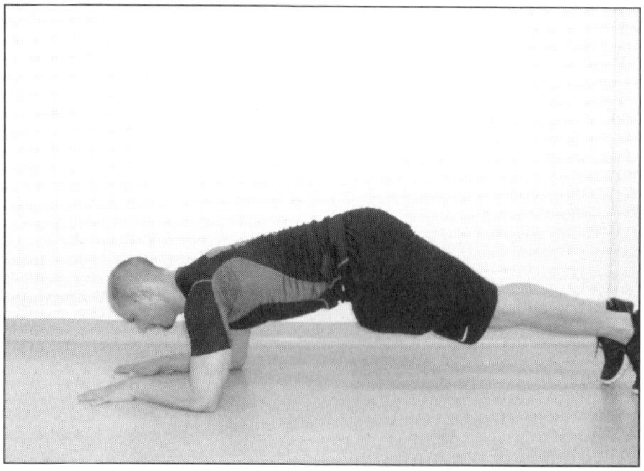

Abb. 67: Planke mit den Füßen auf Zehenspitzen; schwerer

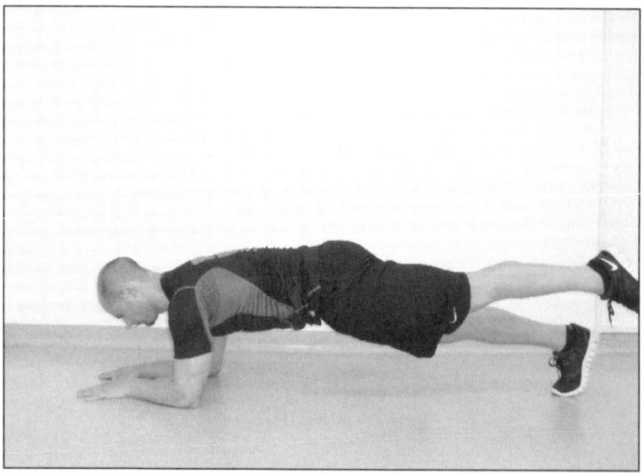

Abb. 68: Planke, ein Bein angehoben; noch schwerer

Tafel 26 Varianten der Planke II

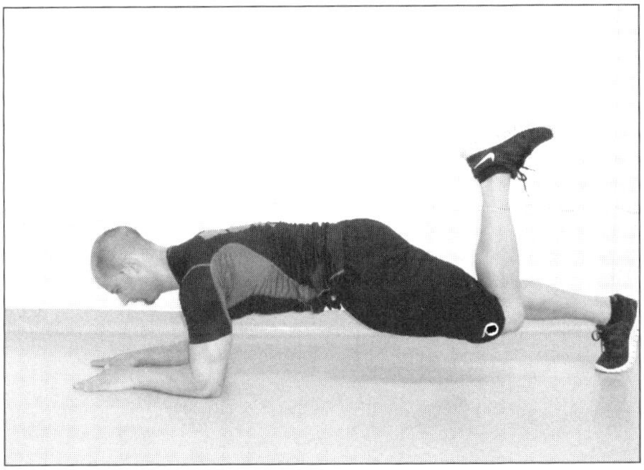

Abb. 69: Planke, ein Bein angewinkelt zum Gesäß; weitere Steigerung, da der Unterschenkel senkrecht gehalten werden muss

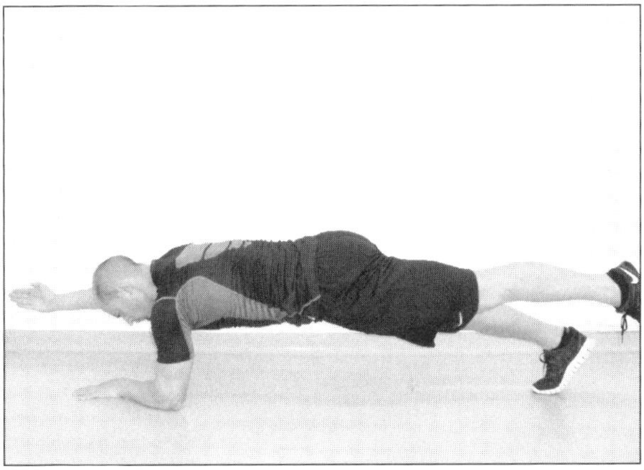

Abb. 70: Planke, ein Arm und ein Bein angehoben; weniger Stützfläche, daher noch schwerer

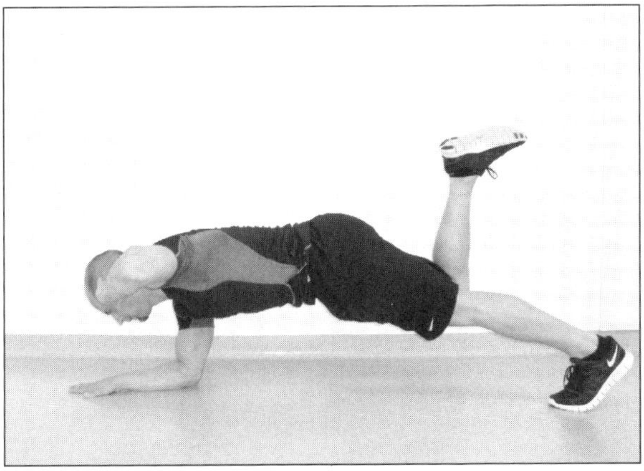

Abb. 71: Planke, ein Bein angewinkelt zum Gesäß und Hand am Ohr; sehr schwer

Tafel 27 Varianten der Planke III

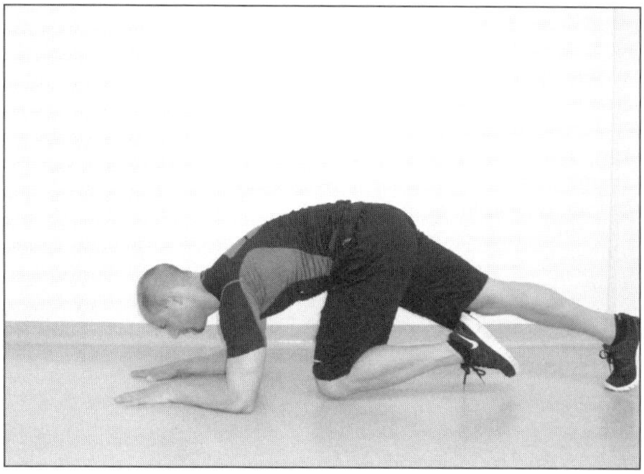

Abb. 72: Planke, Knie angezogen; schwer

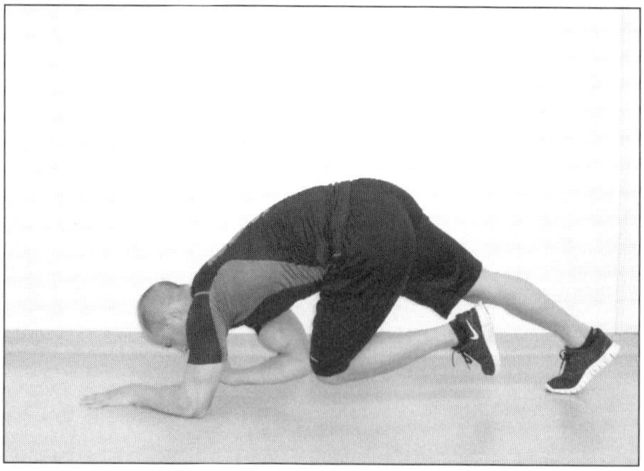

Abb. 73: Planke, Ellbogen am Knie; noch schwerer

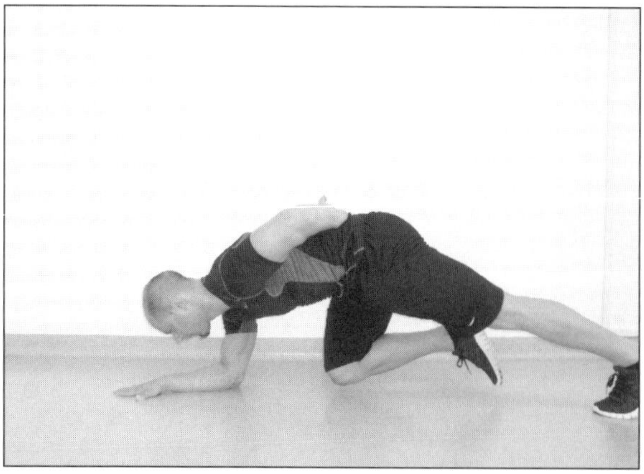

Abb. 74: Planke, Hand im Rücken und Knie angezogen; sehr schwer

angezogen und gehalten wird (Abb. 72). Bei der schweren Planke (Abb. 70) wird die Stützfläche auf nur zwei Auflageflächen (eine Hand und ein Bein) verringert; dies stellt die Stufe 4 beim Unterarmstütz dar. Halten Sie dabei einen Arm und das diagonal liegende Bein von sich gestreckt, um eine gute Balance zu gewährleisten. Wenn Sie einen Arm und ein Bein der gleichen Körperseite anheben, werden Sie in einen eher seitlichen Stütz ausweichen. Sie sind dann nicht mehr vorlings ausgerichtet und verlagern den Schwerpunkt der Übung auf die seitliche Bauchmuskulatur.

Die Haltepositionen der Planke können beinahe beliebig verändert werden. Abb. 71 zeigt, wie ein Bein vom Boden abgehoben und eine Hand zum Ohr geführt wird – eine weitere schwere Variante. Ebenso schwer ist es, einen Ellbogen mit dem Knie zu berühren (Abb. 73) oder ein Knie anzuziehen und eine Hand in den Rücken zu legen (Abb. 74).

4.2.1.2 Planke mit dem Hilfsmittel Gymnastikball

Bei der Planke auf dem Gymnastikball (Abb. 75) stützen Sie nicht in der Waagerechten, sondern etwa im 45-Grad-Winkel zum Boden. Das bedeutet, Sie arbeiten nicht zu 100 % gegen die Schwerkraft. So wird zwar die Intensität vermindert, doch aufgrund der instabilen Position auf dem Ball sind die Anforderungen an den Körper hinsichtlich der Gleichgewichtskontrolle so hoch, dass die Bauchmuskeln recht ansprechende Arbeit verrichten müssen.

Erhöhen Sie den Schweregrad dieser Übung, indem Sie mit den Füßen auf die gleiche Höhe steigen wie die Unterarme. Nun müssen Sie zu 100 % gegen die Schwerkraft arbeiten und gewinnen dieser Übung damit ein Höchstmaß an Intensität ab.

Als Variation der Planke auf dem Gymnastikball (Abb. 76) können Sie die Übung wie bei der normalen Planke erschweren, wenn Sie die Stützflächen verringern, etwa indem Sie ein Bein vom Boden abheben.

Auch auf dem Gymnastikball zählen die Grundsätze für die korrekte und effektive Körperhaltung in stützenden Positionen vorlings: Richten Sie Ihr Becken auf und vermeiden Sie ein Hohlkreuz. Das ist ein häufiger Fehler bei der Planke (Abb. 77) und kann verschiedene Ursachen haben: Entweder ist der Bauchmuskel schon ermüdet, die Füße sind zu weit von den Unterarmen entfernt oder Sie haben das Becken gar nicht erst aufgerichtet und die Position von Beginn an falsch eingenommen.

Bei der Planke kommt es darauf an, das Becken in der aufrechten Position und den Bauch, den Kern des Körpers, angespannt zu halten. 20 Sekunden sind für Anfänger eine gute Belastung, während fortgeschrittene Athleten bei weniger als 40 Sekunden Time Under Tension kaum einen Reiz für weitere Muskelkräftigung und -wachstum erzeugen können.

Eigentlich sind Ihrer Kreativität in dieser Hinsicht keine Grenzen gesetzt. Die Erhöhung des Schwierigkeitsgrades durch immer kompliziertere Positionen stößt hinsichtlich eines besseren Trainingseffektes aber bald an Grenzen. Manche Übungen sind interessant umzusetzen, um seine Grenzen kennenzulernen und Spaß im Training zu haben. Die fast zirkusreifen Haltungen sind aber derart schwer einzunehmen, dass eigentlich viel zu viel Zeit dabei verloren geht, die richtige Position zu finden. Ein Beispiel für eine sehr komplexe und schwierige Plankenposition wäre die Ausführung auf dem Gymnastikball, mit den Füßen auf Medizinbällen (siehe Abb. 5). Außerdem können die meisten »Zirkusübungen« auch nicht lange genug gehalten werden, um die Bauchmuskulatur entsprechend stark zu reizen. Fühlen Sie sich daher bei den gängigen Stützvarianten unterfordert, wählen Sie lieber Kraftübungen, bei denen Sie mit Gewichten den Schwierigkeitsgrad erhöhen können.

Tafel 28 Planke mit dem Gymnastikball

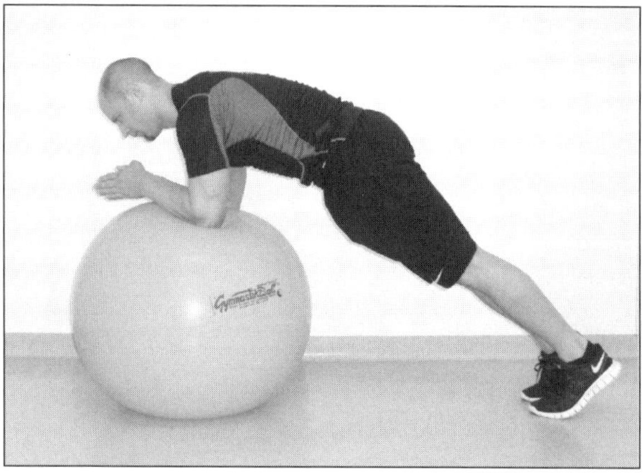

Abb. 75: Planke auf dem Trainingsball; relativ einfach, trotz instabilem Untergrund

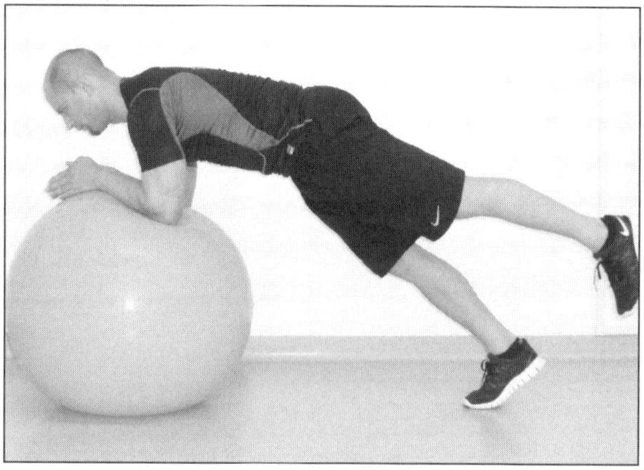

Abb. 76: Planke auf dem Trainingsball, ein Bein angehoben; schwerer

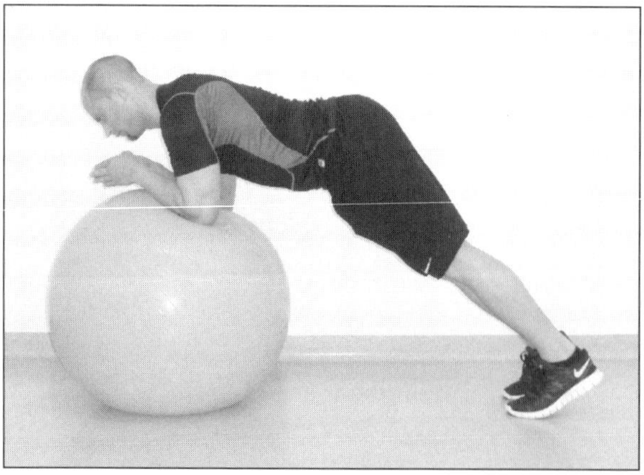

Abb. 77: FALSCH – Planke mit Hohlkreuz

4.2.2 Liegestütz

Den Liegestütz kennt jedes Kind. Damit verbindet man die klassische Kraftübung, bei der Sie sich auf Händen und Füßen vorlings stützen und den Körper zum Boden hin absenken und wieder hochdrücken. Dabei handelt es sich schon um eine sehr anspruchsvolle Übung. Nicht nur, dass der Oberkörper bereits eine gute Kraftentwicklung aufweisen muss, um die Auf- und Ab-Bewegung durchzuführen. Auch die restliche Körperhaltung ist von Bedeutung, wenn man keine Rückenschmerzen bekommen möchte. Im Prinzip ist der Liegestütz die nächstschwierigere Übung nach der Planke. Mit den Ellbogen werden zwei weitere Gelenke in die Haltung eingebunden; das erfordert einen erweiterten Muskeleinsatz. Außerdem ist die Stützfläche kleiner, da nicht mehr die gesamte Länge des Unterarms zur Verfügung steht, sondern nur die kleineren Hände. In denen hat man zwar mehr Gefühl, trotzdem muss der Körper bei geringerer Stützfläche stärker balancieren.

Im Prinzip gibt es keine Unterschiede in der Technik der Planke und des Liegestütz. In beiden Fällen ist neben der Kopfhaltung und dem Abstand der Füße von den Händen bzw. Unterarmen die Beckenstellung entscheidend für eine effektive Bauchmuskelreizung und Verletzungsprophylaxe. Beherrschen Sie die Planke in mehreren Variationen, sollten Sie kein Problem haben, auch die Liegestützposition korrekt einzunehmen.

Für den Schwerpunkt Bauchmuskeltraining ist das Ausführen einer Liegestütz*bewegung* nicht so wichtig. Für Anfänger reicht es aus, wenn die obere Position nur gehalten wird. Und selbst wenn man nur kurze Zeit durchhält, kann auch der Fortgeschrittene mit dem Liegestütz ein großartiges Bauchtraining gestalten. Im Übrigen wird bereits das reine Verharren in der Liegestützposition die Kraft in den entsprechenden Muskelgruppen des Brust- und Schulterbereiches derart trainieren, dass Sie bald auch mehr Liegestütze mit Auf- und Ab-Bewegung schaffen werden.

4.2.2.1 Varianten des Liegestütz

Beim Liegestütz mit gestreckten Armen (Abb. 78) wird eine Position mit deutlich aufgerichtetem Becken eingenommen. Der Rücken ist schon fast buckelartig zur Decke gewölbt. Damit sichert man ein Höchstmaß an Bauchspannung und beugt Rückenbeschwerden vor.

Beim Liegestütz mit gebeugten Armen (Abb. 79) wird die Brust- und Schultermuskulatur vermehrt belastet, während die Auswirkungen auf die Bauchmuskulatur gleich bleiben.

Ein häufiger Fehler beim Liegestütz (Abb. 80) ist wie beim Unterarmstütz das Hohlkreuz. Die Ursachen sind stets dieselben: Erschöpfte Bauchmuskeln, Füße zu weit von den Unterarmen entfernt oder eine falsche Ausgangsposition.

Auch bei der Verwendung von Hilfsmitteln ist der Liegestütz mit dem Unterarmstütz vergleichbar. Der Schwierigkeitsgrad wird durch instabile Untergründe erhöht.

4.2.2.2 Liegestütz mit Anhocken und Sprung (Burpie)

Der Burpie wird hier als nicht spezifische, aber trotzdem empfehlenswerte Bauchübung aufgeführt. Bei dieser Variante beginnt man mit der Ausgangsstellung des klassischen Liegestütz: Arme gestreckt, Füße auf Zehenspitzen und ein gerader Rücken (Abb. 81). Dann hockt man die Beine an, so dass die Fußspitzen nahe den Händen platziert werden (Abb. 82). Aus dieser Position heraus beendet man die Wiederholung mit einem kräftigen Sprung nach oben, wobei man sich mit beiden Beinen abstößt (Abb. 83). Im Anschluß daran nimmt man gleich die Ausgangsstellung wieder ein und beginnt mit der nächsten Wiederholung. Der Burpie kombiniert die statische Belastung der Bauchmuskeln im Vorstütz mit der Kontraktion derselben beim

Tafel 29 Liegestütz

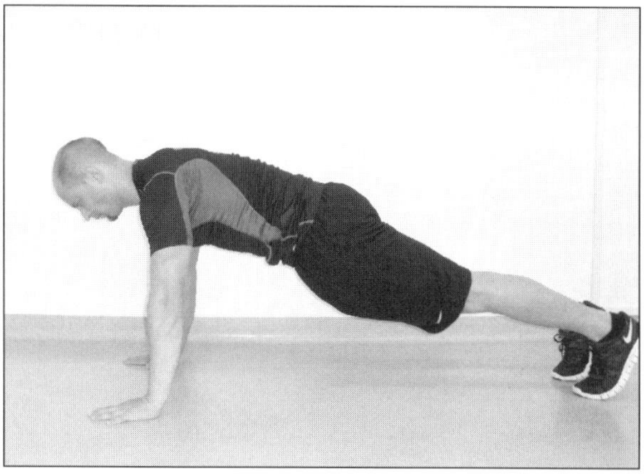

Abb. 78: Liegestütz mit gestreckten Armen

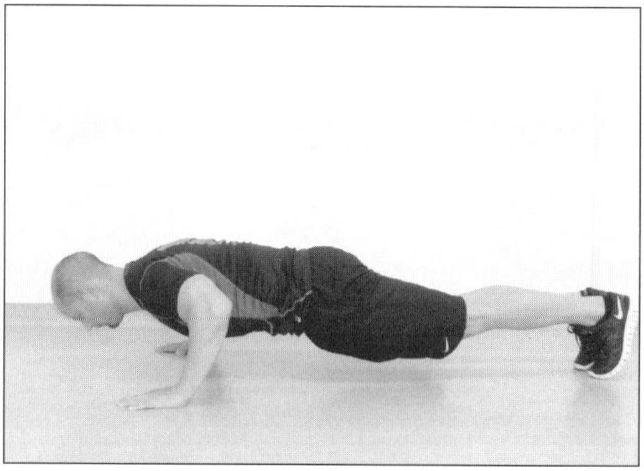

Abb. 79: Liegestütz mit gebeugten Armen

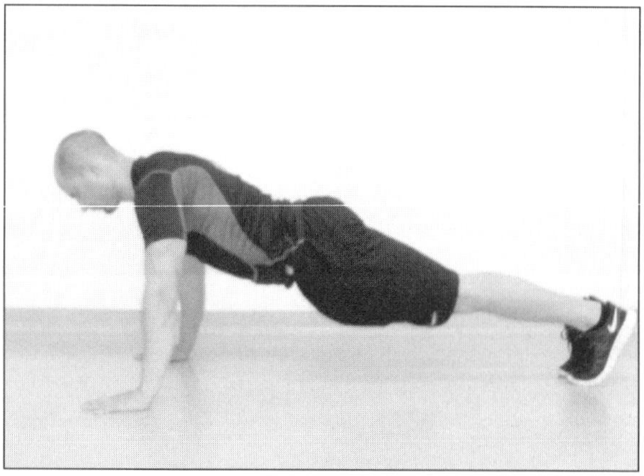

Abb. 80: FALSCH – Liegestütz mit Hohlkreuz

Tafel 30 Liegestütz mit Anhocken und Sprung (Burpie)

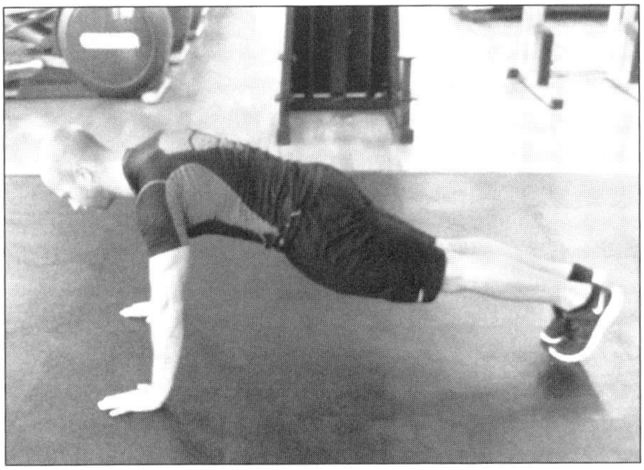

Abb. 81: START – Liegestütz

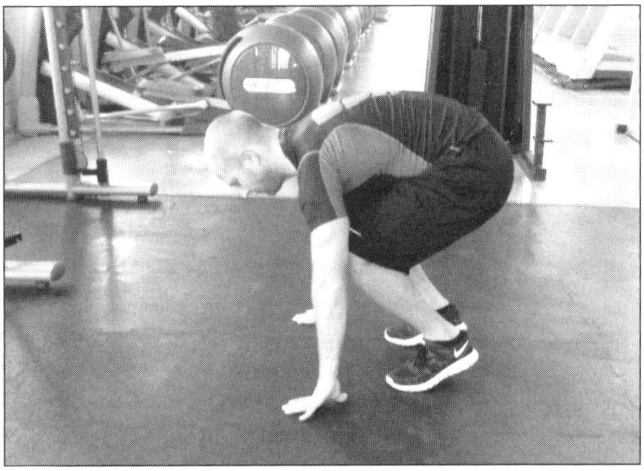

Abb. 82: MITTE – Anhocken

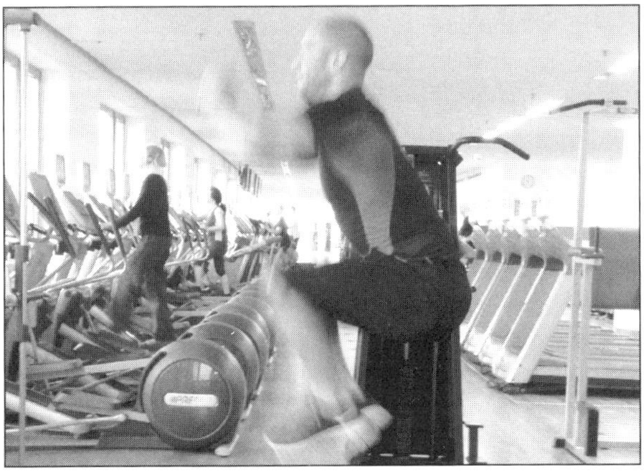

Abb. 83: ENDE – kräftiger Sprung nach oben, mit beiden Beinen abgestoßen

Stützübungen für den Bauch, geordnet nach Schweregrad

1. Normale Planke, Becken aufgerichtet, 30 Sekunden halten. Steigerung möglich durch...
   - Beine abwechselnd anheben für je 5 Sekunden
   - Ferse zum Gesäß
   - Knie zur Brust
   - Füße tippeln (abwechselnd linke und rechte Fußspitze aufsetzen)

2. Bein und Arm diagonal anheben, jeweils für 5 Sekunden in der Luft halten. Steigerung...
   - Ellbogen und Knie zusammenführen
   - Hand ans Ohr, Ferse zum Gesäß
   - Hand in den Rücken, Knie anziehen

3. Liegestütz, Steigerung...
   - Positionen wie oben bei der Planke möglich

4. Planke auf einem Gymnastikball

5. Liegestütz auf einem Gymnastikball

6. Planke auf einem Gymnastikball mit Erhöhung der Füße

7. Planke mit den Unterarmen auf einem Gymnastikball und den Füßen auf einer Vibrationsplatte

8. Liegestütz auf einem Gymnastikball mit Erhöhung der Füße

9. Liegestütz auf Handstützen, Füße auf Gymnastikball
   - Bein anheben (gestreckt, gebeugt, über Kreuz, Ferse ans Gesäß)
   - Beine auf Ball rollend anziehen und wieder wegstrecken

10. Planke/Liegestütz mit Armen und Beinen auf instabilen, runden Untergründen. Steigerung...
    - mit den Unterarmen auf einen Gymnastikball gestützt und den Füßen auf Medizinbällen

Anhocken und ihrer Streckung beim Sprung. Damit handelt es sich um eine komplexe Übung, die nicht nur die Bauchmuskeln stark fordert, sondern den gesamten Körper trainiert.

4.2.2.3 Varianten des Liegestütz mit Hilfsmitteln

Wenn Sie beim leichten Liegestütz mit Hilfsmitteln (Abb. 84) die Füße oder Hände auf instabile Untergründe stützen, erschwert das zwar die Koordination der richtigen Position, hat aber keine Auswirkungen für die Bauchmuskulatur. Sie merken aber einen deutlichen Unterschied, wenn Sie die Hände auf instabile Untergründe stützen und den Oberkörper auf- und absenken. Wenn die Hände erhöht abgestützt werden, können Sie den Oberkörper weiter absenken und somit eine größere Bewegungsamplitude erreichen. Das trainiert dann die Brust-, Schulter- und Armmuskulatur effektiver, nicht aber den Bauch.

Die mittelschwere Liegestützposition mit Hilfsmitteln (Abb. 85) wird durch das Verringern der Stützfläche bzw. Erhöhen der Füße erreicht; so erhöht man die koordinativen Ansprüche an die Körpermitte. Sie müssen die Bauchmuskeln fester anspannen, um das Gleichgewicht zu halten. Die Bauchmuskeln werden durch eine solche Haltung intensiver gereizt, wenngleich es viel schwieriger wird, das Becken in der korrekten, aufgerichteten Position zu halten.

Bei der schweren Liegestützposition mit Hilfsmitteln (Abb. 86) werden Griffstützen verwendet, um die Schulterachse zu erhöhen. Setzt man die Hände auf den Boden, fließt mehr Blut in den Kopf, was die meisten Menschen als unangenehm empfinden. Außerdem wird das Gewicht dann vermehrt von der Schultermuskulatur getragen. Diese ist jedoch schwächer als die Brustmuskulatur. Beide Faktoren würden die Dauer der Übung verkürzen. Aus diesen Gründen macht eine Erhöhung der Schulterachse, z.B. mithilfe der hier gezeigten Griffstützen,

Tafel 31 Varianten des Liegestütz mit Hilfsmitteln

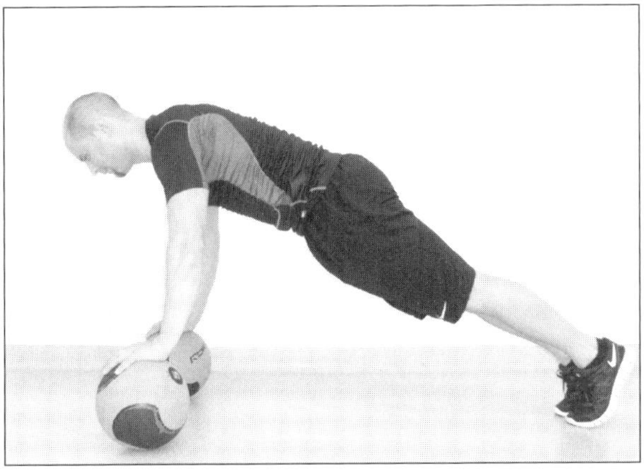

Abb. 84: Liegestütz mit den Händen auf Medizinbällen; schwer, da sehr instabiler Untergrund

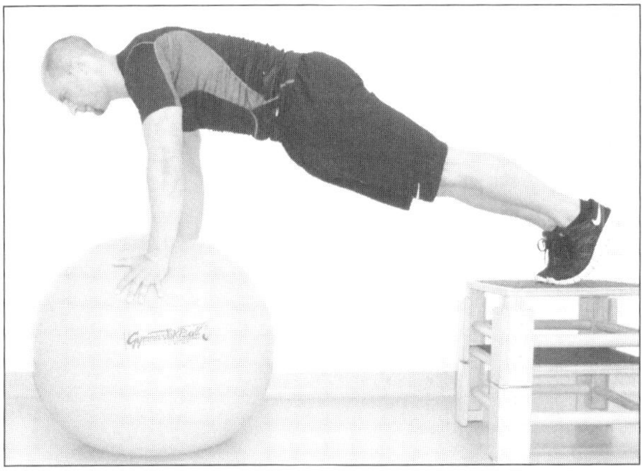

Abb. 85: Liegestütz auf Gymnastikball mit erhöhten Füßen; noch schwerer, da die Füße ebenfalls erhöht sind

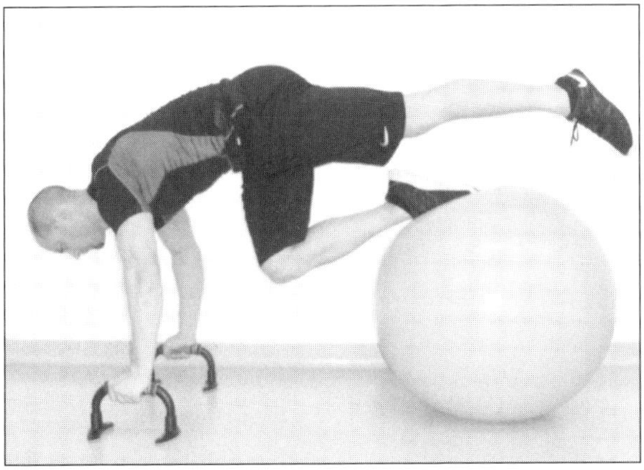

Abb. 86: Liegestütz auf Griffen und Gymnastikball, ein Bein angezogen, das andere gestreckt; sehr schwer

Sinn. Die Füße im Liegestütz auf instabile Untergründe zu setzen erlaubt es, einen stützenden Crunch auszuführen (mehr dazu später).

4.3 Hängende Bauchübungen

Der Reverse Crunch wurde bereits als eine schwierige Bauchübung beschrieben. Die Hüfte aufzurollen, ohne die Hüftbeuger die gesamte Bewegung führen zu lassen, ist technisch nicht einfach (siehe dazu Tafel 20).

Je weiter der Körper in eine aufrechte Position gebracht wird, desto intensiver wirkt die Gravitation. Es wird demnach immer schwieriger, die Hüfte Richtung Brustkorb aufzurollen. Bei der schwierigsten Form ist der Körper aufrecht (z.B. hängend an einer Klimmzugstange oder gestützt auf einen Barren) und die Beine hängen frei in der Luft. Das ist die »Königsübung« des Bauchmuskeltrainings. Erst mit einer sehr gut trainierten Bauchmuskulatur wird es Ihnen gelingen, die Hüfte langsam aufzurollen, anstatt nur die Hüftbeuger zu bewegen.

4.3.1 Varianten des Beckenaufrollens

Beim Beinheben im Barrenstütz (Abb. 87) helfen Ihnen die Rücken- und Brustmuskeln nicht so viel wie bei den hängenden Varianten dieser Bauchübung. Das ist zwar an sich positiv, um die Bauchmuskulatur stärker zu belasten. Aufgrund des ohnehin schon hohen Schwierigkeitsgrades wird es Ihnen aber auch kaum gelingen, das Becken aufzurollen. Verzichten Sie darauf, mit den Beinen Schwung zu holen und versuchen Sie, das Becken so gut wie möglich einzurollen.

Den Körper in Armschlaufen zu hängen (Abb. 88), ist im Vergleich zum Barrenstütz oder zum Hängen an der Klimmzugstange eine Position, bei der Sie relativ komfortabel ausharren können. Das bietet den Vorteil, sich ganz auf das Training der Bauchmuskulatur konzentrieren zu können. Vermeiden Sie es, beim Ablassen der Beine ins Schwingen zu geraten; das würde die anschließende Aufwärtsbewegung erleichtern. Lassen Sie die Beine langsam ab, bis sich die Oberschenkel etwas unterhalb der Waagerechten befinden, bevor die nächste Wiederholung beginnt. So vermeidet man das Schwungholen am besten und hält gleichzeitig die Bauchmuskulatur unter ständiger Spannung.

Das Beckenaufrollen hängend an der Sprossenwand (Abb. 89) hat im Gegensatz zum Hängen an der Klimmzugstange den Vorteil, dass der Körper nicht nach hinten ausweichen kann. Der so stabilisierte Oberkörper erlaubt eine besonders strikte Bewegungsführung und eine intensive Wirkung auf die Bauchmuskulatur.

Die Position des Beckens ist bei allen Bauchübungen zu beachten, natürlich auch beim hängenden Bein- bzw. Hüftheben. Allein das Becken in die richtige Position zu bringen, während man mit den Oberarmen in den Schlaufen hängt, kostet enorm viel Bauchmuskelkraft.

4.3.1.1 Beckenaufrollen hängend

Für die Startposition des hängenden Beckenaufrollens an der Klimmzugstange (Abb. 90) werden die Beine angewinkelt. Das verhindert, dass Sie mit Schwung arbeiten. Ein schwunghafter Ablauf wird nämlich durch schnellkräftigen Einsatz der Hüftbeuger eingeleitet. Zwar ist auch die Bauchmuskulatur an der Bewegung beteiligt, doch weniger stark als möglich. Im Sinne einer effektiven Muskelreizung führt eine langsame Kontraktion gegen hohen Widerstand allerdings eher zu einem Sixpack, da die Bauchmuskeln so schneller größer und stärker werden. Bevor Sie die Bewegung starten, richten Sie das Becken auf. Das erfordert schon einen erheblichen Kraftaufwand der Bauchmuskulatur, weil Sie das Becken, an dem das Gewicht der Beine hängt, gegen die Gravitation aufrichten müssen.

Für die Endposition (Abb. 91) stellen Sie sich vor, Sie versuchen, sich mit den Knien im Gesicht zu treffen. Das wird kaum möglich sein, aber Ihre Vorstellung sollte dahin gehen, damit Sie die Hüfte auch wirklich aufrollen. Erst dann

Tafel 32 Beinheben und Beckenaufrollen hängend

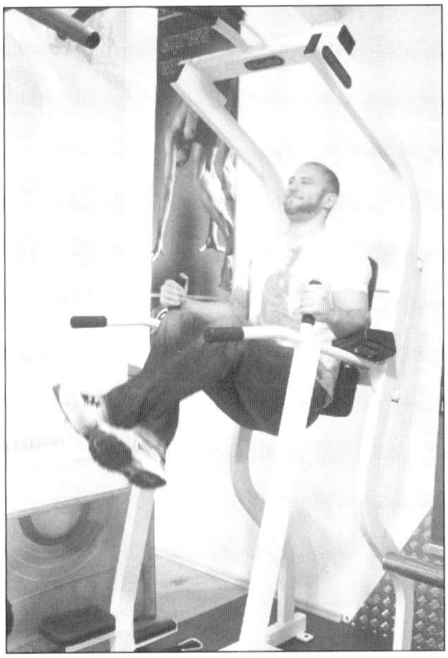

Abb. 87: Beinheben im Barrenstütz

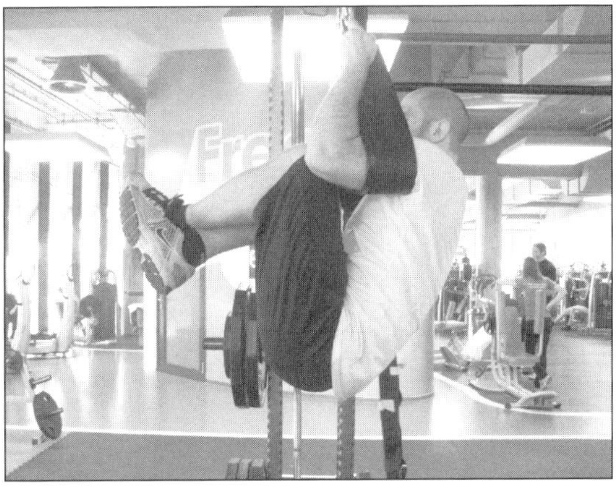

Abb. 88: Beckenaufrollen in Armschlaufen

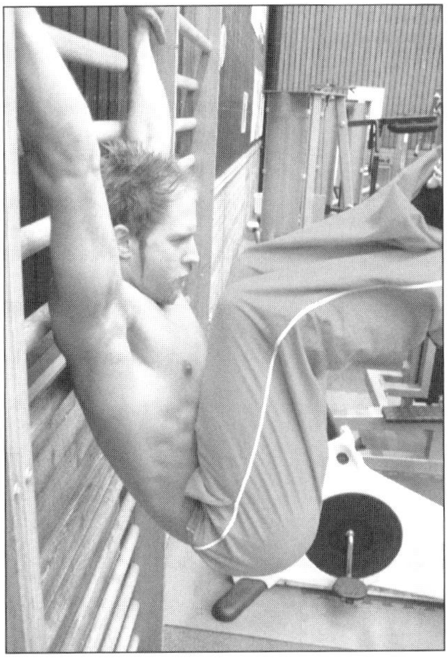

Abb. 89: Beckenaufrollen an der Sprossenwand

Tafel 33 Beckenaufrollen, hängend an der Klimmzugstange

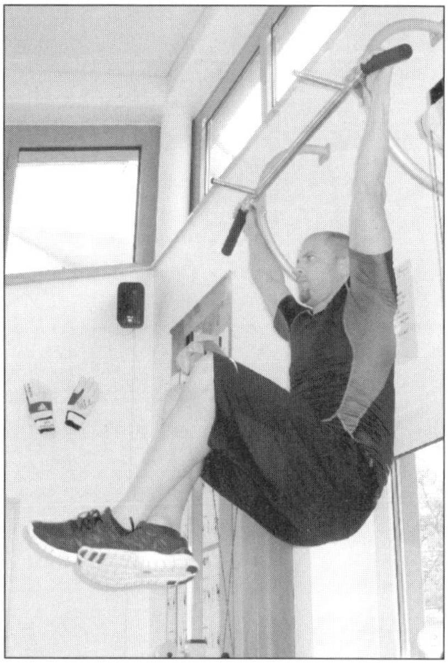

Abb. 90: START – hängendes Beckenaufrollen

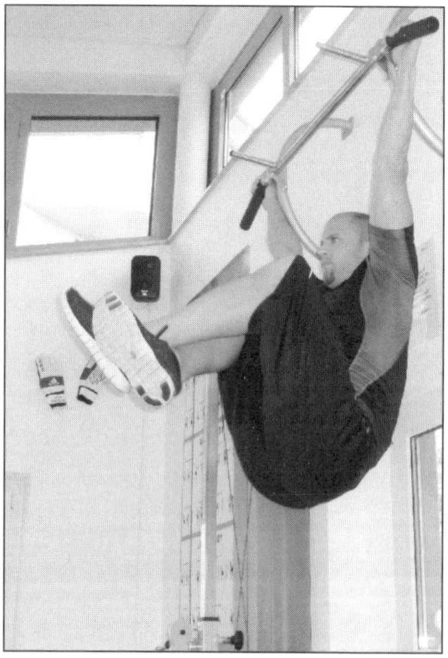

Abb. 91: ENDE – hängendes Beckenaufrollen

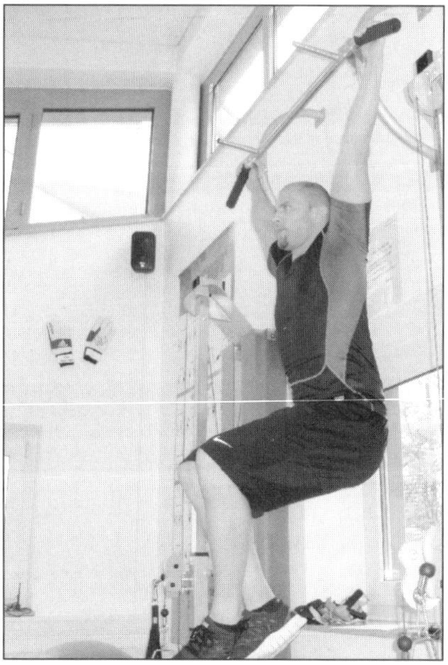

Abb. 92: FALSCH – Beine zu tief, Hohlkreuz

haben Sie die Bauchmuskeln maximal aktiviert. Versuchen Sie diese Position am Ende noch ein wenig zu halten und die Kontraktion deutlich zu spüren.

Ein häufiger Fehler beim hängenden Aufrollen des Beckens ist die falsche Beckenhaltung (Abb. 92). Achten Sie besonders auf den Lendenwirbelbereich des abgebildeten Sportlers. Sie sehen vielleicht nur einen kleinen Unterschied zu Abb. 90. Doch das Becken ist nicht aufgerichtet, was man an der Vorwölbung der Wirbelsäule im Lendenwirbelbereich erkennen kann. Während die Wölbung in der korrekten Startposition leicht buckelig ist, sehen Sie hier die Tendenz zum Hohlkreuz. Die Position ist schwer zu beschreiben, aber leicht zu spüren. Wenn das Becken nicht in der korrekten Position ist, spürt man ein Ziehen oder sogar leichte Schmerzen im Lendenwirbelbereich. Dieses Bild zeigt einmal mehr, wie wichtig ein aufgerichtetes Becken für ein schmerzfreies und effektives Bauchtraining ist.

4.4 Übungen für die seitlichen Bauchmuskeln

In den vielen Jahren, in denen ich mich mit Bauchmuskeltraining beschäftige, kam immer wieder zur Sprache, ob ein Training der seitlichen Bauchmuskeln zu »breiten« Hüften führt. Manche, darunter auch viele berühmte Bodybuilder, haben die seitlichen Bauchmuskeln bewußt nicht trainiert, um eine schmale Taille zu behalten und die V-Form des Oberkörpers zu betonen.

Ich stimme den Autoren zu, die meinen, das Training der geraden Bauchmuskulatur reicht für ein Sixpack aus. Die seitlichen und schrägen Bauchmuskeln werden durch das intensive Training der geraden Bauchmuskulatur genügend mittrainiert. Allerdings schadet das Training der seitlichen Bauchmuskeln auch nicht. Im Gegenteil, gerade für Spielsportler (Fußball, Handball, Basketball usw.), die schnell und wendig sein müssen, ist es zu empfehlen. Ein starker, belastbarer Rumpf ist die Voraussetzung für eine optimale Leistung bei schnellen Dreh-, Sprung- oder Abbremsbewegungen.

Ich würde das Training der seitlichen Bauchmuskulatur, ob mit Stütz- oder Crunchvarianten, davon abhängig machen, wie viel Zeit Sie beim Training verbringen können. Ist es Ihnen besonders wichtig, einen perfekten Körper aufzubauen, sollten Sie Übungen für die seitlichen Bauchmuskeln in Ihr Training aufnehmen. Wenn Sie mit minimalem Aufwand ein Sixpack aufbauen wollen, dann lassen Sie sie weg.

Wenn Sie sich für das Training der seitlichen Bauchmuskulatur entscheiden, sollten Sie beide Seiten gleich belasten! Führen Sie die Übungen nicht auf der einen Seite länger oder öfter aus als auf der anderen Seite. Wenn das einmal im Jahr passiert, ist das nicht schlimm. Wenn Sie jedoch regelmäßig Ihre Körperseiten unterschiedlich belasten, führt dies zwangsläufig zu Dysbalancen. Das kann sich in einer falschen Haltung beim Gehen zeigen und zu Muskelverspannungen oder Gelenkschmerzen führen. Haben Sie jedoch auf einer Seite bereits ein muskuläres Defizit, z.B. nach einer Verletzung, kann genau diese Methode sinnvoll sein, um wieder ein ausgeglichenes Muskelverhältnis herzustellen.

4.4.1 Varianten des Seitstützes

Beim Seitstütz ist wieder die Stützfläche entscheidend dafür, mit welcher Intensität die Übung auf den Körper wirkt. In der einfachen Variante (Abb. 93) winkeln Sie das untere Bein an und strecken das obenliegende Bein aus. Stützen Sie sich auf Ihren Unterarm. Nun verfügen Sie über große Stützflächen auf dem Unterschenkel, dem ausgestreckten Fuß und dem Unterarm. Weite Bewegungen, wie das Anheben des oben liegenden Beines oder eine Armbewegung mit einer Hantel in der Hand, erweitern den Schwierigkeitsgrad der Übung. Bezogen auf die Bauchmuskulatur hat dies allerdings keine

Tafel 34 Varianten des Seitstützes

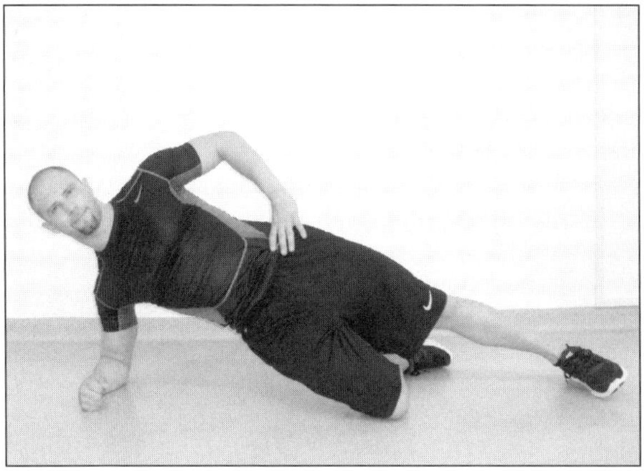

Abb. 93: Seitstütz einfach

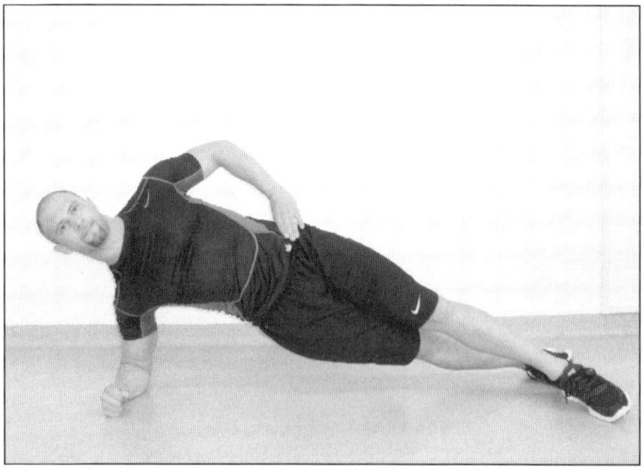

Abb. 94: Seitstütz mittelschwer

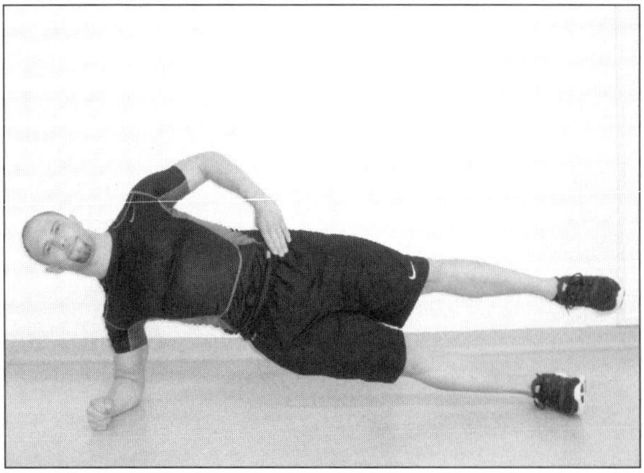

Abb. 95: Seitstütz schwer

größeren Effekte. Um diese stärker zu reizen, müssen Sie die Stützfläche weiter verringern.

Beim mittelschweren Seitstütz (Abb. 94) ist das Stützen auf ausgestreckten Beinen wesentlich schwieriger als auf einem angewinkelten Bein. Nicht nur die Stützfläche ist geringer. Sie müssen nun auch mehr Körpermasse gegen die Schwerkraft halten. Stützen Sie mit beiden Füßen, um mehr Stabilität zu haben. Dabei fühlt es sich am angenehmsten an, wenn das obere Bein nach vorn und das untere Bein nach hinten gesetzt wird.

Auch in dieser Position können Sie über unterschiedliche Armbewegungen den koordinativen Anspruch erhöhen. Heben Sie dabei auch das vordere Bein an (Abb. 95), verstärken Sie die Wirkung auf Ihre Bauchmuskulatur, da wiederum Stützfläche verringert wird und mehr Gewicht hochgehalten werden muss.

Für den sehr schweren Seitstütz stützen Sie sich statt auf Ihren Unterarm nur auf eine Hand und einen Fuß. Damit haben Sie die geringste Stützfläche gewählt und den höchsten Schwierigkeitsgrad erreicht. Halten Sie die Position kontrolliert für ca. 30 Sekunden. Wenn Ihnen das zu einfach erscheint, versuchen Sie, das freie Bein und den freien Arm zu bewegen. Dabei sind kreisende Bewegungen schwieriger als das reine Anheben.

4.4.2 Varianten des seitlichen Crunches

Der Oberkörper ist »leichter« als die Beine. Wenn man sich auf die Seite legt, ist naturgemäß das Becken fixiert, so dass sich der Oberkörper anhebt, wenn Sie die Bauchmuskeln anspannen. Für den einfachen seitlichen Crunch (Abb. 96) stellen Sie das hintere Bein auf und strecken das vordere Bein aus, um ein Höchstmaß an Stabilität zu haben.

Wie beim normalen Crunch können Sie über die Armhaltung die Hebelwirkung verändern. Für den mittelschweren seitlichen Crunch (Abb. 97) erhöhen Sie den Schwierigkeitsgrad, indem Sie die Arme weiter in Richtung des Kopfes oder darüber hinaus bewegen.

Beim schweren seitlichen Crunch werden neben den Armen auch die Beine als Hebel benutzt. Sobald Sie die Beine anheben, müssen Ihre Bauchmuskeln intensiver arbeiten, um die Last der Beine zu halten. Je weiter Sie die Beine dabei vom Körper wegstrecken, desto größer ist der Hebel. Damit nimmt die Last zu, die Sie gegen die Schwerkraft halten müssen. Bei voll ausgestreckten Armen und Beinen erzielen Sie so die stärkste Wirkung auf Ihre Bauchmuskulatur (Abb. 98).

Achten Sie darauf, tatsächlich auf der Seite zu liegen. Sind die seitlichen Bauchmuskeln nämlich nicht so stark, neigt man leicht dazu, sich auf den Rücken zu drehen. Dann übernimmt der gerade Bauchmuskel wieder einen Teil der Arbeit und die Wirkung auf die seitlichen Bauchmuskeln vermindert sich.

4.4.3 Seitbeugen am seitlichen Bauchbrett

Die meisten Leser werden das klassische Seitbeugen kennen. Man steht aufrecht, hält eine Kurzhantel am herabhängenden Arm und die Hand des anderen Armes in die Seite gestützt. Man beugt sich seitlich, indem die Hantel in Richtung des Bodens geführt wird und richtet den Oberkörper mithilfe der seitlichen Bauchmuskeln wieder auf. Der Nachteil dieser Übung ist die geringe Bewegungsamplitude und die völlige Entlastung der Bauchmuskulatur, wenn man am Ende der Wiederholung wieder aufrecht steht.

Manche Fitness-Studios verfügen über ein seitliches Bauchbrett, das erlaubt, die Füße für einen sicheren Stand zu fixieren. Auch Beine und Hüfte liegen auf dem Brett, was die Ausführung der Übung erleichtert. Mit diesem Gerät kann man nicht nur Seitbeugen komfortabel ausführen, es lassen sich auch die Bauchmuskeln besser trainieren, da sie in der Endposition nicht entlastet werden. Achten Sie darauf, dass das unten auf dem Polster liegende Bein angewinkelt

Tafel 35 Varianten des seitlichen Crunch

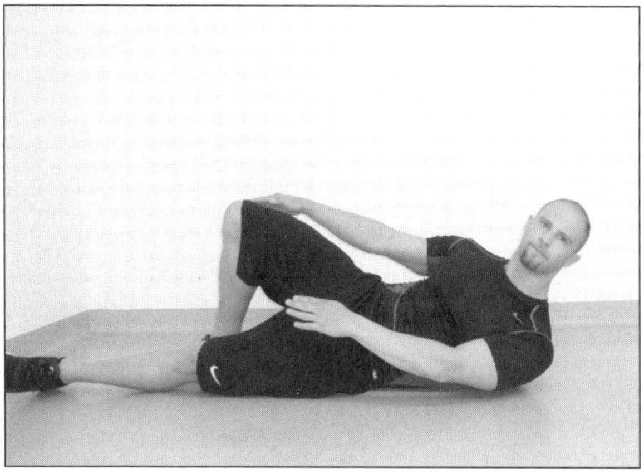

Abb. 96: Seitlicher Crunch, einfach

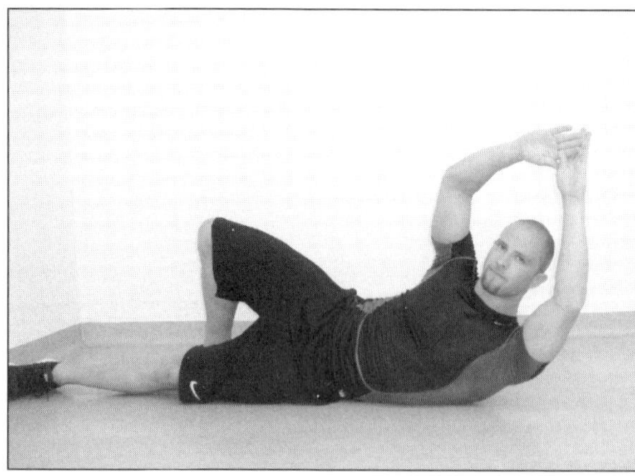

Abb. 97: Seitlicher Crunch, mittelschwer

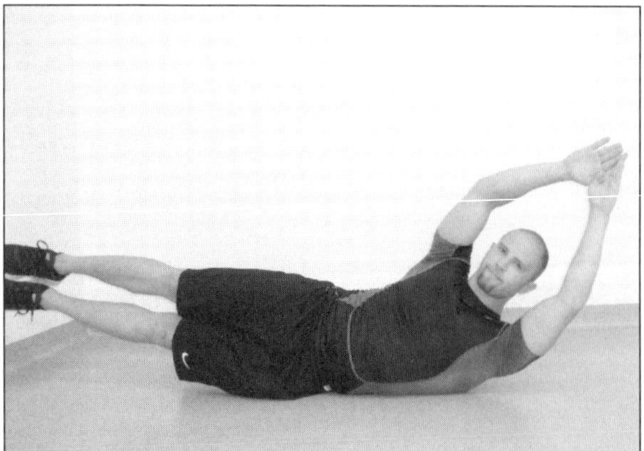

Abb. 98: Seitlicher Crunch, schwer

ist und das obere ausgestreckt und eingehakt. Damit verlagern Sie die Last des Hebels, der Sie in der Schrägen hält, auf die Außenseite des Beines. Diese Haltung ist stabiler und sicherer, als der Stütz auf die Innenseite des Beines, da es hier zu Knieschmerzen aufgrund der Scherkräfte kommen kann.

Auch bei dieser Übung gelten die zuvor schon besprochenen Hebelgesetze. In der einfachen Variante sind die Arme vor der Brust verschränkt (Abb. 99), wenn der Oberkörper seitlich abgesenkt und für die Endposition wieder angehoben wird (Abb. 100). Werden die Arme parallel zum Körper gehalten, wird das Absenken des Oberkörpers zwar etwas erleichtert, doch die starre Halteposition der Arme vergrößert die Belastung für Schultern und Arme (Abb. 101).

Werden die Hände wie beim »Prisoner Crunch« seitlich am Kopf gehalten (Abb. 102), wird der Hebel für den Oberkörper vergrößert und die Übung für die Bauchmuskeln erschwert. Noch schwerer wird es, wenn die Arme ausgestreckt über dem Kopf gehalten werden (Abb. 103). Am schwersten ist die Variante mit der Hantel in einer Hand (Abb. 104), die der klassischen Variante im Stehen nahe kommt, doch die Bauchmuskeln stärker belastet, da selbst in der Endposition noch Haltearbeit geleistet werden muss.

4.5 Übungen für die schrägen Bauchmuskeln

Die schrägen Bauchmuskeln ziehen von den Rippen diagonal nach unten zum Becken; wie Sicherheitsgurte im Auto, aber von jeder Seite. Sie sind seitlich unter der Brust als schräg verlaufende Linien sichtbar, treten aber erst bei einem geringen Körperfettanteil deutlich hervor.

Die schrägen Bauchmuskeln bewirken, dass der Bauch auch rotieren kann. Bei intensiver Baucharbeit gegen hohe Widerstände, zum Beispiel beim Crunch, werden die schrägen Bauchmuskeln mit aktiviert, obwohl es zu keiner Rotation kommt. Rotationsbewegungen können zwar auch mit Gewichten durchgeführt werden, allerdings besteht hier die Gefahr, dass Scherkräfte die Wirbelsäule belasten. Nutzen Sie für Rotationsübungen daher nur das eigene Körpergewicht oder Maschinen mit wenig Gewicht.

Generell sind rotierende Bauchübungen nicht nötig, um eine anschauliche Bauchmuskulatur aufzubauen, da die schrägen Bauchmuskeln bei intensiven Übungen für die gerade Bauchmuskulatur genügend gereizt werden. Würde man statt Übungen für die geraden Bauchmuskeln hingegen nur rotierende Übungen wählen, wäre der Reiz für die gesamte Bauchmuskulatur lange nicht so intensiv. Bei rotierenden Bewegungen lassen sich nicht so hohe Widerstände bewältigen wie bei Übungen für die gerade Bauchmuskulatur. Da hohe Widerstände aber einen wesentlichen Beitrag zum schnellen Aufbau eines Waschbrettbauches leisten, sollte der Schwerpunkt eher auf Übungen für die gerade Bauchmuskulatur liegen.

Rotierende Bauchübungen funktionieren nach zwei Prinzipien: Wenn der Oberkörper rotiert und das Becken fixiert ist (wie das Oberkörper-Movement beim regulären Crunch) oder anders herum. Das heißt, wenn der Oberkörper fixiert ist und das Becken rotiert, werden auch die schrägen Bauchmuskeln aktiviert. Sowohl das Verdrehen des Oberkörpers im Stand als auch diagonale Bewegungen, entsprechend dem anatomischen Verlauf der schrägen Bauchmuskulatur, werden vom M. transversus abdominis (lateinisch für »querverlaufender Bauchmuskel«) eingeleitet.

4.5.1 Bauchübungen mit Rotation

Der Crunch mit Rotation (Abb. 106) ist ein Klassiker unter den Bauchmuskelübungen, den jeder kennt, der schon einmal einen »Bauch, Beine, Po«-Kurs belegt hat. Sie crunchen dabei nicht gerade, sondern diagonal nach oben. Sie rotie-

Tafel 36 Seitbeugen am seitlichen Bauchbrett I

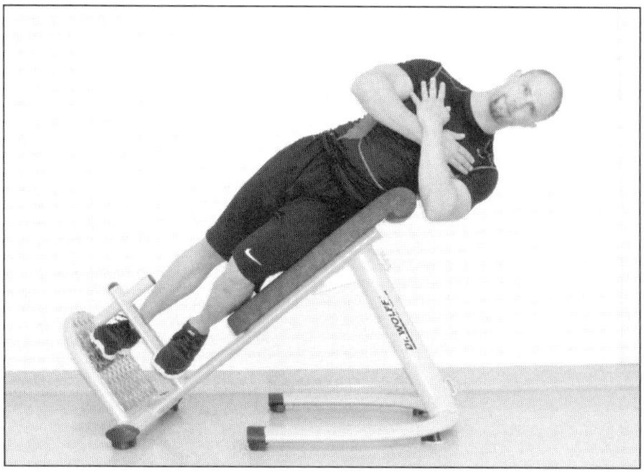

Abb. 99: START – Seitbeugen,
Arme vor der Brust verschränkt

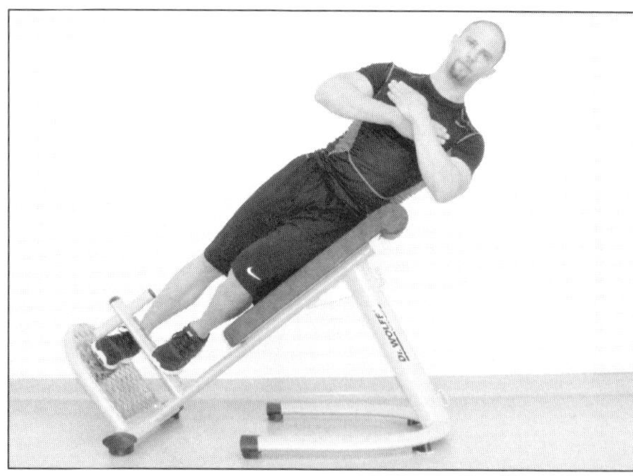

Abb. 100: ENDE – Seitbeugen,
Arme vor der Brust verschränkt

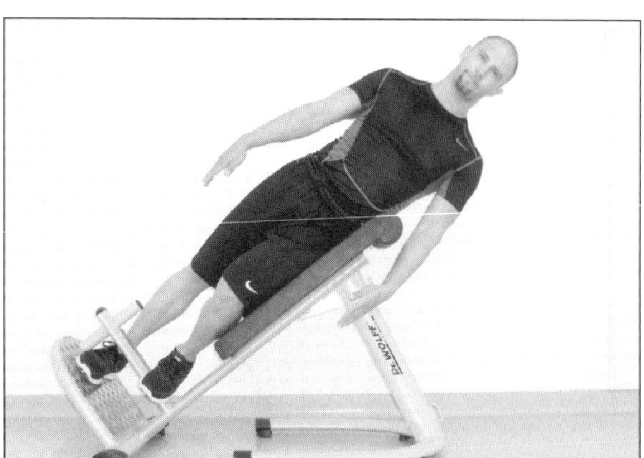

Abb. 101: Seitbeugen mit
Armen neben dem Körper,
relativ leicht

Tafel 37 Seitbeugen am seitlichen Bauchbrett II

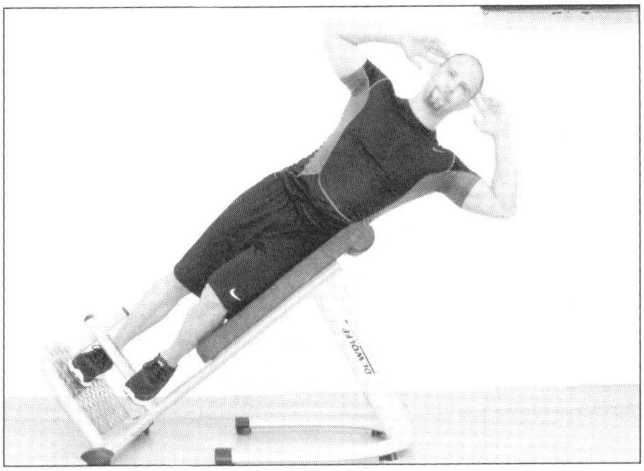

Abb.102: Seitbeugen mit den Händen am Kopf, schwerer

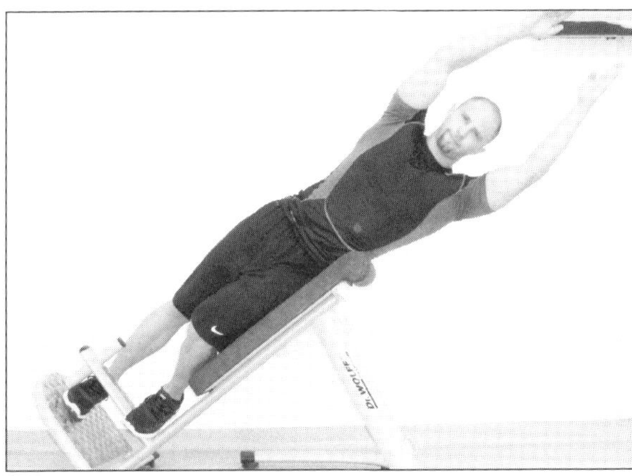

Abb. 103: Seitbeugen mit ausgestreckten Armen, schwer

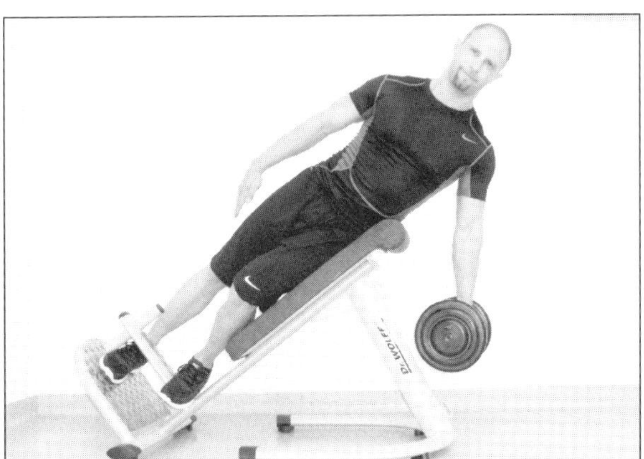

Abb. 104: Seitbeugen mit Hantel, sehr schwer

Tafel 38 Bauchübungen mit Rotation I

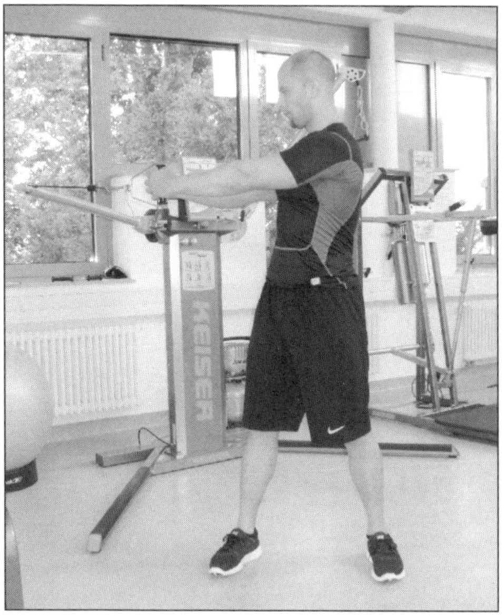

Abb. 105: START – Rotation am Kabelzug

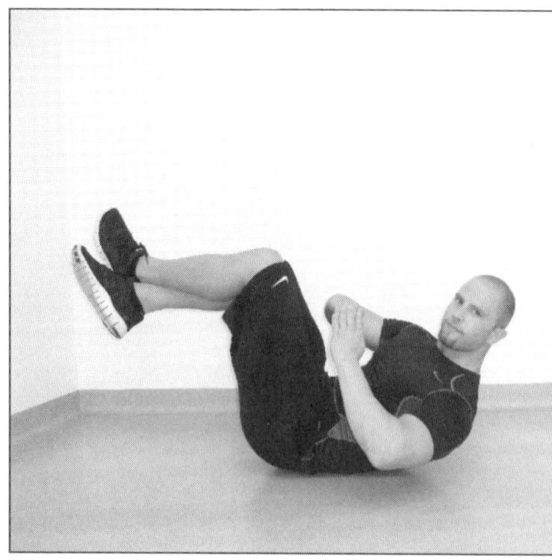

Abb. 106: Crunch mit Rotation, auch mit über Kopf ausgestreckten Armen als schwere Variante möglich

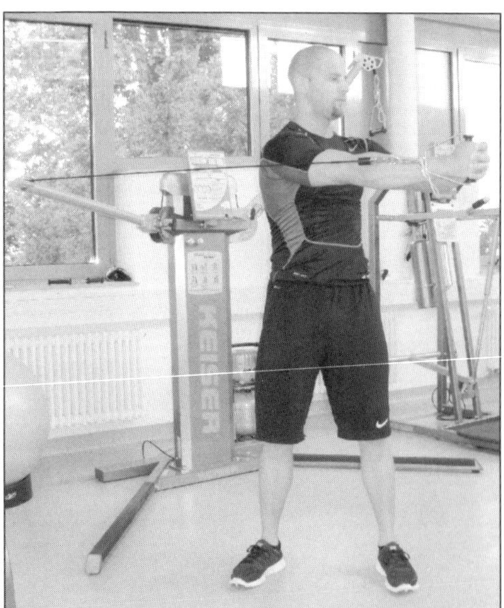

Abb. 107: ENDE – Rotation am Kabelzug

Tafel 39 Bauchübungen mit Rotation II

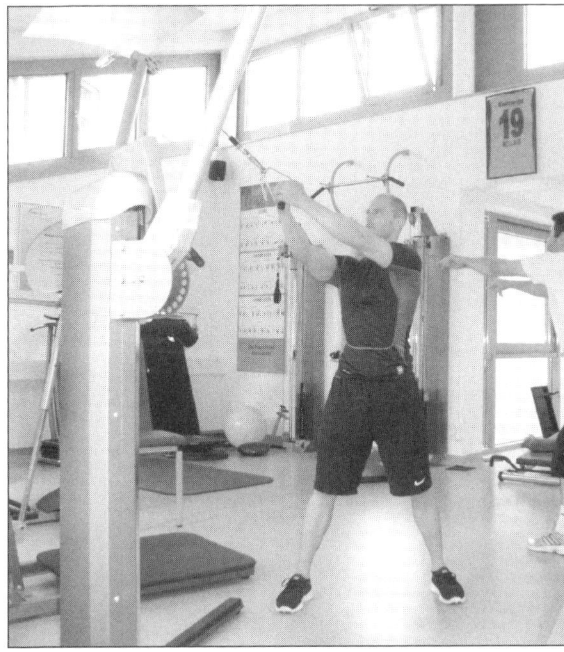

Abb. 108: START – Holzhacken (Chop & Pull)

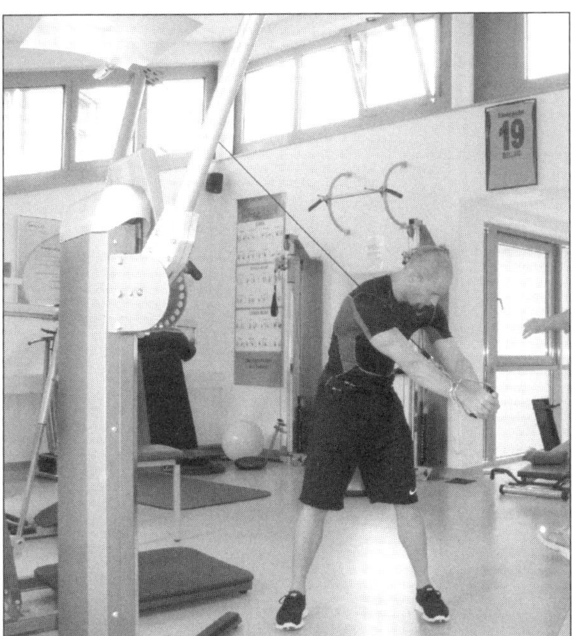

Abb. 109: ENDE – Holzhacken

ren also während der Aufwärtsbewegung. Wie bereits beschrieben, kann man beim Crunch mit Rotation nicht so hohe Lasten bewältigen, wie bei einem geraden Crunch. Als gelegentliche Abwechslung ist er dennoch gut geeignet.

Die Rotation am Kabelzug ist eine vergleichsweise einfache Variante der Bauchübungen mit Rotation. Man wählt einen etwa schulterweiten Stand, ergreift mit beiden Händen den Griff eines seitlichen Kabelzugs, streckt die Arme und dreht den Oberkörper für die Ausgangsposition nach hinten (Abb. 105). Dann wird der Oberkörper zur anderen Seite gedreht, wobei die gestreckten Arme mit dem Kabel vor dem Körper herumgeführt werden (Abb. 107). Hier werden jeweils die schrägen Bauchmuskeln der einen Körperseite gedehnt, während die der anderen Seite kontrahieren. Die Übung lässt sich auch mit einem Theraband ausführen, dass hinter dem Rücken auf Schulterhöhe fixiert wurde.

Das Holzhacken, im Englischen »Chop & Pull« genannt, ist eine komplexere Bewegung. Starten Sie die Übung im Stand (Abb. 108) und greifen Sie einen Kabelzug von oben mit beiden Händen übereinander. Führen Sie eine Rumpfbeuge aus und ziehen Sie das Gewicht von oben diagonal nach unten (Abb. 109). Achten Sie darauf, das Becken nicht mitzudrehen und auch in den Knien nicht einzuknicken. Wenn Sie die Beine bewegen, werden Sie auch das Becken mitdrehen; so entlasten Sie die schrägen Bauchmuskeln. Das Becken muss stabil bleiben, während der Oberkörper rotiert, damit die schrägen Bauchmuskeln wirklich arbeiten. Bewegen Sie sich langsam wieder in die Ausgangsposition und wiederholen Sie den Vorgang.

4.6 Bauchmaschinen

Moderne Maschinen für das Training der Bauchmuskulatur sind speziell auf die Bedürfnisse der Sportler angepasst. Jedes Jahr findet man auf der FIBO, der größten Fitness- und Gesundheitsmesse Europas, die neuesten Entwicklungen. Es ist ohne Probleme möglich, ein Sixpack ohne Maschinen aufzubauen und zu halten. Haben Sie jedoch die Möglichkeit, moderne Maschinen zu benutzen, können Sie davon profitieren. Sowohl der komplette Verzicht als auch die Fixierung auf ein Maschinentraining ist trainingswissenschaftlich unbegründet. Ein optimales Sixpacktraining wird am besten durch eine Mischung aus Übungen mit dem eigenen Körpergewicht gegen die Schwerkraft (liegend bzw. stützend) und bauchmuskelspezifischen Trainingsgeräten realisiert.

Wie bei jeder Bauchübung zählt auch beim Maschinentraining, dass die Bewegungen langsam und kontrolliert mit höchstmöglichem Gewicht ausgeführt werden. Besonders die Geschwindigkeit ist bei Übungen an Bauchmaschinen ein Problem. Nur weil Sie in einer Maschine sitzen, können Sie nicht erwarten, automatisch einen korrekten Bewegungsablauf einzuhalten. Die Bewegung so schnell wie möglich hinter sich zu bringen, während man denkt: »Die Maschine macht das schon« ist auch nicht besonders effektiv. Bei kontrolliertem Becken-Movement sollten Sie stets 12 langsame Wiederholungen nach der Drei-Sekunden-Regel anstreben, um die Bauchmuskulatur optimal zu trainieren. Die folgende Auflistung von Bauchmaschinen erhebt keinen Anspruch auf Vollzähligkeit, sollte aber einen Überblick über die aktuellen Geräte geben.

Bauchmaschinen für sitzende Positionen mit Polstern an Schultern oder Brust sind recht häufig zu finden. Es gibt zwei Versionen dieser Bauchmaschinen. Bei der einen rollen Sie lediglich den Oberkörper zur Hüfte hin ein (siehe Abb. 110 und 111, sowie Abb. 112). Der Hebel wirkt am Schultergelenk oder an der Brust, so dass Sie den Widerstand nach vorne und unten bewegen müssen. Bei dieser Version sollten Sie darauf achten, die Füße nicht einzuhaken, auch wenn Sie so mehr Gewicht auflegen können. Sonst übernehmen die Hüftbeuger einen großen Teil der Arbeit und entlasten die Bauch-

Tafel 40 Bauchmaschinen und andere Hilfsmittel I

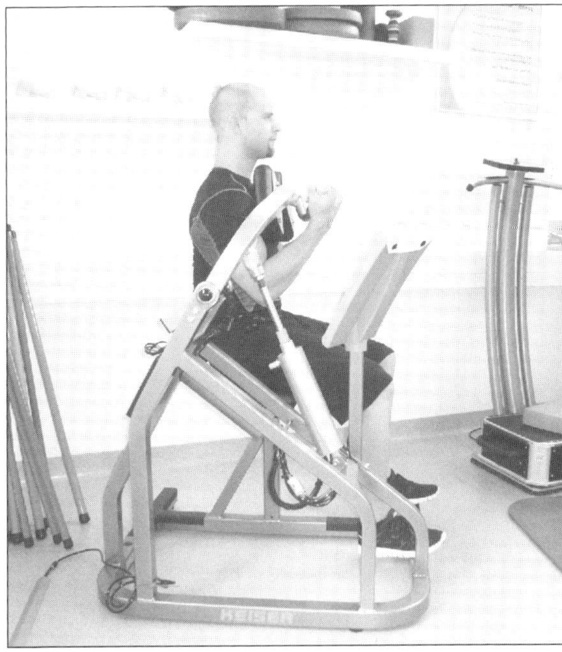

Abb. 110: START – Bauchmaschine, die eine Crunchbewegung erfordert. Die Füße stehen fest. Das Gewicht wird hydraulisch geregelt.

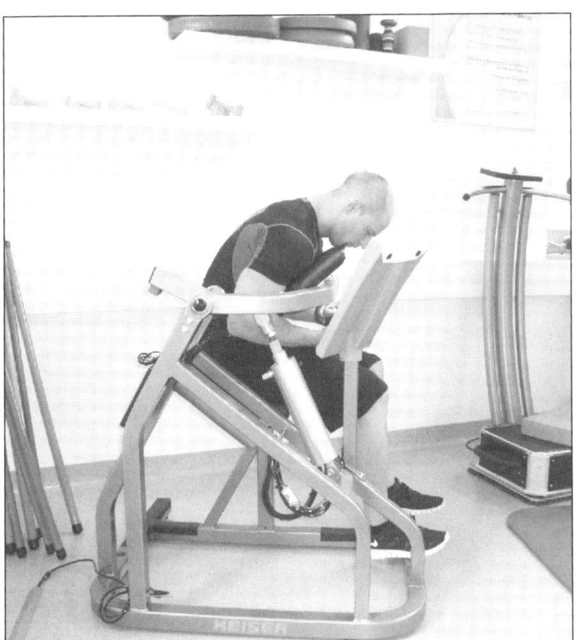

Abb. 111: ENDE – der Oberkörper drückt gegen das Polster nach vorn und unten, wird »eingerollt« und die Bauchmuskeln kontrahieren.

Tafel 41 Bauchmaschinen und andere Hilfsmittel II

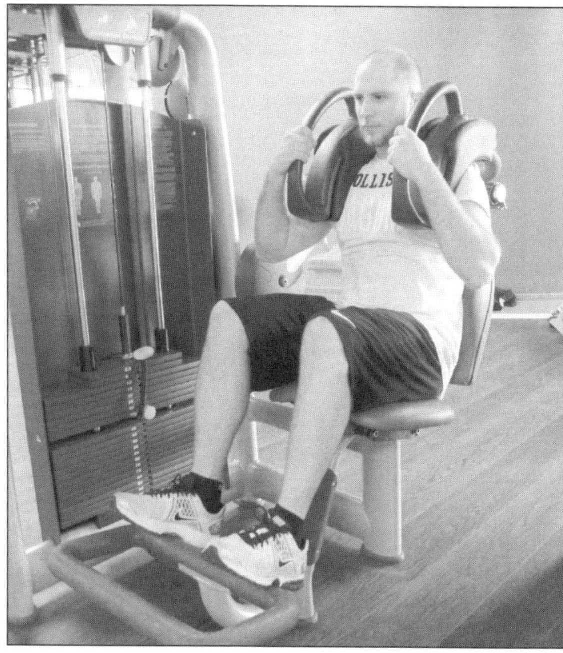

Abb. 112: Komfortable Bauchmaschine, die Füße stehen fest und der Oberkörper wird mit einer Crunchbewegung eingerollt.

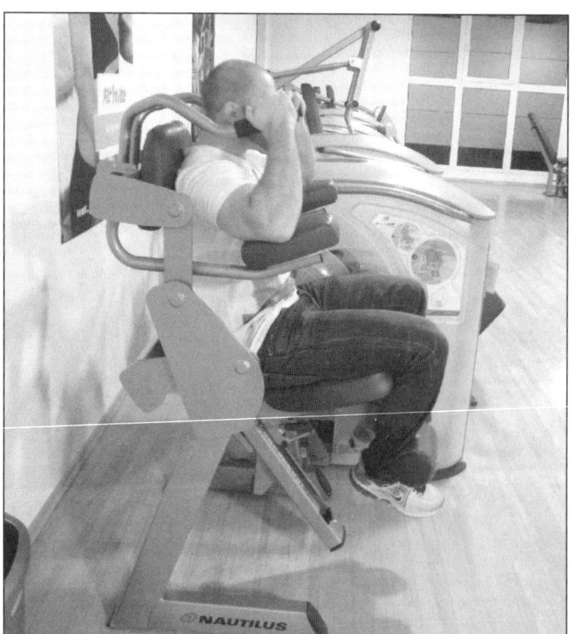

Abb. 113: An dieser Bauchmaschine werden die Füße unter die Polster geschoben. Der Oberkörper wird nach vorn »eingerollt«, während gleichzeitig die Knie zur Brust geführt werden. Es handelt sich quasi um eine Crunchbewegung von oben und unten.

muskulatur. Halten Sie die Beine lieber frei und konzentrieren Sie sich nur auf die Bauchmuskulatur, die gegen den Widerstand arbeitet. Neben den Füßen sollten Sie auch die Arme nicht mitbenutzen, führen Sie besser reine Bauchmuskelarbeit aus.

Bauchmaschinen für sitzende Positionen mit Hebeln an Schulter oder Brust und Fußgelenken (Abb. 113) erlauben Ihnen, sowohl den Oberkörper in Richtung Hüfte als auch die Hüfte in Richtung Oberkörper aufzurollen. Das hört sich fantastisch an; so wird doch der Bauch perfekt trainiert oder nicht? Nun, die Maschinen, bei denen man lediglich den Oberkörper einrollt, wären damit ja überflüssig. Doch ist die Trainingswirkung auf die Bauchmuskeln trotz zweier Hebel nicht optimal. Da Sie nämlich die Füße hinter einem Polster einhaken müssen, um diese Maschinen in Bewegung zu bringen, werden Sie zwangsläufig die Hüftbeuger in die Bewegung einbeziehen. Das vermindert die Wirkung auf die Bauchmuskulatur deutlich. Zur Abwechslung kann man diese Maschine also empfehlen, doch effektiver ist die Version mit nur einem Hebel vor der Brust.

Auch für den Crunch gibt es Hilfen wie z.B. ein Gerät, das die Aufwärtsbewegung des Oberkörpers durch Abrollen unterstützt (Abb. 116): Dieses Trainingsgerät erleichtert die Crunch-Bewegung erheblich. Dafür ist die Unterstützung der Arm-, Schulter- und Rückenmuskulatur verantwortlich. Wenn Sie nur mit den Armen drücken, hebt sich Ihr Oberkörper schon ein wenig an, weil das Muskelkorsett zusammen arbeitet. Das vermindert allerdings die Wirkung auf die Bauchmuskulatur.

Für Anfänger, ältere Menschen oder stark Übergewichtige ist dieses Gerät trotzdem zu empfehlen, da es einen guten Einstieg in die Crunch-Bewegung ermöglicht. Die nächste Stufe wären dann freie Übungen auf der schrägen Bank, bei denen die Bauchmuskulatur schon stärker gefordert wird.

Trainingsbänke mit Lordosenstütze erlauben eine Überdehnung der Wirbelsäule und damit der Bauchmuskulatur. Die Bauchmuskeln können anschließend besser kontrahieren, was den Trainingseffekt verstärkt. Diese Bänke eignen sich für alle Arten des Crunch, z.B. den mit über dem Kopf gestreckten Armen (Abb. 114). Man kann damit auch eine Art »Kabel-Crunch« liegend ausführen, wenn man ein Theraband auf dem Boden mittig mit einer Hantelscheibe beschwert und die Enden in den Fäusten rechts und links des Kopfes hält (Abb. 115).

Mit seitlichen Trainingsbänken bewegt man den Oberkörper zum Boden und richtet ihn wieder auf (siehe Tafel 36 und 37), wobei die äußeren Bauchmuskeln Bewegungs- und die vorderen Bauchmuskeln eher Haltearbeit verrichten müssen.

Das Bauchmuskelrad ist ein bekanntes Homeshopping-Produkt. In vielen Fitness-Studios ist es vorhanden, wird aber selten benutzt. Dabei kann man damit, trotz der geringen Größe und simplen Konstruktion, die Bauchmuskeln überaus intensiv trainieren. Danach ist mit ordentlichem Muskelkater zu rechnen, da die exzentrische Phase stark betont wird. Das Training mit dem Bauchrad ist tatsächlich so intensiv, dass selbst trainierte Athleten nicht viele Wiederholungen schaffen.

Starten Sie deshalb zunächst in der Anfängerposition kniend auf dem Boden und fahren Sie, mit den Händen auf das Rad gestützt, so weit wie möglich nach vorn. Halten Sie dabei Ihr Becken stabil in einer aufgerichteten Position! Je nachdem, wie weit Sie die Arme dabei strecken, lässt sich die Belastung steuern: Je weiter, desto anstrengender. Danach rollt man zurück und kontrahiert dabei die Bauchmuskeln. Fortgeschrittene Athleten können auch aus einer stützenden Position heraus beginnen (Abb. 117) statt zu knien und in der Endposition die Beine strecken (Abb. 118); die ausgestreckte Position ähnelt dann dem Liegestütz. Manche Bauch-

Tafel 42 Bauchmaschinen und andere Hilfsmittel III

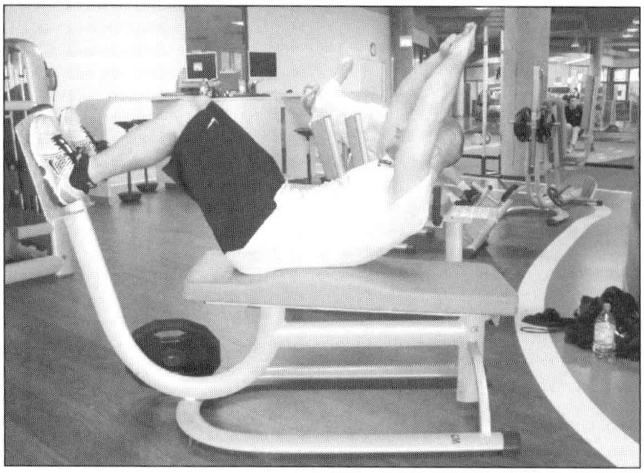

Abb. 114: Crunch auf der Bank mit ausgestreckten Armen

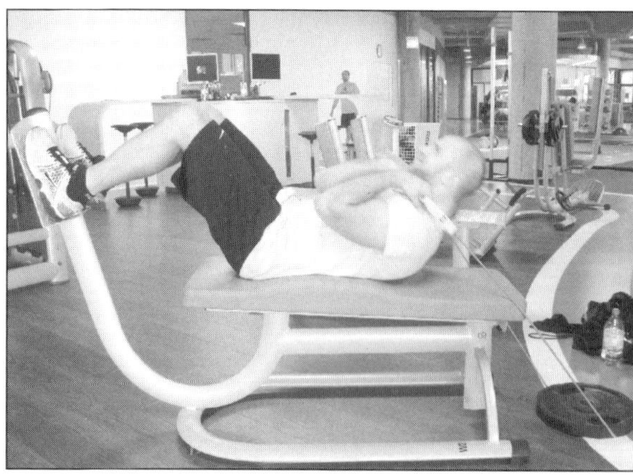

Abb. 115: Crunch auf der Bank mit Zusatzlast. Das dehnbare Theraband wird von der Gewichtscheibe am Boden fixiert.

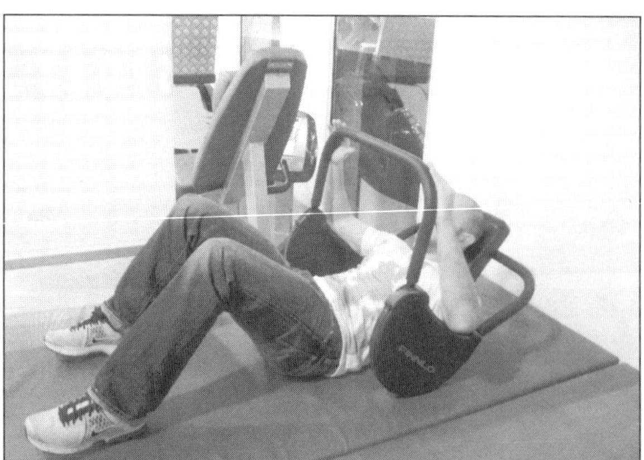

Abb. 116: Mit diesem Gerät wird die Crunchbewegung unterstützt, indem die Arme nach vorn und unten drücken. Die Bewegung wird so erleichtert.

Tafel 43 Bauchmaschinen und andere Hilfsmittel IV

Abb. 117: START – Klappmesser (Jacknife) mit dem Bauchrad

Abb. 118: ENDE – Klappmesser mit dem Bauchrad

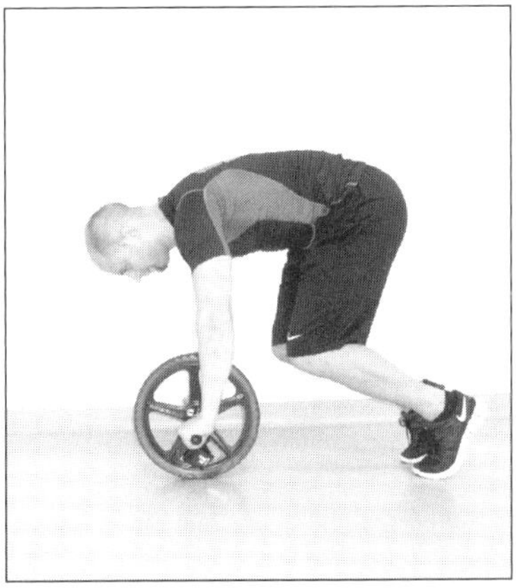

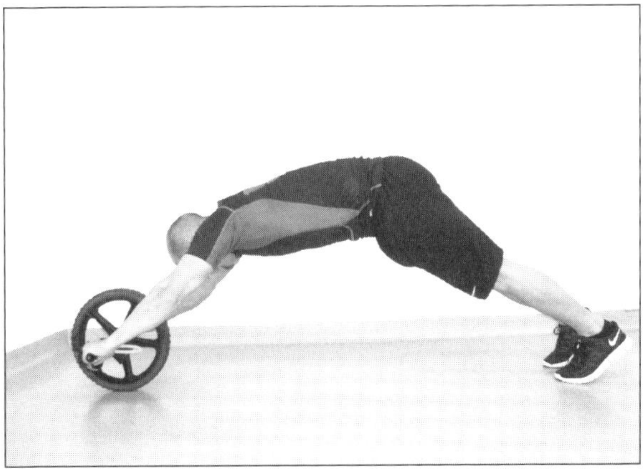

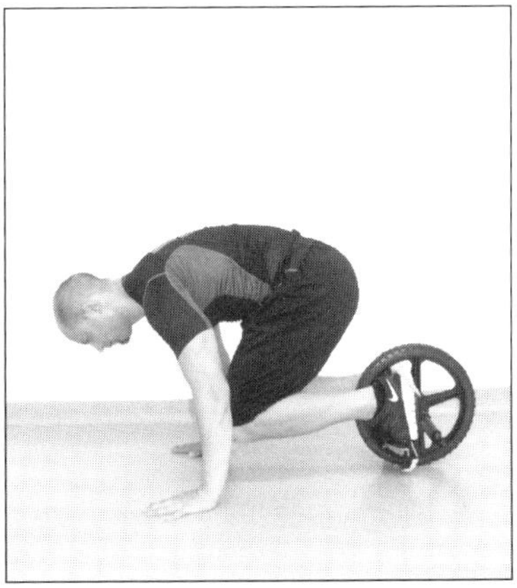

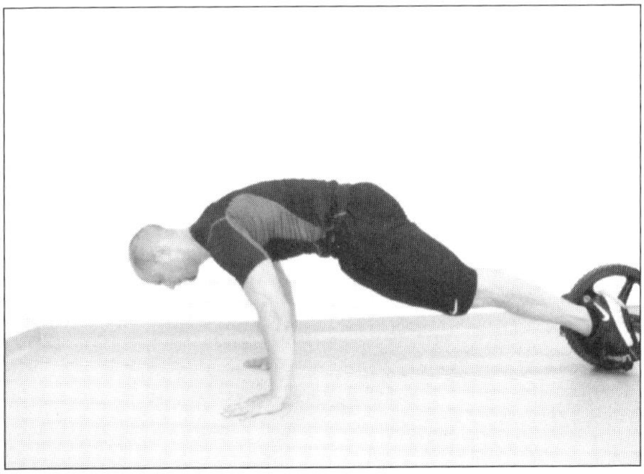

Abb. 119: START – Klappmesser mit dem Bauchrad an den Füßen

Abb. 120: ENDE – Klappmesser mit dem Bauchrad an den Füßen

muskelräder erlauben es, die Füße am Rad zu befestigen. Das bringt mehr Stabilität in die Bewegung. In der Ausgangsposition stützt man sich auf die Arme und zieht die Füße mit dem Bauchmuskelrad an (Abb. 119). In der Endposition (Abb. 120) werden die Beine gestreckt.

4.7 Crunch am Kabelzug

Bauchmuskelübungen am Kabelzug erlauben, den Körper in alle Richtungen zu bewegen. Neben Übungen für die gerade Bauchmuskulatur lassen sich über Rotationen auch die schrägen Bauchmuskeln gezielt belasten (siehe Tafel 38 und 39). Dabei können Sie im Stand, kniend oder in Rückenlage trainieren, da Sie nicht gegen die Schwerkraft arbeiten müssen: Der Kabelzug gibt konstanten Widerstand in jeder Körperposition.

Crunches am Kabel können z.B. in Rückenlage (Abb. 115) ebenso wie kniend ausgeführt werden. Wenn Sie kniend arbeiten (Abb. 121 und 122), sollten Sie darauf achten, den Oberkörper einzurollen, *ohne* den Hüftwinkel zu verkürzen; Abb. 123 zeigt diesen häufig vorkommenden Fehler. Die Bewegung gibt vor, dass die Nase sich dem Boden nähert. Das sollte jedoch allein über den Einsatz der Bauchmuskulatur geschehen. Dies zeigt sich in einer Krümmung und Wiederaufrichtung der Wirbelsäule. Wenn Sie stattdessen den Rücken gerade halten, arbeiten überwiegend die Hüftbeuger, während die Bauchmuskeln nur stabilisieren.

Halten Sie die Kabelgriffe bzw. die Seilenden am besten neben dem Kopf. Je weiter Sie den Griff vom Körper entfernen, desto anstrengender wird die Übung für Ihre Arme, doch die stehen ja nicht im Mittelpunkt. Mit einer leichten Erhöhung unter den Knien verkürzen Sie den Hüftwinkel von Beginn an und können dessen Aktivität von vornherein einschränken.

4.8 Bauchübungen mit dem Sling-Trainer

In den letzten Jahren haben Bauchmuskelübungen mit sog. Sling-Trainern an Beliebtheit gewonnen. Ein Sling-Trainer besteht aus zwei Schlaufen, die an einem Anker an der Decke oder mit den Schlaufen an der Klimmzugstange befestigt werden. Der Sportler kann sich sowohl mit den Armen als auch mit den Füßen in den Schlaufen halten und stützende Drück-, hängende Zug- sowie Beinübungen durchführen. Dabei muss man das eigene Körpergewicht gegen die Schwerkraft bewegen. Dies erfordert im Vergleich zu anderen Trainingsgeräten mehr Körperspannung. Durch den Einsatz mehrerer Muskelgruppen wird mit dem Sling-Trainer jede Bewegung zu einer funktionellen Übung.

Die Trainingsmöglichkeiten mit einem Sling-Trainer sind fast grenzenlos. Wie ein Turner an den Ringen hat auch ein Sportler im Sling-Trainer Bewegungsfreiheiten, die lediglich durch seine Kraft und seine koordinativen Fähigkeiten begrenzt werden. Jeder Muskel des Körpers lässt sich mit einem Sling-Trainer sehr intensiv trainieren, dazu gehört auch die Bauchmuskulatur. Dabei hängt die Intensität davon ab, wie viele Muskelgruppen zusätzlich an der Bewegung beteiligt sind und mit welchem Grad man gegen die Gravitation arbeitet. Nachfolgend werden die Grundlagen für Bauchübungen mit dem Sling-Trainer aufgelistet.

4.8.1 Stützende Bauchübungen mit dem Sling-Trainer

4.8.1.1 Planke im Sling-Trainer

Gehen Sie auf die Knie und steigen Sie nacheinander mit den Füßen in die Schlingen ein (Abb. 124). Bei der leichten Variante der Planke mit dem Sling-Trainer (Abb. 125) wird der Schweregrad von der Haltung bestimmt: Je weiter Sie sich vom Lot bzw. Ankerpunkt des Sling-Trainers in Richtung der Füße bewegen, desto leichter wird es, die stützende Position einzunehmen. Der Körper arbeitet zwar weiterhin gegen die Gravitation, hat es aber leichter, das Becken in der korrekten Position zu halten. Wenn

Tafel 44 Kabel-Crunch

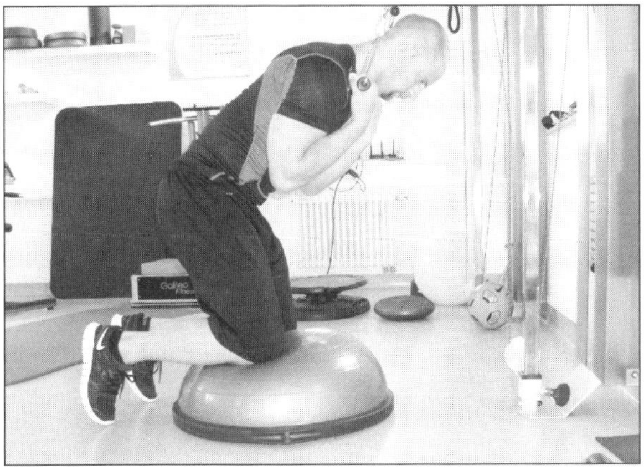

Abb. 121: START – Kabel-Crunch

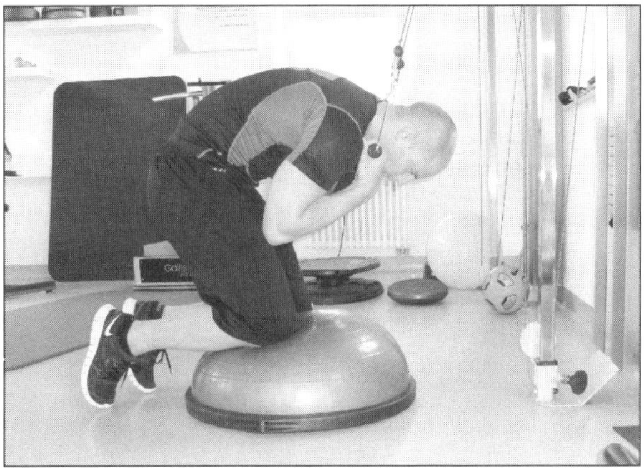

Abb. 122: ENDE – Kabel-Crunch, der Oberkörper wird »eingerollt«, der Hüftwinkel verändert sich nicht

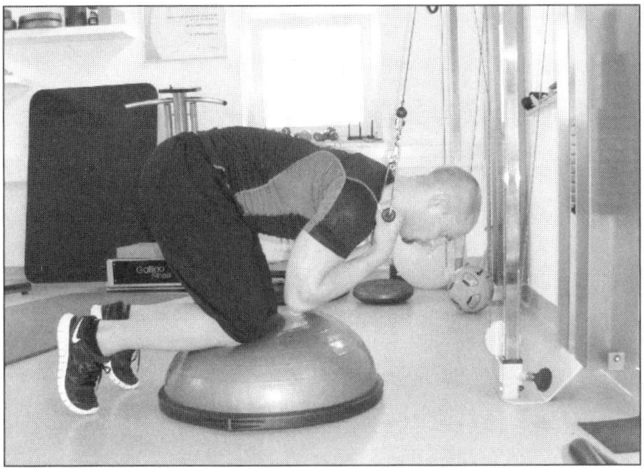

Abb. 123: FALSCH – der Hüftwinkel verringert sich, der Oberkörper wird nicht »eingerollt«

Tafel 45 Stützende Bauchübungen mit dem Sling-Trainer I

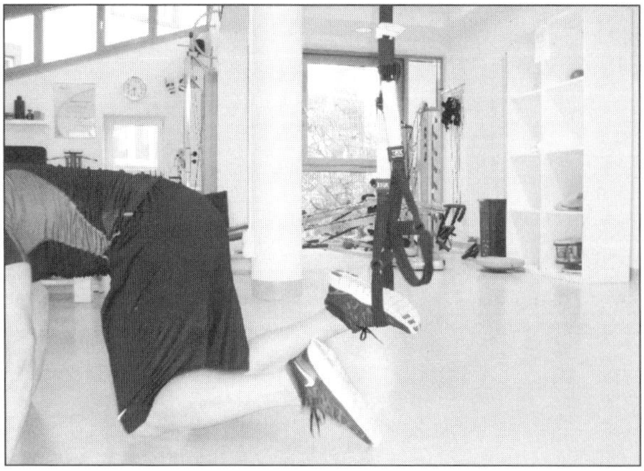

Abb. 124: Einstieg in den Sling-Trainer

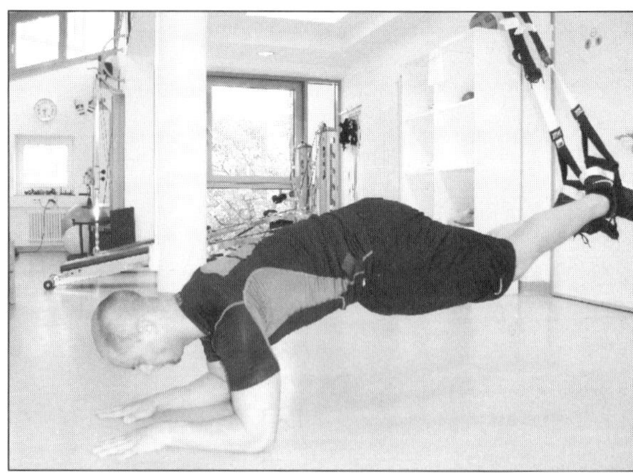

Abb. 125: Planke leicht; Körper vom Lot in Richtung der Füße verschoben

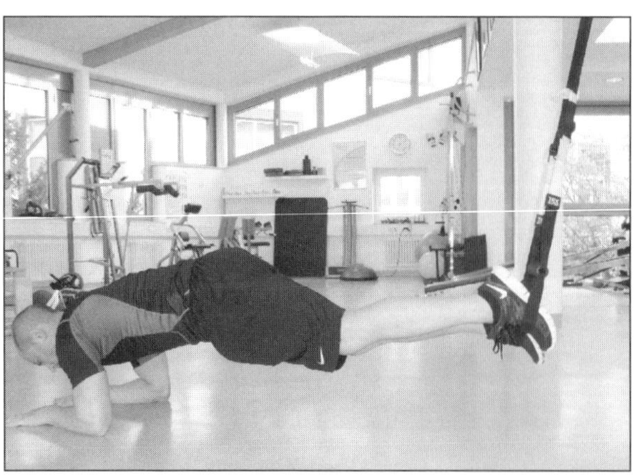

Abb. 126: Planke schwer; Körper vom Lot in Richtung der Arme verschoben

die Schlaufen aufgrund der Erdanziehungskraft die Füße in Richtung Arme »drücken«, müssen Sie weniger gegen diese Kraft halten – sie kommt Ihnen schließlich entgegen.

Für die schwere Version der Planke mit dem Sling-Trainer (Abb. 126) entfernen Sie sich weiter vom Lot bzw. Ankerpunkt des Sling-Trainers in Richtung der Arme. So werden Sie mehr Bauchmuskelkraft benötigen, um gegen das Bestreben der Schlaufen zu wirken, wieder zum Lot zurückzukehren. Die Bauchmuskeln müssen einen erheblichen Aufwand betreiben, da die Gravitation sie »auseinanderzieht«.

4.8.1.2 Seitstütz/seitlicher Crunch im Sling-Trainer

Der Seitstütz im Sling-Trainer (Abb. 127) erfordert schon mehr Haltekräfte und trainiert neben den seitlichen auch die vorderen Bauchmuskeln. Abb. 128 zeigt, wie der Seitstütz nicht aussehen darf: Der Körper muss gerade gehalten werden! Der Seitstütz lässt sich abwandeln zum seitlichen Crunch; dafür werden aus der Ausgangsposition die Knie zur Brust und wieder zurück geführt (Abb. 129).

4.8.1.3 Liegestütz im Sling-Trainer

Der Liegestütz mit Anhocken im Sling-Trainer (Sling-Crunch, Abb. 130 und 131) steigert die Belastung noch einmal deutlich. Einmal werden mehr Muskeln an der Bewegung beteiligt, da Sie sich nicht mehr auf die Unterarme stützen, sondern auf die ausgestreckten Arme. Des Weiteren halten Sie die Beine nicht gerade nach hinten gestreckt, sondern bewegen diese zum Brustkorb und zurück .

Das Halten ist bereits schwer. Das Anziehen der Beine forciert die Beckenaufrichtung und in der »eingerollten« Position wird die Kontraktion der Bauchmuskeln noch einmal verstärkt. Achten Sie beim Ausstrecken der Beine darauf, das Becken in einer aufgerichteten Position zu lassen und nicht zu weit nach hinten zu strecken. Sie würden in diesem Fall ins Hohlkreuz gehen. Das verringert nicht nur die Belastung der Bauchmuskulatur, es ist auch schlecht für die Wirbelsäule und den umliegenden passiven Bänderapparat.

4.8.1.4 Klappmesser im Sling-Trainer

Beim Klappmesser stehend werden die Schlingen mit den Händen ergriffen und die Füße weit nach hinten gebracht. Achten Sie darauf, das Becken aufrecht zu halten; ein leichter »Rundrücken« ist angebracht (Abb. 132). Dann führen Sie die Hände zu den Füßen, indem Sie die Bauchmuskeln kontrahieren (Abb. 133).

Einfachere Varianten des Klappmessers lassen sich als Halteübung auch von weniger geübten Sportlern ausführen. Die einfachste Version besteht darin, sich hinzuknien, die Schlaufen mit den Armen zu greifen und den Oberkörper sowie die Arme zu strecken (Abb. 134). Stärkere Haltearbeit ist vonnöten, wenn man sich hinstellt. Je senkrechter die Position ausfällt, desto leichter wird es aber wieder; Abb. 135 zeigt eine nicht so schwere Variante. Abb. 136 ist dagegen recht schwer auszuführen, da der Oberkörper fast waagerecht liegt und ein Fuß vom Boden abgehoben wurde.

Neben der Grundbewegung, dem Aufrollen des Beckens mit geschlossenen Beinen, Knie gebeugt oder Beine gerade gehalten, gibt es viele Variationsmöglichkeiten. Nehmen wir an, die Grundposition ist eine Planke. Dann sind die hauptsächlich trainierten Muskeln die Schulter-, Brust-, Bauch-, vordere Bein- und Schienbeinmuskulatur. Während Sie die Position halten, können Sie aber noch »kreative« Bewegungen ausführen, die das Verharren in der Position erschweren: Grätschen der Beine und anschließendes Zusammenführen (ich nenne das »Scissors«, für Schere) oder die Beine parallel von einer Seite zur anderen schwingen (»Scheibenwischer«); die Beine zusammengehalten zur Brust ziehen, also die Knie beugen und wieder stre-

Tafel 46 Stützende Bauchübungen mit dem Sling-Trainer II

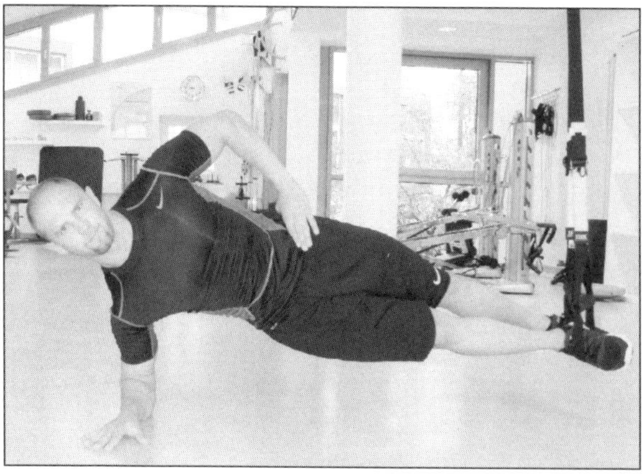

Abb. 127: Seitstütz: Entweder als Halte-Übung auszuführen oder als Ausgangsposition für den seitlichen Crunch.

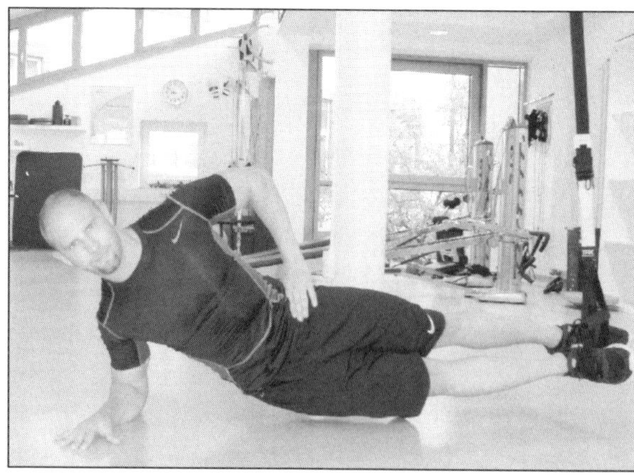

Abb. 128: FALSCH – der Oberkörper muss gerade gehalten werden

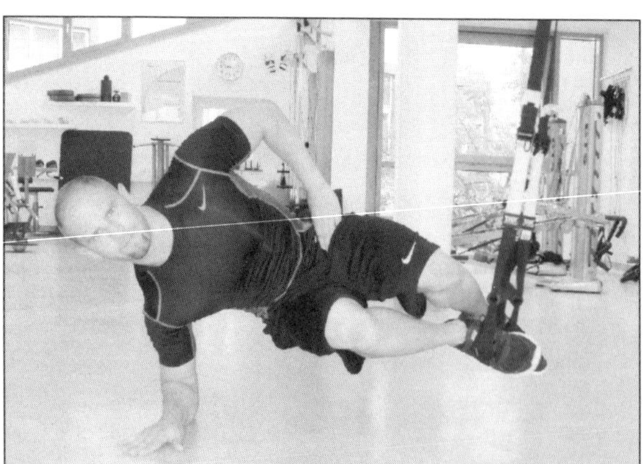

Abb. 129: ENDE – Crunch seitlich

Tafel 47 Stützende Bauchübungen mit dem Sling-Trainer III

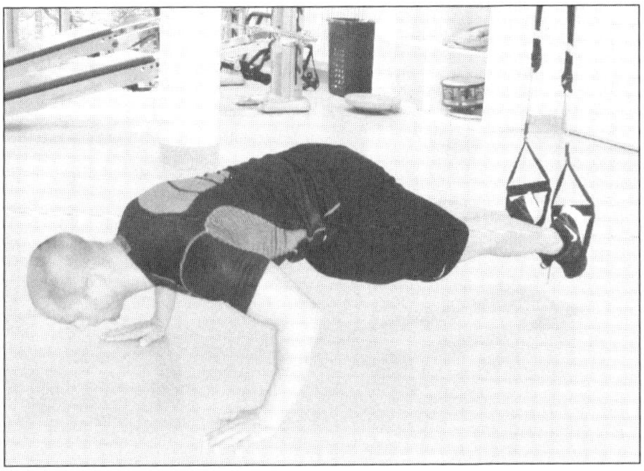

Abb. 130: START – Crunch tiefer in Liegestützposition

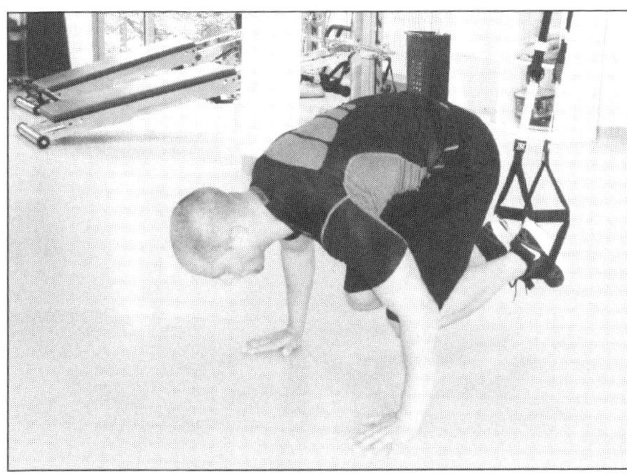

Abb. 131: ENDE – Crunch in aufrechter Liegestützposition, Knie zur Brust gezogen

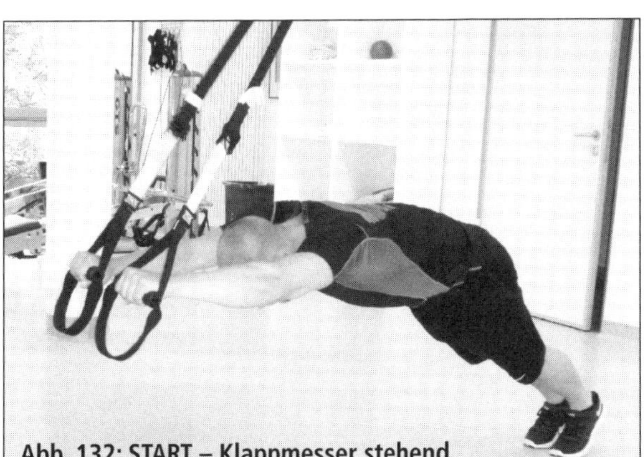

Abb. 132: START – Klappmesser stehend

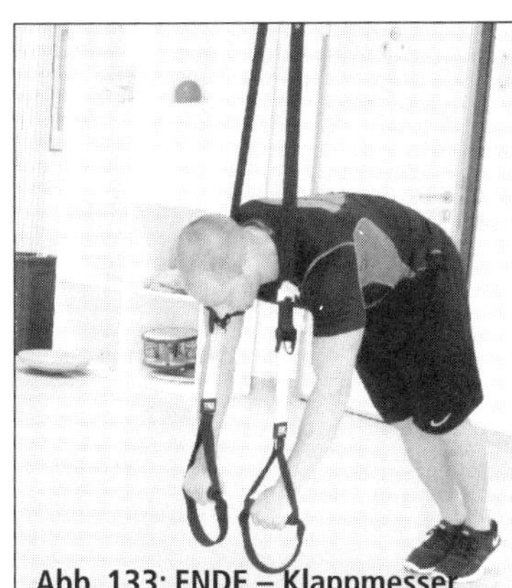

Abb. 133: ENDE – Klappmesser

Tafel 48 Stützende Bauchübungen mit dem Sling-Trainer IV

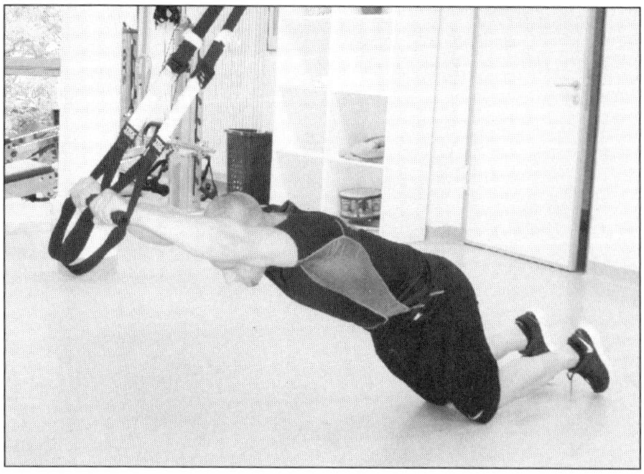

Abb. 134: Klappmesser knieend; einfach, da ein Gelenk weniger stabilisiert werden muss

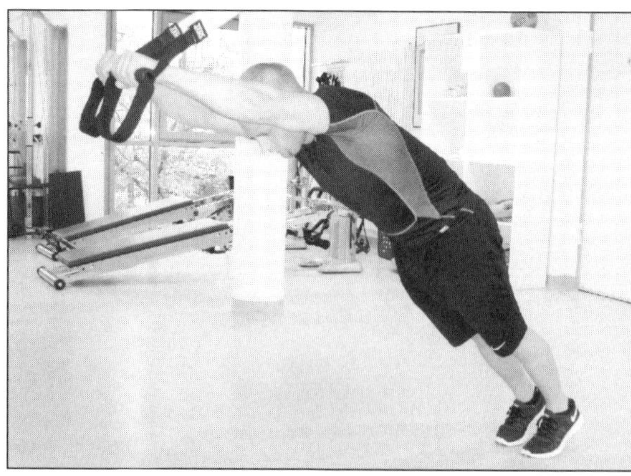

Abb. 135: Klappmesser stehend; schwerer, doch im 45-Grad Winkel werden die Bauchmuskeln weniger gefordert

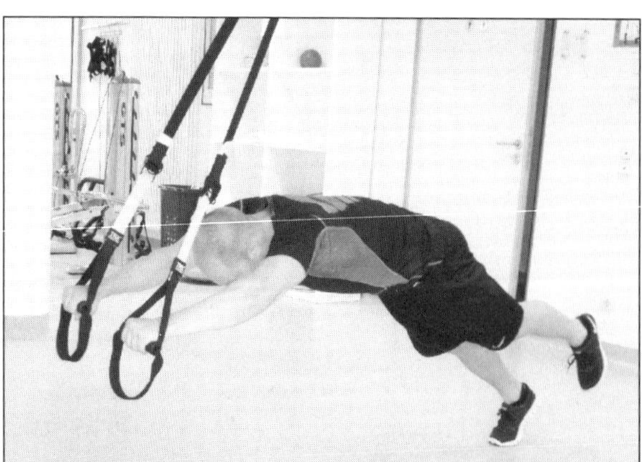

Abb. 136: Klappmesser in fast waagerechter Haltung, ein Fuß angehoben; sehr schwer

cken (»Sling-Crunch«); die Beine in geschlossener Position gestreckt auf eine Seite bringen, crunchen und in gecrunchter Position zur anderen Seite bewegen, ausstrecken und nun in gestreckter Position wieder auf die andere Seite bringen (»Circle«) usw. Das alles ist koordinativ anspruchsvoll, ändert aber nichts an der Grundwirkung auf die an der Bewegung beteiligte Muskulatur.

Der Schlüssel zum Sixpack liegt aber nicht in der kreativsten Übung, sondern darin, die Technik der Grundposition perfekt zu beherrschen. Dann schaffen Sie auch die komplizierteste Übungsverbindung. Dabei sollten Sie durchaus Ehrgeiz entwickeln: Ich habe die hier aufgezählten Übungen schon mit 40-jährigen Damen gemacht. Sobald sie die grundlegende Technik der Planke verstanden hatten und sich nach einigen Wochen auch im Sling-Trainer wohl fühlten, konnten wir die schwierigen Übungen angehen.

4.9 Bauchtraining mit Vibrationsplatten

So in Mode wie das Sling-Training sind derzeit auch Vibrationsgeräte. Es gibt zwei verschiedene Mechanismen, in denen sich Vibrationsgeräte unabhängig von der Marke unterscheiden lassen: Der wippende und der stoßende Mechanismus. Der wippende Mechanismus funktioniert wie eine Wippe auf dem Kinderspielplatz: In der Mitte findet keine Bewegung statt, während die Bewegung nach außen hin immer größer wird. Der stoßende Mechanismus wirkt dagegen in jeder Position gleich.

Generell eignen sich Vibrationsplatten hervorragend dafür, zusätzliche Muskeln und neuronale Strukturen zu aktivieren, die ein Kraft- oder Beweglichkeitstraining unterstützen können. Dabei muss man die Übungen, die auf einer Vibrationsplatte umgesetzt werden können, immer im Vergleich zur normalen Variante der Übung auf dem Boden sehen. Führen Sie eine Übung auf dem Boden und auf einer Vibrationsplatte durch, wird sie durch das Training auf der Vibrationsplatte schnellere Erfolge hinsichtlich Koordination und Kraftzuwachs bringen. Welche Effekte das Gerät haben soll, steuern Sie mit der Vibrationsintensität, die in Hertz gemessen wird.

Niedrige Vibrationsfrequenzen, zwischen fünf und 12 Hertz (Hz), werden vom Kleinhirn verarbeitet. Dies fördert zusätzlich die Koordination. Höhere Vibrationsamplituden über 12 Hz werden dagegen reflektorisch von den Muskelspindeln und dem Rückenmark verarbeitet. Der Körper hat keine Zeit mehr, die Impulse bis an das Kleinhirn weiterzuleiten, weil er schneller auf die Ausschläge reagieren muss. Hier setzen Reflexe ein. Die Reaktion des Körpers auf die Vibration bedingt eine zusätzliche Innervierung von Muskelfasern, die so aktiviert werden. Daher ist das Training mit hohen Frequenzen ab ca. 18 Hz bis hin zu 50 Hz eine gute Grundlage für effektives Krafttraining.

Da wir für unser Ziel, so schnell wie möglich ein Sixpack aufzubauen, Krafttraining als einen der Schlüssel zum Erfolg ausgemacht haben, sollte sich das Bauchtraining mit Vibrationsplatten doch optimieren lassen, oder? Leider sind Vibrationsplatten besser geeignet für Übungen im Stand. Erst dann werden die Stöße über mehrere Gelenke und Muskeln abgefangen. Wenn man die Übungen aber technisch nicht exakt ausführt, werden der Kopf und damit auch das Gehirn kräftig durchgeschüttelt. Das führt zu Kopfschmerzen und Übelkeit, wovor auch die Hersteller bei falscher Anwendung warnen. Legt man sich mit dem Rücken auf die Platte, wie z.B. für einen Crunch, verspürt man ebenfalls ein unangenehmes Klopfen im Kopf.

Die Vibrationsplatten können uns vor allem bei stützenden Bauchübungen helfen. Die Geräte erfordern, dass man mehr Körperspannung aufnehmen muss, um die Position zu halten. Außerdem wird die Koordination geschult. Übungen auf Vibrationsplattformen sind eher für fortgeschrittene Sportler zu empfehlen, nicht

Tafel 49 Bauchübungen mit der Vibrationsplatte I

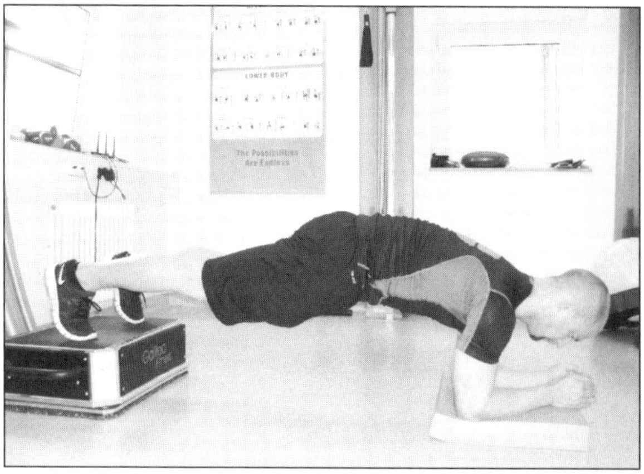

Abb. 137: Planke auf Schaumstoff

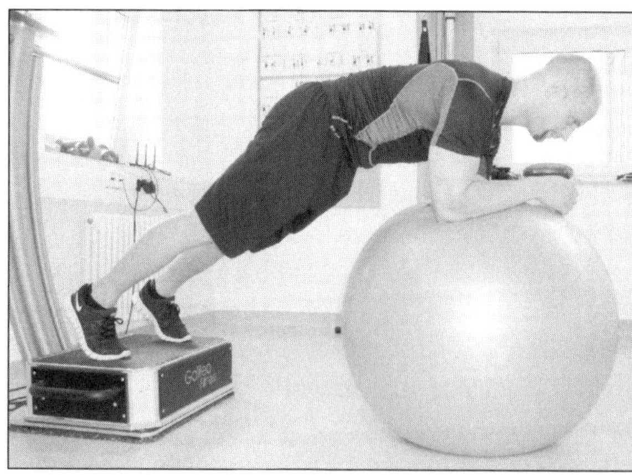

Abb. 138: Planke auf Trainingsball

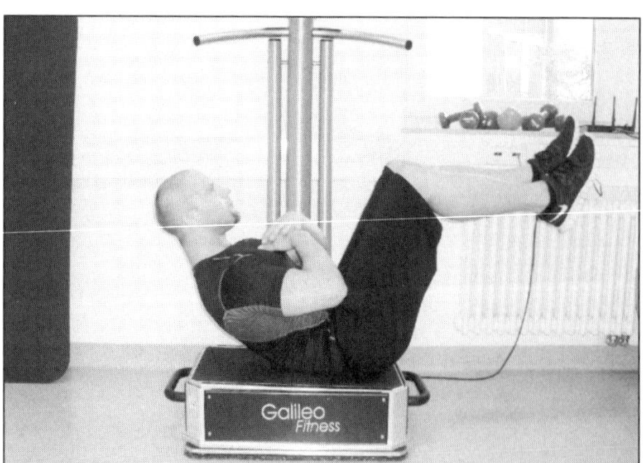

Abb. 139: NICHT EMPFOHLEN – Beim Crunch auf der Vibrationsplatte können sich die Schwingungen auf den Kopf übertragen (siehe dazu im Text)

für Anfänger. Lassen Sie sich unbedingt von einem erfahrenen Trainer in den korrekten Gebrauch einweisen, um die Geräte optimal nutzen zu können.

4.9.1 Übungen für das Training auf Vibrationsplattformen

Für die Planke auf der Vibrationsplatte (Abb. 137) wird die erhöhte Plattform des Geräts genutzt. Von der normalen Planke wissen Sie bereits, dass es unangenehm ist, mit den Füßen höher zu liegen als mit dem Kopf. Bevor man die Muskeln ausreichend trainiert hat, wird man eher Nackenbeschwerden bekommen. Erhöhen Sie daher besser die Fläche, auf welche Sie die Unterarme stützen wollen. Dies können Sie z.B. mit einer Step-Stufe oder einem Schaumstoff-Pad umsetzen.

Setzen Sie nun die Fußballen auf die Vibrationsplatte. Richten Sie Ihr Becken auf, um die Bauchmuskeln zu aktivieren und die Lendenwirbelsäule zu entlordisieren. Je besser Sie die Körperspannung halten können, desto höhere Frequenzen können Sie wählen. Wenn Ihre Füße zu rutschen beginnen, haben Sie die Grenze Ihrer Belastbarkeit erreicht. Sie können bei dieser Haltung keine Kopfschmerzen von der Vibration bekommen, da Ihr Kopf nicht in der Nähe der Platte ist. Auf einer wippenden Vibrationsplatte empfehle ich eine Frequenz von 12 Hz, während ich auf einer Maschine mit stoßendem Mechanismus ca. 35 Hz bevorzuge.

Die Planke mit Gymnastikball auf der Vibrationsplatte (Abb. 138) zählt zu den schwierigsten und effektivsten, die Sie in einer Plankenposition ausführen können. Sie müssen nicht nur die Balance auf dem Gymnastikball halten, sondern auch die Vibration an den Füßen kontrollieren. Dank der Höhe der Gymnastikbälle müssen Sie sich nicht um eine Erhöhung der Unterarme kümmern. Beginnen Sie damit, die Vibrationsplatte einzuschalten. Dann platzieren Sie in Ruhe die Unterarme auf dem Gymnastikball. Legen Sie anschließend die Füße nacheinander auf die Vibrationsplatte. Hektische Bewegungen bringen Sie rasch aus dem Gleichgewicht, daher ist es sinnvoll, die Position langsam einzunehmen. Beginnen Sie nicht in Bauchlage auf dem Ball, da Sie leicht ins Hohlkreuz geraten können, aus dem man nicht einfach wieder heraus kommt.

Den Crunch auf der Vibrationsplatte (Abb. 139) kann ich dagegen nicht empfehlen. Die Vibration wird in dieser Haltung kaum abgefangen und kann schnell zu den eingangs erwähnten Kopfschmerzen führen. Fängt man die Vibration mit einer Matte ab, ist die Wirkung kaum mehr gegeben; dann kann man gleich konventionelle Crunches trainieren.

Auf einer Vibrationsplatte lassen sich fast alle Stützübungen trainieren; der mittelschwere Seitstütz (Abb. 140) ebenso wie der schwere (Abb. 142). Die Planke wird weiter erschwert, wenn man sie mit den Füßen auf der Vibrationsplattform und den Unterarmen auf einem kleinen Trainingsball ausführt (Abb. 141).

4.10 EMS-Bauchtraining

EMS steht für Elektro-Myo-Stimulationstraining, also die Muskelreizung durch schwache elektrische Ströme. Es gibt heute in Deutschland EMS-Studios, die damit werben, den Körper in 30 Minuten so intensiv zu trainieren wie in 60 Minuten konventionellem Training. Sie tragen beim EMS-Training eine Weste, Hose und Arm- sowie Beinringe, die kleine Stromstöße auf den Körper übertragen. Das hört sich wild an, ist aber von Wissenschaft und Medizin anerkannt und bei richtiger Anwendung als ungefährlich deklariert.

Die Stromstöße bewirken, dass die Muskeln kontrahieren, ohne dass Sie etwas dafür tun müssen. Dies wurde schon vor 20 Jahren als Trainingsmethode für die Bauchmuskeln vermarktet. Dabei bewarben die Hersteller ihre Produkte auch damit, ein Sixpack beim Fernsehen aufbauen zu können. Nun, wenn das wirk-

Tafel 50 Bauchübungen mit der Vibrationsplatte II

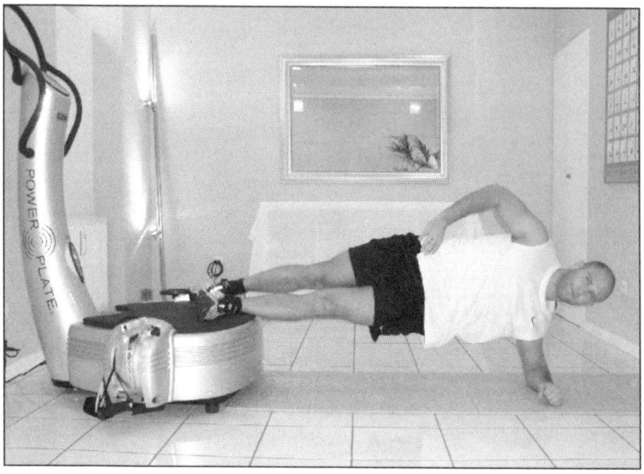

Abb. 140: Mittelschwerer Seitstütz

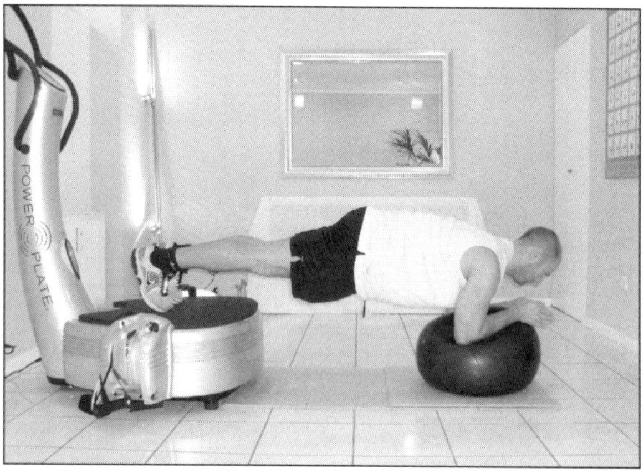

Abb. 141: Planke auf Trainingsball

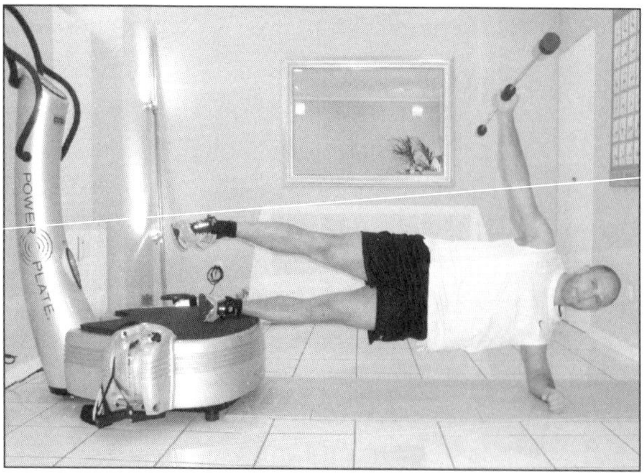

Abb. 142: Schwerer Seitstütz, ein Bein angehoben und mit einem Arm einen Vibrationsstab gestemmt

lich klappen würde, hätten Sie heute nicht dieses Buch, sondern eine EMS-Maschine zur Hand.

Trotzdem hat das EMS-Training etwas Gutes: Wenn der Strom fließt, können Sie gar nicht anders, als die Muskeln anzuspannen. Modernes EMS-Training beschränkt sich nicht auf eine Muskelgruppe und man bleibt dabei auch nicht passiv. Aber stellen Sie sich vor: Wenn Sie eine Kniebeuge ausführen, werden die dafür nötigen Muskeln angespannt. Leitet man zusätzlich leichten Strom durch den Körper, der weitere Muskeln anspannt, potenziert sich die Muskelfaserreizung. Der Trainingseffekt könnte sich also verdoppeln, ohne dass man noch mehr in die Bewegung investieren müsste.

Der Gedanke ist nicht von der Hand zu weisen. Doch der wahre Grund für ein effektives Muskeltraining liegt nicht nur in der Muskelfaserspannung. Das Muskelwachstum wird im Körper von der Ernährung und den Hormonen gesteuert. Mit Krafttraining – vor allem mit schweren Gewichten – setzen Sie eine Menge Wachstumshormon im Körper frei. Das Hormon bewirkt Muskelwachstum, sofern Sie dem Körper auch die nötigen Baustoffe über die Ernährung zur Verfügung stellen. In diesem Sinne kann das EMS-Training das konventionelle Krafttraining unterstützen. Nutzen Sie es, um die Möglichkeiten technischer Hilfsmittel voll auszuschöpfen. Es ist jedoch kein Wundermittel. Sie müssen selbst für eine perfekte Technik sorgen, um die Bauchübungen korrekt auszuführen.

EMS-Training können Sie durchaus zweimal pro Woche durchführen. Häufigere Anwendung führt eher in einen Überlastungszustand, da der Körper es nicht gewohnt ist, einen so hohen muskulären Aufwand zu treiben. Ob eine Gewöhnungsphase es zulässt, öfter EMS Training pro Woche auszuführen, ist aufgrund mangelnder Forschungslage und der Unpraktikabilität aufgrund von Kosten und Zeit nicht genau zu beantworten. Ich würde die EMS-Weste anwenden, wenn es die Zeit für das Ankleiden und die Übungsauswahl zulässt. Es ist jedoch für ein Sixpack nicht zwingend notwendig, mit EMS-Training zu arbeiten.

Mit einer angelegten EMS-Weste (Abb. 143) können Sie in Rückenlage Übungen wie den Crunch (Abb. 144), Reverse Crunch oder Klappmesser ohne Probleme durchführen. Es gibt verschiedene Stromprogramme, die Ihnen ein Trainer erklären sollte, an denen man sich aber beim Bauchtraining nicht orientieren muss. Sie können also beruhigt nach der Drei-Sekunden-Regel trainieren. Ein manuelles Programm dazu kann Ihnen Ihr Trainer sicher einrichten. Das heißt, Sie erhalten zwei Sekunden lang Strom (beim Crunch wäre das eine Sekunde bei der Aufwärtsbewegung und eine Sekunde beim Halten der Kontraktion), gefolgt von einer Sekunde Pause bei der exzentrischen Phase, d.h. dem Absenken des Oberkörpers.

EMS-Ausrüstungen lassen auch alle Stützpositionen zu (Abb. 145 zeigt eine Planke), die bis hierher besprochen worden sind. Abgesehen von einem Handstand sollten Sie keine Probleme haben, die Übungen mit einer EMS-Weste und eventuellen weiteren EMS-Geräten (Hose, Arm- oder Beinringe) auszuführen.

Die bisher beschriebenen Übungen mit EMS-Geräten sind an jedem Ort auf dem Boden anwendbar. Wollen Sie aber bestimmte weitere Geräte nutzen (z. B. Armschlaufen für das Beinheben, Vibrationsplatten oder einen Dip-Barren), müssen Sie die Möglichkeit haben, die EMS-Kontrollstation in die Nähe dieses Gerätes zu bewegen. Gehört die EMS-Ausrüstung Ihnen selbst, dürfte das kein Problem sein. Nutzen Sie aber ein kommerzielles Angebot in Form einer Dienstleistung, wird Ihnen das nicht jeder Trainer gestatten. In diesem Fall sollten Sie die Sicherheitshinweise der Verantwortlichen respektieren, die Ihnen natürlich die besten Trainingsergebnisse liefern möchten, aber nicht jedes Abenteuer erlauben können.

Tafel 51 EMS-Bauchtraining

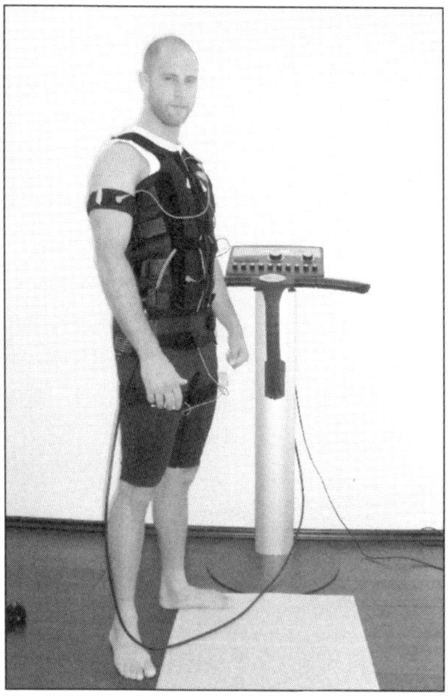

Abb. 143: EMS-Weste angelegt und an das Gerät angeschlossen

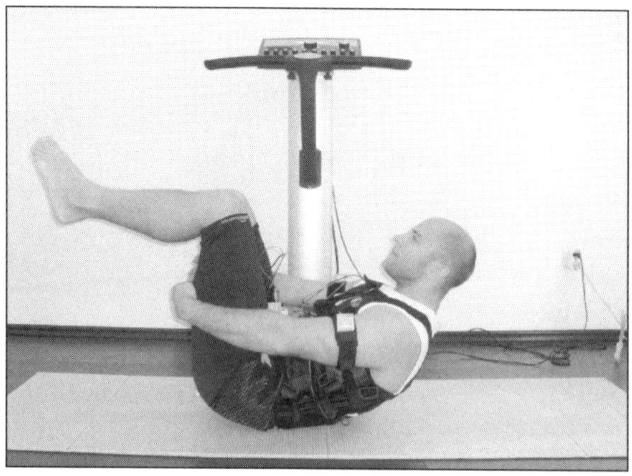

Abb. 144: Crunch mit der EMS-Weste

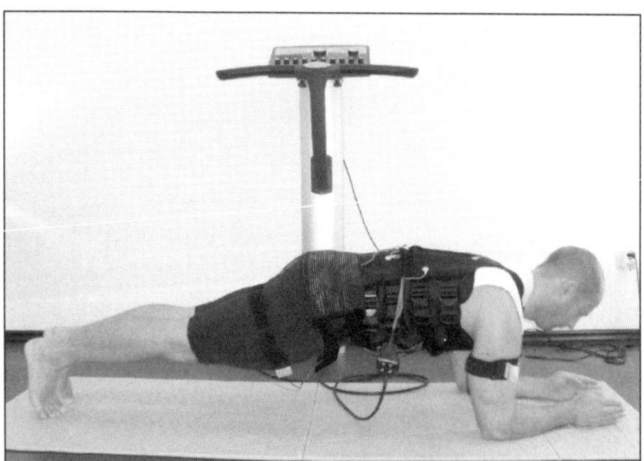

Abb. 145: Planke mit der EMS-Weste

4.11 Intensivtechnik Hyperlordose

Die Wirbelsäule verläuft nicht gerade wie eine Stange durch den Körper, sie ist vielmehr geschwungen. Von der Seite gesehen sieht sie wie ein Fragezeichen aus. Auf Höhe des Bauches, auch Lendenwirbelsäule genannt, spricht man bei einer sehr starken Krümmung von einem Hohlkreuz. Jeder Mensch weist ein leichtes Hohlkreuz auf. Diese »Lordose« entspricht der natürlichen Krümmung der Wirbelsäule in diesem Bereich. Aufgrund von typischen Dysbalancen, die sich heute nicht selten finden, leiden viele Leute aber unter einer stärkeren Krümmung, dem »echten« Hohlkreuz, auch »Hyperlordose« genannt. Gründe dafür sind z.B. tägliches, langes Sitzen und verkümmerte Muskelgruppen. Durch die sitzende Position verkürzen sich die Hüftbeuger. Sie bringen dadurch das Becken in eine gekippte Position, welche das Hohlkreuz verstärkt. Wenn die Bauchmuskeln zu schwach sind, um diese Verkürzung auszugleichen, bleibt man auch im Stand in dieser Position. Aufgrund dieser Fehlhaltung werden die Zwischenwirbelscheiben (Bandscheiben) nicht gemäß ihrer natürlichen Position gestaucht. Das kann zu Schmerzen im Lendenwirbelbereich führen.

Generell sollte einer Hyperlordose entgegengewirkt werden. Mit Hilfe von Dehn-, Mobilisations- und Kraftübungen stärkt man die geschwächten Rumpfmuskeln (sowohl im Rücken als auch am Bauch) und gleicht Dysbalancen wieder aus.

Für ein sehr intensives Bauchtraining können Übungen mit hyperlordisierten Phasen aber auch als anspruchsvolle Intensitätstechnik für fortgeschrittene Athleten genutzt werden. Eigentlich entspricht dies auch der Anatomie der Bauchmuskulatur. Sie beugt den Oberkörper schließlich aus Hohlkreuzpositionen und nicht nur aus einer aufrechten Oberkörperhaltung nach vorne. Wenn Sie rücklings auf dem Boden liegen, können Sie den Oberkörper schlecht noch weiter nach hinten lehnen. Auf einem Ball jedoch lässt sich eine solche Haltung einnehmen. Auch aus dieser »überdehnten« Position bringt die Bauchmuskulatur den Oberkörper wieder nach oben. Das entspricht ihrer Funktion, d.h., erst mit dieser Übung nutzen wir die komplette Bewegungsamplitude der Bauchmuskulatur.

Weil man sich beim Ball auf einen Gegenstand lehnt, der sich der natürlichen Form der Wirbelsäule anpasst, ist diese Übung nicht gefährlich. Die Wirbelsäule ist schließlich entlastet, wenn die Bauchmuskeln aktiviert werden. Wer im Alltag hingegen im Hohlkreuz steht, hat die Bauchmuskeln nicht aktiviert und steht außerdem gegen die Schwerkraft. So ist die Belastung für die Wirbelsäule wesentlich größer.

Für Menschen, die bereits Probleme mit ihrem unteren Rücken haben, kann die Stauchung aber Schmerzen bereiten. Das gilt auch für gesunde Menschen, deren Kraft zum Ende eines Satzes hin nachlässt. Schmerzen im Rücken sollten aber vermieden werden; sie zeigen eine Überlastung an. Beenden Sie die Übung in diesem Fall. Der Anfänger sei noch einmal gewarnt: Die Lordosetechnik eignet sich nur für fortgeschrittene Sportler, deren Bauchkraft ausgeprägt genug ist, um sich aus dieser Position gefahrlos aufzurichten.

Selbst in dieser Position ist es wichtig, das Becken sobald wie möglich wieder aufzurichten! In der unteren Position ist das Becken gekippt. Aber sobald Sie sich aufrichten, sollten Sie das Beckenmovement aktivieren und das Becken aufrichten! Sonst wird Ihnen hier Spannung verloren gehen. Außerdem arbeiten Sie dann in einer physiologisch ungünstigen Position. Sie werden wieder mehr aus den Hüftbeugern heraus arbeiten, statt aus dem Bauch heraus. Im Gegensatz zu anderen Übungen haben Sie das Becken kurzzeitig in einer gekippten Position, um die Bewegungsamplitude auszureizen. Versuchen Sie deshalb bei der Aufwärtsbewegung, so schnell es geht, das Becken wieder aufzurichten!

Tafel 52 Intensivtechnik Hyperlordose I

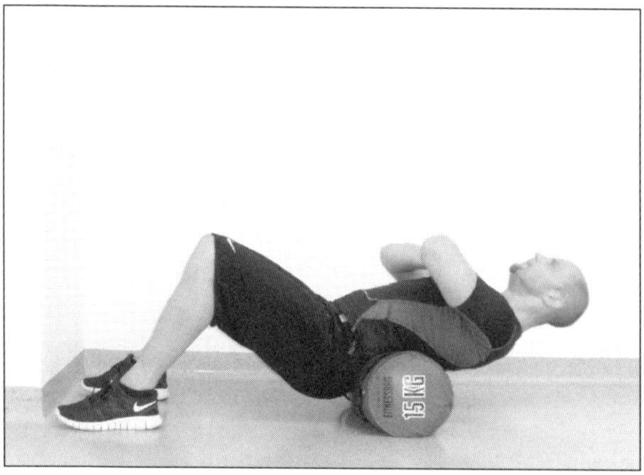

Abb. 146: START – Crunch auf dem Sandsack, Füße aufgestellt. Die Überdehnung der Bauchmuskeln in der Ausgangsposition erlaubt eine größere Bewegungsamplitude, d.h. die Bauchmuskeln können anschließend stärker kontrahieren.

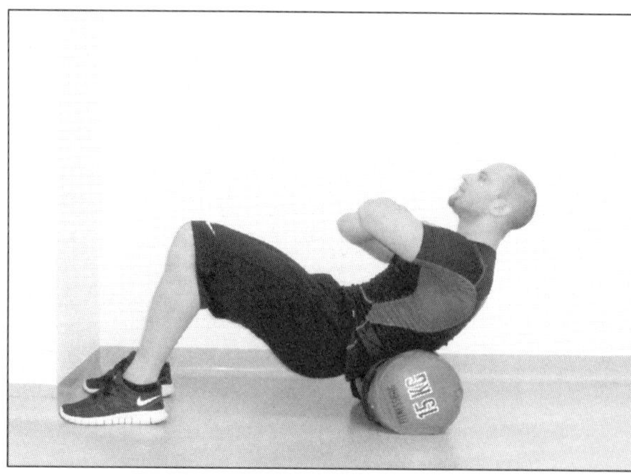

Abb. 147: ENDE – Crunch auf dem Sandsack, Füße aufgestellt

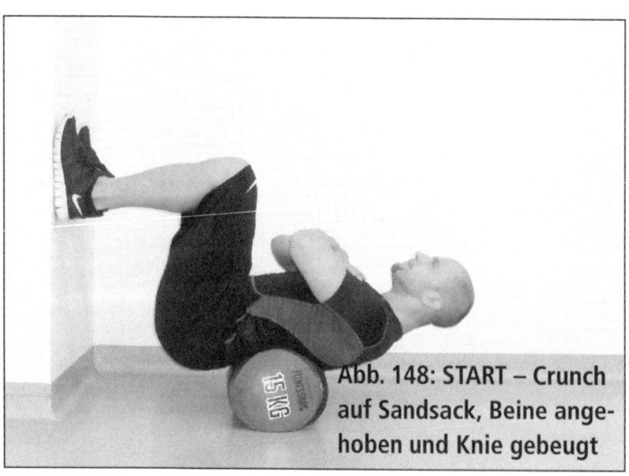

Abb. 148: START – Crunch auf Sandsack, Beine angehoben und Knie gebeugt

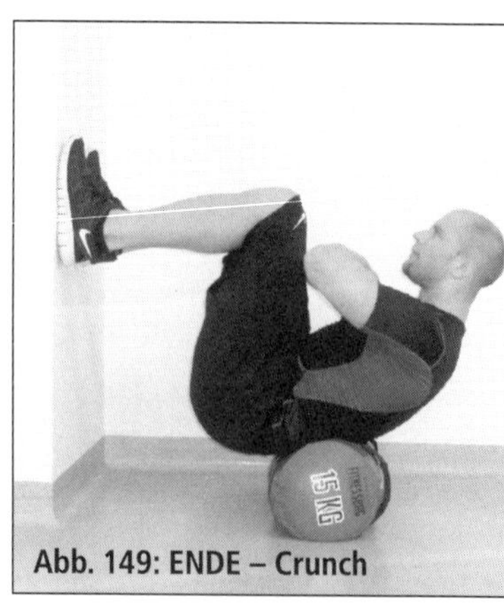

Abb. 149: ENDE – Crunch

Tafel 53 Intensivtechnik Hyperlordose II

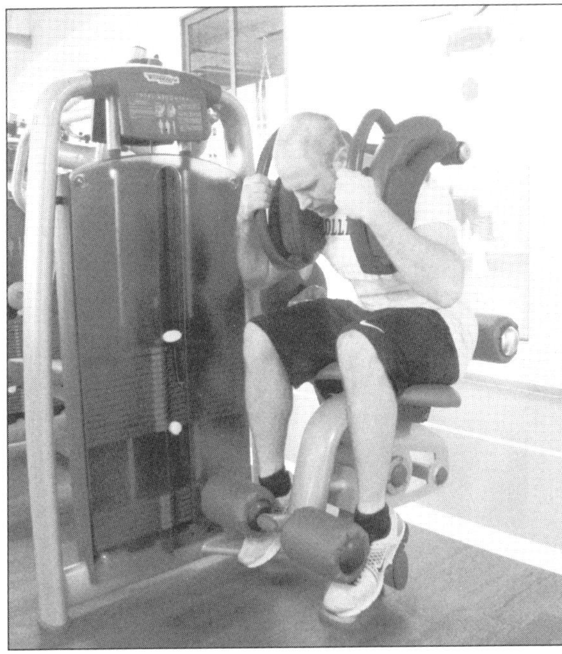

Abb. 150: Bauchmaschine mit Lordosenstütze, die eine Überdehnung zu Beginn der Crunchbewegung erlaubt

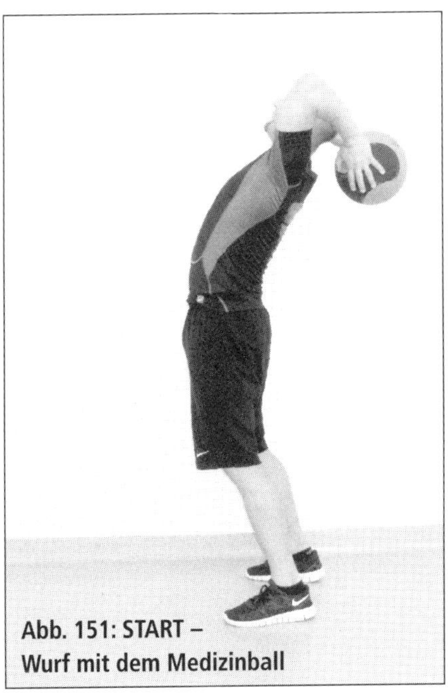

Abb. 151: START – Wurf mit dem Medizinball

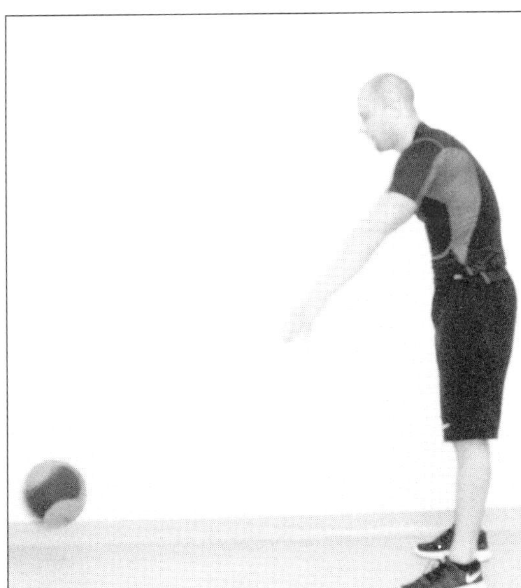

Abb. 152: ENDE – Wurf mit dem Medizinball

Die Bewegungsgeschwindigkeit sollte dabei nicht gesteigert werden. Halten Sie sich auch bei dieser Übung an die Drei-Sekunden-Regel, dann liegen Sie goldrichtig.

Crunches können durchaus auf weichen, runden Hilfsobjekten ausgeführt werden. Im Abschnitt über die Crunch-Varianten wurde bereits die Möglichkeit beschrieben, Crunches auf einem Gymnastikball durchzuführen. Sie können aber auch andere Objekte nutzen, wie z.B. einen Sandsack (Abb. 146 und 147 sowie Abb. 148 und 149) oder eine Trainingsbank mit Lordosekissen (siehe Abb. 114 und 115). Wählen Sie dabei gepolsterte Auflageflächen, damit es nicht unangenehm wird, darauf zu liegen. Ein zu weicher Untergrund jedoch wird die Technik verfälschen. Sie können dann kaum den vollen Bewegungsumfang ausnutzen.

Auch Würfe mit dem Medizinball (Abb. 151 und 152) eignen sich vorzüglich, um den Bauch zu trainieren. Ein klassischer Einwurf im Fußball setzt genau diese Lordosetechnik voraus, um den Ball maximal zu beschleunigen und weit zu werfen. Die Vorspannung, die dabei während der überstreckten Oberkörperposition aufgebaut wird, entlädt sich über den sog. Staircase-Effekt, auch »kinematische Kette« genannt. Dies können Sie für das Bauchtraining nutzen. Dazu müssen Sie nicht zwingend einen Fußball nehmen, der ist ohnehin sehr leicht. Wählen Sie statt dessen einen Medizinball, um den Widerstand zu erhöhen. Lehnen Sie sich weit zurück und werfen Sie den Medizinball schnellkräftig nach vorne oben. Sie führen die Bewegung demnach nicht so langsam aus, wie andere Bauchübungen, sondern schnell. Auch schnellkräftige Übungen bauen die Bauchmuskulatur auf. Zwar nicht so zügig wie die langsame Bewegung. Dafür kann man bei dieser Übung jedoch mit der Lordosetechnik arbeiten und erhält eine willkommene Abwechslung im Training.

In einigen Bauchmaschinen (Abb. 150) starten Sie aus einer leicht lordisierten Position. In diesem Fall ist die Position nicht gefährlich, da man bewusst die Bauchmuskeln aktivieren wird. So wird die Wirbelsäule entlastet, es kommt nicht zu Verletzungen oder Schmerzen. Versuchen Sie, auch bei diesen Bauchmaschinen das Becken so schnell wie möglich in eine aufrechte Position zu bringen. Wenn Sie in die Hohlkreuzposition kommen, dann lassen Sie es zu, ohne das Becken übermäßig zu kippen.

*

5. Trainingsplanung

5.1 Funktionelle und isolierte Bauchmuskelübungen

Bis hierher wurden die Bauchübungen gemäß ihrer Ausführung beschrieben. Wenn man sich überlegt, dass der Körper kein Roboter ist, sondern sich in alle Richtungen bewegen kann, ist es die Überlegung wert, einige der hier vorgestellten Bewegungen miteinander zu verbinden. So müsste man nicht darüber nachdenken, ob man vielleicht Zeit für das Training der seitlichen Bauchmuskeln hat, sondern kann mit nur einer Bewegung alle Teile der Bauchmuskulatur ansprechen.

Dies ist im Rahmen von modernen funktionellen Kraftübungen auch so vorgesehen. Das Training orientiert sich daran, welche Körperbewegungen möglich sind. Es wird im Hinblick auf alltags- und sportartspezifische Bewegungen trainiert und nicht nur die einzelnen Muskeln je nach Verteilung am Körper. Dieser Ansatz erlaubt es, in kurzer Zeit viele Muskelgruppen zu trainieren, um sicherer im Alltag und erfolgreicher im Sport zu werden. Allerdings hat es einen Nachteil: Die komplexen Bewegungen können nicht immer gegen hohe Widerstände bzw. mit viel Gewicht durchgeführt werden. Die Scherkräfte, die auf den Körper wirken würden, belasten die Wirbelsäule und andere Gelenke zu stark. Da hohe Gewichte aber ein wichtiger Maßstab für den schnellen Aufbau eines Sixpacks sind, ist es ratsam, sowohl funktionelle als auch konventionelle Bauchübungen in das Training einfließen zu lassen.

Eine strikte Unterscheidung zwischen konventionellen bzw. isolierten auf der einen und funktionellen Übungen auf der anderen Seite gibt es nicht. Daher unterscheide ich vor allem zwischen isolierten Bauchübungen, die vorrangig auf die Bauchmuskeln wirken, und komplexen Übungen, die neben der Bauchmuskulatur weitere Muskeln aktivieren. Im weiteren Verlauf dieses Kapitels werden Trainingspläne vorgestellt, die beide Arten von Übungen einbeziehen.

Versuchen Sie mit Hilfe dieser Beispiele, eigene Trainingspläne zu erstellen, um isolierte Übungen mit hohen Gewichten und funktionelle Übungen, die mehrere Muskelgruppen ansprechen, zu gleichen Teilen in das Training einzubeziehen. Zum Beispiel zwei isolierte Bauchmuskelübungen, wie den Crunch mit ausgestreckten Armen hinter dem Kopf auf einem Gymnastikball und hängendes Beinheben sowie zwei funktionelle Bauchmuskelübungen, wie etwa einen Crunch im Sling-Trainer und eine Planke.

Isolierte und komplexe Bauchübungen

Isolierte Bauchübungen
- Crunchvarianten
- Beckenheben liegend oder hängend

Komplexe Bauchübungen
- Stützvarianten vorlings und seitwärts
- Rotierende Bauchmuskelübungen

5.2 Sätze und Pausen beim Sixpack-Training

Ein Satz ist beendet, wenn eine Bauchmuskelübung nach der letzten Wiederholung beendet ist. Zwei Sätze Crunches auszuführen bedeutet also, zwölf Wiederholungen derselben Bewegung (z.B. Crunch) hintereinander durchführen, eine kleine Pause einzulegen, und noch einmal zwölf Wiederholungen derselben Bewegung anzuschließen. Nun sind zwei Sätze vollendet. Die zweimalige Wiederholungszahl »zwölf« dient nur als Beispiel. Die Sätze können auch mit unterschiedlichen Wiederholungszahlen ausgeführt werden.

Wenn Sie sich jetzt fragen, ob man von diesen Sätzen sehr viele ausführen muss, um sicherzugehen, für den Bauch genug getan zu haben – das ist falsch gedacht. Wie schon erwähnt, bedarf der Bauch nur einer Reiz*setzung*, um zu wachsen. Jegliche weitere Form des Trainings mündet schnell ins Übertraining. Das bedeutet, dass der anabole (muskelaufbauende) Effekt verloren geht und sogar in einen katabolen (muskelabbauenden) Zustand umschlagen kann.

Es gibt viele Leute, die sich unglaublich abmühen und ihren Bauch z.B. mit zwanzig Sätzen und mehr förmlich vernichten. Das ist zu viel und kontraproduktiv! Trainieren Sie lieber intelligent – zwei Sätze pro Übung reichen eigentlich aus. Natürlich dürfen es hier und da etwas mehr sein, das kommt natürlich auch auf die individuellen Gegebenheiten des Athleten und seinen aktuellen Trainingsstatus an. Ihnen sollte aber klar werden: Fünf Sätze pro Übung sind zu viel.

Es gibt unzählige Studien, die belegen, dass drei Sätze zu einem messbaren Muskelwachstum führen. Verglichen wurde dies mit Gruppen, die nur einen Satz, zwei oder mehr als drei ausführten. Die Ergebnisse, egal bei welcher Muskelgruppe, belegen, dass drei Sätze pro Übung einen deutlichen Reiz für das Muskelwachstum setzen. Bei einem Satz passiert meist nichts. Zwei Sätze reichen manchmal aus, zuweilen aber auch nicht. Bei drei Sätzen aber konnte immer ein signifikanter Anstieg der Kraft bei entsprechenden Muskelleistungstests festgestellt werden. Höhere Satzzahlen funktionieren auch, erhöhen aber die Gefahr für Übertraining und kosten einfach Zeit, ohne signifikant mehr Kraft oder Masse gebracht zu haben.

Führen Sie daher immer mindestens zwei Sätze pro Übung aus! Trainieren wir dann mit drei Übungen in einem Programm, ergeben sich sechs Sätze. Merken Sie sich die Untergrenze von sechs Sätzen pro Training. Maximal würden in dieser Konstellation dann neun Sätze möglich sein, doch das ist für die Bauchmuskeln bereits sehr viel. Ich führe diese Ober- und Untergrenzen an, weil das Training nicht von einem Roboter ausgeführt wird, sondern von Ihnen, einem Menschen. Es gibt Situationen, in denen man die Trainingszeit einschränken muss, ja man sich zum Ende hin, wenn gewöhnlich das Bauchtraining ansteht, vielleicht sogar beeilen muss. Doch selbst dann sollten Sie versuchen, noch sechs Sätze Bauchtraining als Mindestanzahl auszuführen.

Die Pausen zwischen den Sätzen sollten nicht länger als 60 Sekunden betragen. Krafttraining bedeutet, dass die Muskulatur anaerobe Arbeit, also ohne Sauerstoff, verrichtet. Ohne Sauerstoffzufuhr steht dem Körper weniger Energie zur Verfügung, deshalb macht er schneller schlapp. Man kann eben nur ein bestimmtes Maß an Sauerstoff einatmen und verarbeiten. Muss Energie über dieses Maß hinaus bereitgestellt werden, gibt es Alternativprozesse, die ohne Sauerstoff stattfinden. Diese anaerobe Energie ist zwar zügig verfügbar, aber auch schnell erschöpft.

Die Energieproduktion mit Sauerstoffanteil dauert länger. Daher ist aerobe Energiebereitstellung (mit Sauerstoff) nur bei weniger anstrengenden Bewegungen möglich. Das kann man leicht nachvollziehen: Wenn Sie einmal 30 Sekunden langsam joggen, werden Sie merken, dass es nicht wirklich anstrengend wurde. Führen Sie jedoch 30 Sekunden Liegestütze aus, werden Sie sich erschöpft und außer Atem fühlen.

Beispiel für zwei Supersätze

1. Supersatz
- 12 Wdh. Kniebeuge, *direkt gefolgt von*
- 12 Wdh. Crunch

Satzpause

2. Supersatz
- 12 Wdh. Kniebeuge, *direkt gefolgt von*
- 12 Wdh. Crunch

Die Pause zwischen den Sätzen ist nötig, damit die Energiespeicher ein wenig Zeit bekommen, um sich teilweise wieder aufzufüllen. Erst dann sind Sie in der Lage, weitere anstrengende Sätze anzuschließen. Sind die Satzpausen zu kurz, kann man sich zwar auch bewegen, aber Sie werden nicht allzu leistungsfähig sein. Ergo setzen Sie keinen überschwelligen Reiz, der die Muskulatur zum Wachsen zwingt.

5.3 Supersätze

Ich gestalte das Krafttraining meiner Klienten gern nach dem Supersatz-Prinzip, weil man so in kürzerer Zeit effektiv trainieren kann. Doch auch wenn Sie Ihre Bauchmuskeln allein trainieren, pausieren Sie zwischen den Sätzen maximal eine Minute. Trainieren Sie aber nicht nur die Bauchmuskeln, sondern auch andere Muskelgruppen, können Sie das Bauchtraining zwischen den Sätzen der anderen Übungen durchführen; auch dies entspricht dem Supersatz-Prinzip. Man könnte z.B. als Supersatz zwölf Wiederholungen Kniebeugen ausführen und direkt danach zwölf Wiederholungen Crunches anfügen. Erst dann wird eine Pause eingelegt, nach der ein weiterer Supersatz folgt.

Die Satzpausen folgen also erst nach zwei Übungen, die unmittelbar hintereinander ausgeführt werden. Nach einem anstrengenden Supersatz darf die Pausenzeit auch etwas verlängert werden. Da ein Training mit Supersätzen sehr effizient und auch im Hinblick auf das Sixpack sinnvoll ist, können Sie dies in Kauf nehmen. Supersätze sind für Anfänger recht anstrengend, doch sollten auch sie versuchen, so bald wie möglich einen oder zwei davon in das Training einzubauen. So bleibt nicht nur der Stoffwechsel auf Trab, wodurch mehr Kalorien verbrannt werden. Sie sparen zudem auch kostbare Zeit!

Es kommt nicht selten vor, dass die Kräfte für ein Gewichttraining falsch eingeschätzt werden. Dann lässt man gern einige Übungen am Ende des Trainings aus. Wenn das Bauchtraining am Schluß der Trainingseinheit dann ausfällt, ist das für unser Ziel, ein Sixpack zu bekommen, nicht förderlich. Der innere Schweinehund hat leider häufig eine Ausrede parat, um dieses Verhalten zu rechtfertigen: »Ich muss noch einkaufen gehen...«, »Ich habe heute schon genug getan...«, »Ach, diese Übung mache ich einfach morgen...« usw. Wenn auch Sie öfter in Zeitnot geraten oder dazu neigen, Ihre Kräfte zu überschätzen, beugen Sie vor und entscheiden Sie sich für ein Supersatz-System, bei dem die Bauchübungen mit anderen Kraftsportübungen kombiniert werden. So schaffen Sie nicht nur mehr Übungen in der gleichen Zeit, sondern verhindern auch, das Bauchtraining ausfallen zu lassen. Obendrein sorgen Sie mit dem Training des ganzen Körpers für gesteigertes Muskelwachstum und einen erhöhten Hormonschub nach dem Training. Nicht zu vergessen den verstärkten Kalorienverbrauch, der bis zu 48 Stunden anhalten kann. Besser geht es nicht!

5.4 Bauchmuskel-Trainingspläne

Auf der Basis der bisher vorgestellten Grundsätze möchte ich Ihnen nun Beispiele für Sixpack-Trainingspläne zeigen. Ein einfaches Bauchprogramm für Anfänger und Kraftsportler, die sich den Bauchmuskeln erstmals mit korrekter Tech-

Tab. 1 Basic-Bauchprogramm für alle Leistungsstufen

Übung	Wiederholungen bzw. Zeit	Sätze
• Crunch in Rückenlage und wechselnden Beinbelastungen (von leicht zu schwer)	12 Wdh.	3
• Planke	30-60 Sek.	2
• Reverse Crunch (mit Schräglehne und liegend)	12 Wdh.	2

nik widmen möchten, zeigt Tabelle 1. Das ist mein persönlicher Favorit; ich setze es bei fast allen meinen Klienten ein.

Wenn Ihnen dieses Basic-Bauchprogramm zu wenig ambitioniert erscheint, dann freuen Sie sich über die Erkenntnis, dass Sie bisher auf dem Pfad der Ineffektivität schritten. Täuschen Sie sich nicht, schon mit diesem Plan müssen Sie Vollgas geben! Mit hoher Intensität und korrekter Technik werden Sie Ihre Bauchmuskulatur in kürzester Zeit zum Wachsen bringen. Außerdem bieten die vielen Variationsmöglichkeiten genügend Abwechslung: Allein die drei hier vorgestellten Übungen lassen sich in 30 verschiedenen Ausführungen trainieren. Da kommt bestimmt keine Langweile auf!

Weitere Bauchprogramme für den alleinigen Einsatz oder in Verbindung mit einem eigenen Trainingsplan für den gesamten Körper finden Sie in den Tabellen 2 (Anfänger), 3 (Fortge-

Tab. 2 Bauchprogramm für Anfänger

Übung	Wiederholungen bzw. Zeit	Sätze
• **Crunch mit aufgestellten Beinen** (verschiedene Armhaltungen von leicht zu schwer, z.B. ein Satz mit den Armen seitlich, ein Satz mit den Armen vor der Brust verschränkt und einer mit den Fäusten am Kopf)	10-15 Wdh.	2
• **Liegestütz** (ein Satz mit gebeugten Armen in tiefer Position, ein Satz in Ausgangsstellung mit gestreckten Armen)	30-60 Sek.	2
• **Bauchmaschine nach Wahl**	10-15 Wdh.	2

Tab. 3 Bauchprogramm für Fortgeschrittene

Übung	Wiederholungen bzw. Zeit	Sätze
• **Crunch mit Beinen im 90-Grad-Winkel und gebeugten Knien** (verschied. Armhaltungen von leicht zu schwer, z.B. Arme vor der Brust verschränkt, Fäuste am Kopf und Arme gestreckt hinter dem Kopf)	8-12 Wdh.	3
• **Planke** (mit wechselnden Arm- und Beinhaltungen, z.B. ein Satz mit einem Bein angewinkelt, ein Satz mit einem Arm und einem Bein angehoben etc.)	45 Sek.	2
• **Beinheben im Barrenstütz** oder **Reverse Crunch** (Arme neben dem Körper oder Hände hinter dem Kopf)	8-12 Wdh.	3

Tab. 4 Bauchprogramm für Profis

Übung	Wiederholungen bzw. Zeit	Sätze
• **Crunch mit angehobenen, gestreckten Beinen** (verschiedene Armhaltungen, von leicht zu schwer; z.B. Arme seitlich, Fäuste am Kopf oder Arme gestreckt über dem Kopf) oder **Crunch mit Rotation** (verschiedene Ausführungen, z.B. Füße aufgesetzt und Arme vor der Brust, Beine angehoben mit gebeugten Knien, Fäuste am Kopf etc.)	8-12 Wdh.	3
• **Seitstütz** (von leicht zu schwer, z.B. Seitstütz mittelschwer und schwer) oder **Cable Crunch**.	60 Sek./15 Wdh.	2
• **Beckenaufrollen, hängend in Armschlaufen** oder **Beinheben im Barrenstütz**	8-12 Wdh.	2
• **Crunch in Liegestützposition mit dem Sling-Trainer** oder **Klappmesser mit dem Bauchrad** (hier wechseln zwischen der Variante mit dem Rad an den Händen und an den Füßen)	5 Wdh.	2

schrittene) und 4 (Profis). Sie sollten versuchen, nie zwei gleiche Sätze hintereinander auszuführen. Der Schwerpunkt dieser Bauchprogramme liegt auf dem ständigen Wechsel; das erschwert die Gewöhnung und sorgt für schnelle Fortschritte.

5.5 Ganzkörper-Krafttraining

Sofern Sie sich entschieden haben, für schnellere Erfolge den ganzen Körper zu trainieren, möchte ich Ihnen dafür weitere Trainingspläne anbieten. Ich setze dabei fast ausschließlich auf Grundübungen, um so viele Muskeln wie möglich zu fordern. Obendrein bevorzuge ich Supersätze,

Tab. 5 Trainingsplan I für Anfänger (3x pro Woche, nur Krafttraining)

Übung	**Wiederholungen bzw. Zeit**	**Sätze**
Allgemeines Aufwärmen	7-10 Min.	
1. Supersatz		3
• Kniebeuge mit Gymnastikball in Hochhalte	15 Wdh.	
direkt gefolgt von		
• Planke	30 Sek.	
2. Supersatz		2
• Ausfallschritt mit Medizinball über Kopf gehalten (je 10 Schritte vor mit dem linken und dem rechten Fuß)	20 Wdh.	
direkt gefolgt von		
• Liegestütz	15 Wdh.	
3. Supersatz		2
• Butterfly-Maschine	12 Wdh.	
direkt gefolgt von		
• Bauchmaschine	12 Wdh.	
4. Supersatz		3
• Klimmzug oder Latzug	12 Wdh.	
direkt gefolgt von		
• Brücke	12 Wdh.	
5. Supersatz		3
• Rudern sitzend	12 Wdh.	
direkt gefolgt von		
• Oberkörper und Beine anheben in Bauchlage	45 Sek.	
Abwärmen	7-10 Min.	

um die Intensität zu steigern und die Pulsrate hochzuhalten. Als Anfänger sollte man langsam in dieses Training einsteigen und die Geschwindigkeit mit jeder Trainingseinheit erhöhen. Der Trainingsplan I für Anfänger setzt dreimal wöchentliches Krafttraining voraus; in der Varian-

Tab. 6 Trainingsplan II für Anfänger (3x pro Woche Krafttraining, 2x Ausdauersport)

Übung	Wiederholungen bzw. Zeit	Sätze
Allgemeines Aufwärmen	10 Min.	
1. Supersatz		3
• Kniebeuge mit Kurzhanteln	12 Wdh.	
direkt gefolgt von		
• Crunches (mit wechselnden Beinbelastungen von leicht zu schwer)	12 Wdh.	
2. Supersatz		2
• Ausfallschritt mit Kurzhanteln (6 mit jedem Bein)	12 Wdh.	
direkt gefolgt von		
• Planke	30 Sek.	
3. Supersatz		2
• Bankdrücken	12 Wdh.	
direkt gefolgt von		
• Reverse Crunches (ggf. mit schräger Lehne)	12 Wdh.	
4. Supersatz		3
• Liegestütz im Sling-Trainer	12 Wdh.	
direkt gefolgt von		
• Hyperextension	12 Wdh.	
5. Supersatz		3
• Klimmzug oder Latzug	12 Wdh.	
in den Satzpausen		
• Dehnen der Beinmuskulatur	30 Sek. pro Seite	
6. Supersatz		3
• Rudern vorgebeugt oder sitzend	12 Wdh.	
in den Satzpausen		
• Dehnen der Oberkörpermuskulatur	60 Sek. insgesamt	
Abwärmen	10 Min.	

te II in Verbindung mit zweimaligem Ausdauersport. Beim Programm I sind die Übungen recht leicht gewählt, beim Programm II kommen immerhin schon Gewichte zum Einsatz.

Die Ganzkörper-Trainingspläne für Fortgeschrittene fordern den Einsatz von Langhanteln bei den schweren Kraftübungen wie Kreuzheben, Kniebeugen und Ausfallschritten. Vor allem Kniebeugen und Ausfallschritte stellen mit dem Gewicht auf den Schultern deutlich höhere Anforderungen an die Koordination. Beginnen Sie daher mit wenig Gewicht und erhöhen Sie erst, wenn Sie die Bewegung sicher beherrschen. Starten Sie auch zunächst mit längeren Pausen

Tab. 7 Trainingsplan I für Fortgeschrittene (3-4x pro Woche Krafttraining, Ausdauersport nach Belieben)

Übung	Wiederholungen bzw. Zeit	Sätze
Allgemeines Aufwärmen	10 Min.	
1. Supersatz		3
• Kettlebell Swing oder Frontheben, beidarmig	20 Wdh.	
direkt gefolgt von		
• Planke am Sling-Trainer	30 Sek.	
2. Supersatz		3
• Kniebeugen mit der Langhantel	15 Wdh.	
direkt gefolgt von		
• Schulterdrücken stehend	10 Wdh.	
3. Supersatz		2
• Step Up (Kastenaufsteigen mit einem Bein) mit Kurzhanteln	12 Wdh.	
direkt gefolgt von		
• Crunch auf dem Gymnastikball mit aufgestellten Beinen	12 Wdh.	
4. Supersatz		3
• Kreuzheben	12 Wdh.	
direkt gefolgt von		
• Brücke	15 Wdh.	
5. Supersatz		2
• Rudern vorgebeugt	12 Wdh.	
direkt gefolgt von		
• Sling-Trainer Liegestütze	15 Wdh.	
Abwärmen	10 Min.	

zwischen den Supersätzen, bis Sie die erhöhten Anforderungen hinsichtlich der Gewichte und der Übungen bewältigen. Wenn Sie sich an die Belastung gewöhnt haben, verkürzen Sie die Pausen zwischen den Supersätzen immer mehr, um die Intensität zu erhöhen. Das Gewicht bei einem Satz sollten Sie erst steigern, wenn Ihnen drei saubere Wiederholungen mehr gelingen als gefordert.

Die Ganzkörper-Trainingspläne für Profis vereinen jeweils die schwersten Übungen in einer Trainingseinheit und stellen hohe Ansprüche an Ausdauer und Kraft. Daher erfordern sie ein gründliches Aufwärmen, das nach dem un-

Tab. 8 Trainingsplan II für Fortgeschrittene (3-4x pro Woche Krafttraining, Ausdauersport nach Belieben)

Übung	Wiederholungen bzw. Zeit	Sätze
Allgemeines Aufwärmen	10 Min.	
1. Supersatz		3
• Ausfallschritt mit der Langhantel (je 10 Schritte vor mit dem linken und dem rechten Fuß)	20 Wdh.	
direkt gefolgt von		
• Crunch auf Sandsack, Füße aufgestellt	12 Wdh.	
2. Supersatz		3
• Sumo-Kniebeugen (tief mit weitem Stand)	10 Wdh.	
direkt gefolgt von		
• Beinheben im Barrenstütz	12 Wdh.	
3. Supersatz		3
• Bankdrücken mit Kurzhanteln	12 Wdh.	
direkt gefolgt von		
• Curl mit der Langhantel	20 Wdh.	
4. Supersatz		2
• Liegestütz mit erhöhten Beinen	12 Wdh.	
direkt gefolgt von		
• Brücke	15 Wdh.	
5. Supersatz		3
• Klimmzug weit	bis Muskelversagen	
direkt gefolgt von		
• Schulterdrücken mit Kurzhanteln	12 Wdh.	
Abwärmen	10 Min.	

Tab. 9 Trainingsplan I für Profis (3x pro Woche Krafttraining, 3x Ausdauersport)

Übung	Wiederholungen bzw. Zeit	Sätze
Gründliches Aufwärmen (10 Min. allgemeines Aufwärmen und 10 Min. spezifisches Aufwärmen, hin zu Schnellkraftbelastungen bzw. Belastungen mit hohen Gewichten.	20 Min.	
1. Satz		3
• Umsetzen und Drücken	6-8 Wdh.	
2. Supersatz		3
• Kniebeugen (Explosivkraft)	7 Wdh.	
direkt gefolgt von		
• Klappmesser (Jacknife) mit dem Bauchrad	3 Wdh.	
3. Supersatz		3
• Bankdrücken	10 Wdh.	
direkt gefolgt von		
• Crunch auf dem Gymnastikball mit angehobenen Beinen und gebeugten Knien	10-12 Wdh.	
4. Supersatz		2
• Klimmzug	bis Muskelversagen	
direkt gefolgt von		
• Planke mit den Händen auf Griffstützen und den Füßen auf dem Trainingsball	60 Sek.	
5. Supersatz		2
• Liegestütz, Anhocken und Sprung mit Armen über Kopf (Burpie)	15 Wdh.	
direkt gefolgt von		
• Rudern vorgebeugt	15 Wdh.	
6. Supersatz		3
• Hyperextensionen	15 Wdh.	
direkt gefolgt von		
• Dehnen (Extremitäten und Rumpfmuskulatur)	60 Sek.	

Tab. 10 Trainingsplan II für Profis (3x pro Woche Krafttraining, 3x Ausdauersport)

Übung	Wiederholungen bzw. Zeit	Sätze
Gründliches Aufwärmen (10 Min. allgemeines Aufwärmen und 10 Min. spezifisches Aufwärmen, hin zu Schnellkraftbelastungen bzw. Belastungen mit hohen Gewichten.	20 Min.	
1. Satz		3
• Kniebeuge mit der Langhantel (schwer)	6-8 Wdh.	
2. Supersatz		3
• Kreuzheben (mittelschwer)	12-14 Wdh.	
direkt gefolgt von		
• Crunch seitlich mit dem Sling-Trainer	10 Wdh.	
3. Supersatz		3
• Dips	12 Wdh.	
direkt gefolgt von		
• Klappmesser (Jacknife) mit dem Sling-Trainer, ein Bein angehoben	10 Wdh.	
4. Supersatz		2
• Rudern vorgebeugt (schwer)	8 Wdh.	
direkt gefolgt von		
• Planke, ein Arm und ein Bein angehoben	60 Sek.	
5. Supersatz		2
• Liegestütz, Anhocken und Sprung mit Armen über Kopf (Burpie)	15 Wdh.	
direkt gefolgt von		
• Seitheben	15 Wdh.	
6. Supersatz		3
• Hyperextensionen	15 Wdh.	
direkt gefolgt von		
• Dehnen (Extremitäten und Rumpfmuskulatur)	60 Sek.	

spezifischen, generellen Aufwärmen übergeht zu ersten leichten Sätzen und sogar einigen schweren Wiederholungen, um den Körper optimal auf die Belastung vorzubereiten. Sie sollten diese Zeit unbedingt investieren, dann gelingen Ihnen die Supersätze deutlich besser. Starten Sie auch hier wieder mit längeren Pausen zwischen den Supersätzen, die Sie mit zunehmender Gewöhnung verkürzen, um die Intensität zu steigern. Für die Gewichtsteigerung gilt dasselbe, wie zuvor erwähnt.

Die Profi-Pläne fordern die Erholungsfähigkeit des Körpers besonders stark. Achten Sie daher auf Anzeichen von Übertraining, besonders, wenn Sie zusätzlich noch viel Ausdauersport treiben. Sollten Sie sich überlastet fühlen, treten Sie etwas kürzer, indem Sie z.B. nur noch zwei Krafttrainingseinheiten pro Woche ausführen oder den Ausdauersport einschränken.

5.6 Sixpack-Zirkeltraining

Eine weitere Trainingsmöglichkeit ist das Durchlaufen eines Zirkels. Dabei gehen Sie mit hohem Tempo von Übung zu Übung und halten so den Puls und damit den Stoffwechsel auf Trab. Das Training ist abwechslungsreich und ähnelt Cross-Fit-Trainingseinheiten. Leider ist ein Zirkeltraining nicht in jedem Fitness-Studio umsetzbar. Das größte Problem liegt häufig darin, dass die Geräte und Hantelbänke frei sein müssen, um Wartezeiten zu vermeiden. Mit etwas Geschick lässt sich aber auch in einem gut besuchten Studio ein Zirkel trainieren.

Wenn Sie einen solchen Sixpack-Zirkel selbst planen, sollten Sie einige Grundsätze beachten. Sie müssen alle Muskelgruppen mit einbeziehen. Auch wenn man ein Zirkeltraining mit dem Schwerpunkt »Rumpf« plant, ist es ratsam, den Rest des Körpers einzubeziehen. Das Trainieren großer Muskelgruppen fördert die vermehrte Ausschüttung muskelaufbauender Hormone. Daher sind Kniebeuge und Liegestütz ebenso sinnvolle Übungen für den Aufbau eines Sixpacks, wie Crunches auf einem Pezziball oder hängendes Aufrollen der Hüfte.

Optimal ist ein ständiger Wechsel von Kraft- und Koordinations- bzw. Konditionsübungen, d.h. nach einer Kraftübung (z.B. Kniebeuge) sollte zunächst eine ausdauer- oder koordinationslastige Übung (z.B. Sprünge über Hürden) folgen. Moderne Fitness-Studios setzen immer mehr auf funktionales Training und »Cross-Fit« und schaffen dafür extra Freiflächen, auf denen kreative Übungen wie Ausfallschritte durch den Raum, Sprünge über Hürden oder gar kurze Sprints durchgeführt werden können.

Ein Zirkeldurchgang sollte nicht länger als 3-5 Minuten dauern. Je länger ein Zirkel dauert, desto weniger Kraft haben Sie. Deshalb sollte der Parcours nicht allzu lang sein, damit die Übungen zum Schluss auch noch mit guter Intensität ausgeführt werden können. Gehen Sie dafür lieber öfter durch einen aufgebauten Zirkel. Vier oder fünf Runden mit ca. zwei Minuten Pause nach jedem Durchgang sind gute Richtwerte. Mit dem Aufwärmen, dem Auf- und Abbau eines Zirkels sowie dem Abwärmen liegt man dann bei ca. 45 Minuten Trainingszeit.

Legen Sie die anspruchsvollsten Übungen an den Beginn des Zirkels und die einfachsten an den Schluss. Sprinten, Springen und Kraftübungen mit hohen Gewichten zählen zu den schweren Übungen, die an den Beginn eines Zirkels gelegt werden sollten. Für Kniebeugen mit Gewicht braucht man mehr Kraft als für Klimmzüge, da mehr Muskeln an der Bewegung beteiligt sind. Außerdem ist es gefährlicher, wenn man aufgrund von Müdigkeit die Technik bei Kniebeugen verfälscht, als bei Klimmzügen. Schließlich kann man bei Klimmzügen die Stange einfach loslassen, wenn die Kraft nicht mehr reicht. Bei Kniebeugen kann man sich vielleicht trotz schlechter Technik noch irgendwie bewegen und den Satz abschließen, was allerdings die Verletzungsgefahr deutlich erhöht.

Tab. 11 Trainingsplan Zirkeltraining

Allgemeines Aufwärmen und Vorbereiten der Gerätschaften: Blöcke/Kästen und Hürden aufstellen, Hanteln beladen bzw. bereitlegen, Sling-Trainer anbringen etc.

Übungen Zirkeltraining (ohne Pause hintereinander ausführen, erst dann pausieren. Mindestens vier Zirkel pro Trainingseinheit durchführen.)	**Wiederholungen bzw. Zeit**
• Drop Jump (von einem ca. 30 cm hohen Kasten herunterspringen, in die Kniebeuge gehen und mit geschlossenen Beinen wieder aufspringen)	1 Wdh.
direkt gefolgt von	
• Sprint 15 Meter	1 Wdh.
• Kettlebell Lateral Swings oder Seitheben beidarmig	12 Wdh.
• Koordinationsleiter (oder 10 auf dem Boden aufgemalte Felder): Zwei Schritte vor, einen zurück bei 2 Fußkontakten pro Feld; hohes Tempo	1 Durchlauf
• Kniebeuge mit der Langhantel	6 Wdh.
Gewicht reduzieren, dann sofort anschließen	
• Schulterdrücken über Kopf	6 Wdh.
• Tappings (Fußspitzen abwechselnd aufsetzen) auf der Step-Stufe (oder einer Treppenstufe)	100 Wdh.
• Liegestütz mit den Händen im Sling-Trainer und den Füßen auf einem Trainingsball	7 Wdh.
direkt gefolgt von	
• Crunch mit den Händen im Sling-Trainer und den Füßen auf einem Trainingsball	7 Wdh.
• Seitwärtsgalopp (siehe Seite 125) mit Richtungswechsel, jeweils 5 m	8 Wdh.
• Rope Training (Hochschleudern eines 5 m langen Seils mit gestreckten Armen) oder Seitheben beidarmig	20 Wdh.
• Schluss-Sprung (mit geschlossenen Beinen) über 10 Hürden	1 Durchgang
• Klimmzüge weit	bis Muskelversagen
• Kastenaufsprünge mit Theraband als Widerstand	7 Wdh.
• Planke mit Füßen auf dem Bosu-Block oder einer Bank	60 Sek.

5.7 Muskelkater

Dass die Technik den Erfolg beim Bauchtraining ausmacht wurde hier bereits dargestellt. Doch immer wieder kommt bei meinen Klienten das Thema Muskelkater auf. Denn wenn man keinen Muskelkater hat, bringt das Training nichts – so meinen jedenfalls viele Leute.

Muskelkater wird in der englischen Fachliteratur als »delayed onset muscle soreness«, oder abgekürzt DOMS, bezeichnet, also »verspätet einsetzender Muskelschmerz«. Der englische Begriff trifft in meinen Augen eher zu als sein deutsches Pendant »Muskelkater«. Jeder kennt schließlich das Gefühl, wenn die Muskeln bei jeder Bewegung leicht ziehen und schmerzen. Wie kommt man auf die Idee, dieses Gefühl »Kater« zu nennen? Vielleicht, weil die Muskeln erschöpft sind, wie der Organismus nach einer langen Nacht mit Alkohol.

Entscheidend ist aber der Ansatz, den Begriff »delayed«, also »verspätet«, zu nennen. Das ist genau, was der Muskelkater macht. Er tritt nicht schon während des Trainings ein, sondern meistens einen bis zwei Tage später. Muskelkater ist aber kein Indiz dafür, dass man effektiv trainiert hat. Es sind Schmerzen (engl. »soreness«), hervorgerufen durch mikroskopisch kleine Risse in der Muskulatur. Dies kann aber auch passieren, wenn man ein langes und intensives Dehnen absolviert, ohne dass dadurch Muskelwachstum ausgelöst wird. Muskelkater setzt auch nach dem Joggen ein und dann kann man wohl kaum von einer Kraftsteigerung sprechen. Muskelkater bedeutet einfach, dass die Muskeln verletzt sind, nicht mehr.

Nach jeder Form von Gewichttraining, das einen überschwelligen Reiz setzt, geschieht ein eigentlich paradoxer Vorgang. Wir haben den Muskel angegriffen. Er erholt sich schnell und bereitet sich auf die nächste Überlastung vor, indem er die Muskelfasern leicht verdickt. Das ist Muskelwachstum! Dieser Vorgang geschieht im Körper über chemische Prozesse. Daran sind Hormone, die Inhaltsstoffe der Nahrung, Wasser, Enzyme und vieles mehr beteiligt. Es ist allerdings keine Voraussetzung für Muskelwachstum, dass der Muskel zunächst überlastet wurde. Muskelwachstum kann jederzeit passieren. So sieht man es auch jeden Tag bei Kindern. Sie wachsen und werden stärker – aber bekommen davon keinen Muskelkater.

Suchen Sie daher nicht nach Übungen, die Ihnen Muskelschmerzen zufügen, um das Gewissen zu beruhigen, sich wirklich angestrengt zu haben. Muskelkater ist kein Indiz für Muskelwachstum. Insbesondere bei fortgeschrittenen Athleten zählt diese Regel.

Beim Bauchtraining stellt sich Muskelkater vor allem durch Übungen wie Medizinballwürfe, Klappmesser- und Sling-Crunch-Übungen ein. Alle diese Übungen verstärken die exzentrische Phase beim Bauchtraining. Dabei werden die Muskeln in die Länge gezogen, bevor sie kontrahieren. Das führt zu besonders vielen Mikro-Verletzungen im Muskel und so zu verstärktem Muskelkater.

Wer Muskelkater eher vermeiden statt forcieren möchte, sollte auf gutes Aufwärmen setzen. Außerdem gibt es diverse Möglichkeiten, den zu erwartenden Muskelkater am Tag danach zu lindern: Aktives und passives Abwärmen direkt nach dem Training, sanfte Gymnastik am Tag danach oder passive Regenerationsmaßnahmen (Wärmekissen, Sauna, Wärmebad, warm duschen) am Tag nach dem Training.

Sanftes Training bzw. Gymnastik am Tag nach dem Training? Wird der Muskelkater damit nicht noch weiter verstärkt? Keineswegs, denn so wird die Durchblutung gefördert, die Muskeln werden gelockert und so wieder geschmeidiger. Der Nährstofftransport wird optimiert, was Ablagerungen in den verletzten Muskelzellen abtransportiert und »heilende« Nährstoffe anliefert. Sanfter Sport an schlimmen Muskelkatertagen ist sogar die beste Methode, um ihn los zu werden.

5.8 Aufwärmen für Höchstleistungen

Einer meiner Freunde ist Freizeitsportler, der dreimal wöchentlich Krafttraining betreibt. Er klagte längere Zeit über »stechende Schmerzen« im Schultergelenk, »genau beim Übergang vom Knochen zum weichen Teil«, wie er es beschrieb. Beim Bankdrücken mit der Langhantel setzte dieser Schmerz sofort ein und zwang ihn, die Übung zu beenden. Selbst geringe Gewichte lösten bereits Schmerzen aus.

Zusammen beschlossen wir, das Problem zu lösen. Dazu führte ich ihn zum Laufband, was er verwundert geschehen ließ. Wir blieben bei einem geringen Tempo und ließen im lockeren Trab zunächst die Schultern rückwärts kreisen. Die Arme hingen dabei locker an der Seite herunter. Dann wurde der linke Arm nach hinten rotiert, gefolgt vom rechten. Daran schloß sich die abwechselnde Vorwärtsrotation beider Arme an. Danach lief er ruhig weiter, allerdings mit einer für das Joggen atypischen Armbewegung: Normalerweise hält man die Ellbogen leicht gebeugt und schwingt die Arme in den Schultern mit. Er musste die Unterarme aber voll anwinkeln und strecken, d.h. er berührte seine Schulter mit der Hand und streckte dann den Arm wieder lang aus. So kommt es zu einer Bewegung im Ellbogengelenk, das sonst nahezu still gehalten wird beim Laufen.

Darauf folgte eine nicht einfache Übung, der sog. Seitgalopp. Das muss auf dem Laufband natürlich langsam (!) ausprobiert werden: Man dreht sich und schreitet seitwärts, mit etwas Übung schafft man es auch etwas schneller, bis hin zum »Galopp«. Zusätzlich werden die Arme schwungvoll über den Kopf gehoben und zurück Richtung der Beine geschwungen; die Bewegung ähnelt einem Hampelmann. Nachdem sich mein Freund wieder in Laufrichtung des Bandes gedreht hatte, um locker weiterzutraben, zeigte ich ihm noch, wie man die Handgelenke aufwärmt. Dafür schließt man die Hände zusammen, indem sich die Finger umeinander schlingen. Dann werden die Handgelenke gedreht, während die Ellbogen zum Boden zeigen. Häufig knackt es dabei leicht im Handgelenk, das ist aber nicht weiter schlimm.

Nach diesem sechsminütigen, allgemeinen Aufwärmen auf dem Laufband begannen wir, uns mit leichten Gewichten spezifisch aufzuwärmen. Es folgte Bankdrücken nur mit dem Gewicht der Hantelstange, gefolgt von Liegestützen mit dem eigenen Körpergewicht. Beim anschließenden Bankdrücken, auch mit höheren Gewichten, verspürte mein Freund keine Schulterschmerzen mehr.

Nicht immer sind solche Probleme auf ungenügendes Aufwärmen zurückzuführen, doch ein korrektes »Warmmachen« hilft, viele Schwierigkeiten schon im Ansatz zu vermeiden. Es dient nicht nur dazu, den Körper in eine optimale Leistungsbereitschaft zu versetzen, d.h. das Herz-Kreislaufsystem zu aktivieren, die Atmung zu verbessern und die Muskulatur zu durchbluten. Auch die Gelenke profitieren enorm vom korrekten Aufwärmen.

Da Sie auf dem Weg zum Sixpack optimalerweise nicht nur den Bauch, sondern den gesamten Körper trainieren sollten, ist ein gutes Aufwärmprogramm sehr zu empfehlen. Das lässt sich auch wissenschaftlich begründen.

»Aufwärmen« beschreibt tatsächlich einen Prozess, der zur Erhöhung der Körpertemperatur führt. Der Organismus arbeitet im normalen, wachen Zustand bei einer Temperatur von ca. 37 Grad Celsius. Das erlaubt ihm – ohne Belastung – ein Arbeiten »auf Sparflamme«. Doch erst bei einer durch Bewegung ausgelösten Temperatursteigerung auf ca. 38,5 Grad Celsius läuft die Enzymverarbeitung auf optimalem Niveau; das ist notwendig für eine hohe Leistungsbereitschaft. Außerdem fördert Bewegung die Durchblutung und steigert die Pulsfrequenz. Damit werden die beanspruchten Körperregionen besser mit Nährstoffen versorgt. Auch die Atemtätigkeit passt sich den Ansprüchen an. Der Atem geht schneller und die Atemzüge werden tiefer. So wird deutlich mehr Sauerstoff eingeatmet, auf den der Körper bei sportlicher Betätigung dringend angewiesen ist.

Die erhöhte Erregbarkeit des Zentralnervensystems nach dem Aufwärmprozess führt unter anderem zu einer gesteigerten Reaktions- und Kontraktionsgeschwindigkeit. Des Weiteren nimmt die Empfindlichkeit der Sinnesrezeptoren zu, was entscheidenden Einfluss auf die Koordinationsfähigkeit hat. Präzise Bewegungen können somit auch bei hohem Schwierigkeitsgrad besser bewältigt werden. Außerdem steigt die Konzentration, was das Erlernen neuer Bewegungen deutlich erleichtert.

Neben der Muskulatur werden auch die passiven Strukturen (Bänder, Sehnen und Knorpelgewebe) durch einen verbesserten Nährstofftransport und die Zunahme der beweglichen Eigenschaften (Viskoelastizität und Plastizität) belastbarer. Insbesondere das bradytrophe (»bradytroph« steht für »langsamen Stoffwechsel«) Knorpelgewebe braucht viel Zeit, mindestens fünf Minuten, um Gelenkflüssigkeit zu bilden, welche die Knorpel mit Nährstoffen versorgt.

Theoretisch könnten Sie sich mit nur zwei Sprints in wenigen Sekunden aufwärmen – die Körpertemperatur wäre erhöht, der Puls gesteigert und die Muskeln durchblutet. Doch Ihre Gelenke wären noch längst nicht auf anspruchsvolle Belastungen vorbereitet. Wer sich immer nur unvollständig aufwärmt, riskiert auf Dauer Knorpelschäden! Bei extremen Gelenkwinkelstellungen können sogar Gelenkbestandteile (Knorpel, Knochen, Bänder oder Kapseln) zerstört werden.

Erst durch die positiven Folgen des Aufwärmens auf das nervöse System sind Sie in der Lage, komplexe Bewegungen gut zu bewältigen. Dabei verhindert die gesteigerte Wachsamkeit und optimierte Weiterleitung neuronaler Impulse, dass Sie eine extreme Haltung einnehmen, die zu einer Verletzung führen könnte.

Vorteile des Aufwärmens

Umfangreiche Aktivierung des kardiopulmonalen Systems (Kreislauferwärmung durch erhöhten Puls, Sauerstoffaufnahme, Blutzirkulation), Optimierung hormoneller Steuerungsprozesse, Erhöhung des Muskeltonus, Vorbereiten des Band-, Sehnen- und Kapselapparates auf die Belastung.

Verbesserung der koordinativen Leistungsbereitschaft (Sensibilisierung neuronaler Strukturen und Optimierung der Weiterleitung nervaler Impulse, Verbesserung der inter- und intramuskulären Koordination sowie Aktivierung aller für den Sport erforderlichen koordinativen Fähigkeiten).

Verbesserung der psychischen Leistungsbereitschaft.

Verletzungsprophylaxe.

Folglich wird ein korrektes Aufwärmen den Körper nicht nur optimal auf das Training vorbereiten, sondern auch vor Verletzungen bewahren. Je länger und umfangreicher das Aufwärmen absolviert wird, desto effektiver sind die körpereigenen Schutzmaßnahmen.

5.8.1 Nachteile zu schnellen Aufwärmens

Beginnt man das Aufwärmen mit zu hoher Intensität, kommt der Körper mit der notwendigen Versorgung nicht hinterher. Da der Körper bei 37 Grad Celsius auf »Sparflamme« läuft, ist er nicht in Bereitschaft, um quasi aus dem Stand eine hohe Belastung zu bewältigen. Der Puls würde sehr stark ansteigen (über ein für sportliche Aktivitäten erforderliches Maß hinaus), kurze Zeit später jedoch wieder rapide absinken. Nun versucht der Körper Ruhe zu finden, damit dieser »Notstand« nicht noch einmal eintritt. Es wird demnach ein gegenteiliger Effekt eintreten, als vom Aufwärmen gewünscht. Man würde sich müde und erschöpft fühlen, anstatt frisch und aufnahmebereit. Das heißt also, dass ein zu heftiges Aufwärmen, mit zu stark gewählter Intensität, sich zu Beginn des Trainings kontraproduktiv auswirkt.

Sind Ihre Muskeln unzureichend aufgewärmt, besteht auch die Gefahr, dass schnelle Bewegungen oder intensive Belastungen mit hohen Gewichten zu Verletzungen führen. Da das Aufwärmen außerdem auch für eine optimale psychische Einstellung sorgt, sollten Sie sich nicht wundern, wenn Sie schwierige und schnelle Bewegungen nach unzureichendem Aufwärmen nicht optimal durchführen können.

Die Effektivität eines Aufwärmprogramms definiert sich nicht über den Grad der subjektiven Anstrengung oder gar das Maß der Schweißabsonderung, sondern durch die psychophysische Veränderung der Leistungsbereitschaft. Diese wird bei jedem Menschen zu verschiedenen Zeitpunkten erreicht und ist sowohl physiologisch-konditionell, aber ebenso – und darauf soll hier besonders hingewiesen werden – psychisch beeinflusst. Das bedeutet, dass Sie, wenn Sie sich ganz besonders auf das bevorstehende Training freuen und höchst motiviert zur Tat schreiten wollen, weniger Aufwärmen bis zur optimalen Leistungsbereitschaft benötigen, als jemand, der gestresst und geistesabwesend zum Training antritt.

5.8.2 Grundgerüst des Aufwärmens

Aus den biologischen Grundlagen geht hervor, dass ein zu anstrengendes Aufwärmen sich kontraproduktiv auf die Leistungsbereitschaft auswirken wird. Daher ist die Intensität und Komplexität der Bewegungen zunächst moderat zu wählen. Eine sanfte Steigerung während der Aufwärmphase ist sinnvoll. Diese ist natürlich nur dann möglich, wenn der Start von geringerer Intensität geprägt war. Orientierung für eine geeignete Intensität liefern das Bewegungstempo und die Wahl des Gewichtes. Sie sollten sich in der ersten Phase nicht zu schnell bewegen. Außerdem sollten Sie zunächst nur mit dem eigenem Körpergewicht arbeiten, höchstens aber mit 40 % Ihres maximalen Trainingsgewichtes, d.h. wenn Sie direkt Gewichte einsetzen möchten.

Jedes Körperteil sollte gleichermaßen durch Bewegung aufgewärmt werden. Es sei denn, die Trainingseinheit beschränkt sich auf eine bestimmte Extremität. Wenn Sie nur Beine und Bauch trainieren, dann ist Fahrradfahren eine sinnvolle Aufwärmübung. Wollen Sie aber auch den Oberkörper trainieren, reicht das nicht aus. Gehen Sie dann besser auf den Cross-Trainer, führen Sie ein freies gymnastisches Aufwärmen durch oder laufen Sie sich warm, wie im Beispiel meines Klienten zu Beginn des Kapitels beschrieben.

Den Möglichkeiten beim Aufwärmprogramm sind fast keine Grenzen gesetzt. Die Kunst besteht darin, die Bewegungen in der richtigen Intensität zu wählen, damit der Körper warm und nicht überfordert wird. Ein langsames, allmähliches Aufwärmen bringt mehr Energie als ein kurzes und intensives. Es sind schließlich nur zehn Minuten. Niemand kann behaupten, dass er nicht zehn Minuten zur Verfügung hat, um Verletzungen zu vermeiden und sich und seinen Körper in eine Lage zu bringen, die ihn später optimale Trainingsergebnisse erzielen lässt.

5.9 Abwärmen für bessere Regeneration

Wenn man von Aufwärmen im Sport spricht, wird man meistens auch nach dem Abwärmen gefragt. Diese »Abkühlungsphase« sollte gleich nach der körperlichen Belastung folgen.

Der Körper funktioniert bei hoher Körpertemperatur auf optimalem Niveau. Wird dieser Zustand über möglichst lange Zeit gehalten (was durch ein Abwärmen gegeben wäre), bauen sich Stoffwechselprodukte nach körperlicher

Belastung rascher ab. Dadurch wird die Regeneration beschleunigt. Des Weiteren kann der Körper eher wieder eine neue sportliche Belastung bewältigen (z.B. am folgenden Tag), so dass die Erholungsphasen zwischen den Trainingseinheiten kürzer geplant werden können. Das ist besonders sinnvoll bei der Trainingsplanung vor einem Wettkampf. Die raschere Erholung wirkt sich außerdem positiv auf die Wiederbelastbarkeit im Alltag (Schule, Studium, Beruf) aus. So werden die Trainingseinheiten entweder unterbewusst oder bewusst mit positiven Gedanken verbunden.

Das Abwärmen sollte auch dann durchgeführt werden, wenn man von der vorangegangenen Belastung erschöpft ist. Die Kraft für ein Abwärmen ist immer noch vorhanden und wird sogar neue Energien freisetzen. Dieser Prozess geschieht durch physiologische Vorgänge im Körper, welche die katabolen (abbauenden) Stoffwechselvorgänge des Körpers in anabole (aufbauende) umwandeln. Die katabolen Stoffwechselprodukte können durch die weiterhin hoch gehaltene Temperatur vom Körper schneller abgebaut werden. Und je schneller die »Abfallprodukte« abgebaut sind, desto eher kommt der Körper in die anabole Stoffwechselsituation, die uns Muskelwachstum garantiert.

Ein Abwärmen sollte mindestens fünf Minuten dauern und 15 Minuten nicht überschreiten. Gering trainierte Menschen benötigen weniger Zeit zum Abwärmen als fortgeschrittene Athleten.

Vorteile des Abwärmens

Steigerung des individuellen subjektiven Wohlbefindens nach Belastung

Gesundheitsförderung (als längerfristiges Ziel)

Einleitung und Förderung der Regenerations- und Entspannungsprozesse

Wiederherstellung der psychophysischen Leistungsbereitschaft für Alltag, Beruf und weitere sportliche Belastungen.

Zeit- oder Kraftmangel sind keine Entschuldigungen für das Auslassen des Cool-Downs.

(Vgl. Weineck 2007; Rothenfuchs/Kunz 2001; Freiwald 1999)

5.9.1 Passives und aktives Abwärmen

Beim Abwärmen wird zwischen zwei Prozessen unterschieden, dem sog. passiven und dem aktiven Abwärmen. Als »passiv« bezeichnet man Maßnahmen, die nicht durch eigene körperliche Aktivität durchgeführt werden, z.B. Sauna oder Massage. »Aktiv« sind dagegen Maßnahmen, die durch moderate Bewegungen gekennzeichnet sind, z.B. Auslaufen, Stretching, Atemübungen in Verbindung mit gymnastischen Bewegungen, usw.

Beide Maßnahmen dienen demselben Ziel, die Körpertemperatur hoch sowie den Stoffwechsel und das Herz-Kreislauf-System angeregt zu halten, wobei die Belastung gering ausfallen sollte.

Generell ist das aktive Abwärmen dem passiven vorzuziehen. Durch die eigenständigen Bewegungen werden die Abfallprodukte, z.B. die Milchsäure, noch einmal wiederverwendet, um aus ihnen Energie zu schöpfen.

Abwärmen kann viele Formen annehmen; zu empfehlen wären z.B. Atemübungen, schwingende oder sanfte Ganzkörperbewegungen zu ruhiger Musik in Verbindung mit Atemübungen, Stretching oder sanfte Gymnastik in Verbindung mit Atemübungen.

6. Die Ernährung des Sixpack-Athleten

Nehmen wir an, Sie treiben für Ihr Sixpack dreimal wöchentlich Sport. Wenn Sie zum Studio hin und zurück joggen, wären das vielleicht sechs Stunden Sport pro Woche, wenn man von zwei Stunden Aktivität ausgeht. Sie trainieren also nur zwei von 24 Stunden pro Tag. Und nur sechs von 168 Stunden, die eine Woche bietet. Das reicht für ein Sixpack! Sofern Sie die restlichen Stunden auch etwas für Ihre Waschbrettform tun – mit der richtigen Ernährung.

Ich möchte Ihnen zu Beginn des wichtigen Ernährungskapitels zunächst schildern, wie eine Diät für das Sixpack *nicht* funktioniert: Indem Sie einfach weniger essen bzw. nur kleine Mahlzeiten zu sich nehmen. Am Schlimmsten ist es, das Frühstück weg zu lassen. Wenn man sich am Tag mittags oder abends nur mit einem Salat als Mahlzeit begnügt, wird dies ebenso wenig zum Ziel führen, als wenn Sie radikal auf Alkohol oder Süßigkeiten verzichten. Ich rate außerdem auch davon ab, sich täglich auf die Waage zu stellen und den Körperfettanteil zu messen. Ein Gewichtsverlust des Körpers stellt keinen reinen Fettverlust dar. Meistens verliert man bei einer Diät zunächst Wasser, das im Körper gespeichert war. Da Nahrungsmittel dem Körper sehr viel Wasser liefern und die Nahrungsmenge jetzt eingeschränkt wird, nimmt das Körpergewicht zwar ab, nicht aber der Fettanteil. Das reduzierte Gewicht ist daher kein Indiz für erfolgreichen Fettabbau.

Ich empfehle meinen Klienten ein sehr einfaches Konzept für die Ernährungsumstellung. Dabei setze ich auf normale Lebensmittel, die in jedem Supermarkt erhältlich sind. Damit ist bisher noch jedem der Einstieg in die Sixpack-Ernährung gelungen. Natürlich steht es Ihnen frei, sich weiter mit dem spannenden Thema Ernährung zu beschäftigen. Lesen Sie sich ein und verfeinern Sie Ihre Ernährung immer weiter! So erhalten Sie sich auch die Motivation, die nötig ist, um diszipliniert und zielgerichtet vorzugehen.

Nach meinem Konzept werden Sie stets essen können, bis Sie satt sind. Außerdem dürfen Sie sich auf Alkohol und Süßigkeiten freuen. Entscheidend ist der Zeitpunkt, zu dem Sie diese »Ausnahmen« konsumieren. Eine Waage brauchen Sie weder für die Menge an Nahrungsmitteln, noch für Ihr Körpergewicht. Sie haben ein optisches Ziel. Daher sind, neben dem natürlichen Sättigungsgefühl des Körpers, der Spiegel und eine geschickte Ernährungstechnik Ihre besten Verbündeten. Bevor ich das im Detail beschreibe, möchte ich Ihnen einige Grundfunktionen des menschlichen Körpers erklären. Dann werden Sie verstehen, warum mein Konzept nicht nur bei mir selbst, sondern auch bei meinen Klienten und bei Freunden zum Erfolg geführt hat.

6.1 Keine Heizung, kein Sixpack

Wäre es aus heutiger Sicht nicht wunderbar, wenn man während der Arbeit am Computer oder beim Fernsehen abnehmen könnte? Je spannender die Serie, desto schneller der Fettverlust. Es wäre auch schön, wenn man Muskeln aufbauen könnte, während die Playstation läuft: Je besser das Online-Ranking, desto breiter die Brust. Und am besten wäre es, wenn die schweren Waffen, die man beim Ego-Shooter trägt, sich positiv auf die Körperkraft auswirken würden…

Der Kampf mit den Pfunden beschäftigt heute schon junge Leute. Sie haben sich bestimmt auch schon einmal gefragt, wieso man überhaupt dick wird. Man fühlt sich doch wohl in seiner Haut. Warum soll man neben dem täglichen Stress auch noch darauf achten, nichts Falsches zu essen?

Dicksein scheint so unnötig, wie unter Rückenschmerzen zu leiden. Doch würde die Menschheit heute nicht mehr existieren, wenn unser Körper nicht auf diese Art und Weise funktionieren würde. Sie und ich sind Nachfahren von Affen und menschenähnlichen Wesen aus einer Welt lange vor unserer Zeit. Die Evolution hat den Menschen so geformt, dass er bis heute überleben konnte. Dabei verfügen wir nicht nur über ein faszinierendes Gehirn und unglaubliche körperliche Fähigkeiten. Eine entscheidende Körperfunktion ist unser komplexer Stoffwechsel. Dieser kann nicht nur sehr viele organische Substanzen (heute nennen wir sie Lebensmittel) verdauen, sondern sich auch den Gegebenheiten seiner Umwelt ideal anpassen.

Als Erbe unserer Vergangenheit bringen wir alle Voraussetzungen mit, um in einer kalten und unwirtlichen Welt zu überleben – ohne Heizung, Kühlschrank, weiches Bett, warmes Wasser oder gar Dach über dem Kopf. Wenn es Winter wurde, konnten sich unsere Vorfahren nicht unter eine schwere Decke in einem gemütlichen, vor Wind und Regen geschützten Schlafzimmer zurückziehen. In dieser Zeit haben allein der mächtige Verstand und der flexible Stoffwechsel für das Überleben des Menschen gesorgt. Die Steinzeitmenschen haben sich – für damalige Verhältnisse – komfortable Rückzugsorte in Höhlen gebaut. Durch die Anlage von Körperfett hatte man eine Nährstoffreserve bei sich, die nicht nur vor dem Verhungern schützte, sondern – durch die »Verbrennung« im Stoffwechsel – auch warm halten konnte.

Diese »eingebaute Heizung« musste aber erst einmal genügend Brennstoff, d.h. Körperfett bekommen. Die Jäger und Sammler der Steinzeit wussten nicht, wann die nächste Mahlzeit kommt, daher aßen sie reichlich, wenn etwas da war. Der Körper wusste die überschüssige Energie als Körperfettreserve für Notzeiten zu speichern, die damals übrigens weitaus häufiger vorkamen, als wir uns das heute vorstellen können. Gerade die Möglichkeit, jeden Nahrungsüberschuss sofort in die beste Speicherform – Fett – zu überführen, rettete unsere Spezies während der Hungerperioden! Energie- und Wärmeproduktion, die Grundfunktionen unseres Körpers, sind nur dank der Speicherung von Körperfett möglich.

Die Steinzeitmenschen waren den ganzen Tag zu Fuß unterwegs und mussten – das Rad war noch nicht erfunden – alles zur Wohnhöhle tragen, was benötigt wurde, von Feuerholz bis hin zur Nahrung in Form von Pilzen und Beeren oder erlegten Tieren. Entsprechend wurden die Fettreserven nicht zu groß, da viel Energie für die täglichen Verrichtungen verbraucht wurde. Wir leben heute nur wenige zehntausend Jahre später und das ist auch der Grund, warum unsere genetische Ausstattung und unser Stoffwechsel noch weitgehend dem der Steinzeitmenschen entspricht. Doch haben wir heute nur höchst selten unter Hunger zu leiden und der Grad der körperlichen Betätigung ist, verglichen mit der Steinzeit, auf ein absolutes Minimum gesunken.

Das führt dann zum Übergewicht, ein echtes Wohlstandsproblem unserer Tage. Bäckereien und Lebensmitteldiscounter gibt es an jeder Ecke; sie sind das ganze Jahr über geöffnet. Und sind sie an Feiertagen wie Weihnachten oder Ostern einmal geschlossen, dann haben wir immer noch einen vollen Kühlschrank, Konservendosen oder gastronomische Betriebe, die uns gern bewirten.

Das Gewichtsproblem können wir also unserem Körper nicht anlasten. Er ist ein fantastisches Kunstwerk! Die Ursache des Problems sind wir selbst, besser gesagt, die mangelnde

> **Die Sixpack-Gesetze**
>
> **Viel Protein verzehren.** Sie möchten Ihren Körper verändern, indem Sie Muskeln aufbauen. Muskelwachstum kann nur bei ausreichender Proteinzufuhr erfolgen.
>
> **Das optimale Verhältnis von Fett- zu Kohlenhydraten variiert.** Je mehr Sport Sie treiben, desto mehr Kohlenhydrate kann Ihr Körper verstoffwechseln. Je weniger Sie sich bewegen, desto fetthaltiger und kohlenhydratärmer sollten Sie essen, um ein Sixpack aufzubauen.
>
> **Wenn Kohlenhydrate, dann komplexe.** Auch wenn Sie bei umfangreicher sportlicher Betätigung etwas mehr Kohlenhydrate zuführen können, sollten es doch überwiegend komplexe Kohlenhydrate sein. Alle Arten von Einfachzucker sind tabu.
>
> **Lebensmittel mit hoher Nährstoffdichte wählen.** Den Schlemmertag ausgenommen, sollten Sie nur Lebensmittel mit einer hohen Nährstoffdichte zu sich nehmen. Dazu zählen alle Arten Fleisch, Eier und Fisch sowie Gemüse und Salate, Nüsse und gute Fette. Industriell hergestellte Nahrungsmittel und Süßigkeiten sind tabu.

Kontrolle über unsere Triebe. Wir werden heute überschüttet mit Werbung, so dass wir beim kleinsten Hungergefühl zum nächsten verfügbaren Schoko-Produkt greifen. Dies geschieht häufig unbewusst; ehe man sich versieht, hält die Hand eine Eiswaffel oder sie steckt in der Chips-Tüte. Auf die emotionale Überreizung durch Nahrungsmittelwerbung ist unser Gehirn schlecht vorbereitet. Um aus dem Teufelskreis auszubrechen, müssen Sie sich dieser Tatsache bewusst werden und die guten Produkte von den schlechten unterscheiden.

Dafür müssen wir uns die positiven Seiten der Nahrungsmittelschwemme zunutze machen. Das Herausfiltern »guter« Nahrungsmittel im Dschungel des Überangebots ist der Schlüssel zur erfolgreichen Ernährung. Lassen Sie sich dabei nicht von der Lebensmittelindustrie manipulieren. Sie wissen doch nur zu gut, dass Schokoladen-Brotaufstriche keine Sportnahrungsmittel sind, auch wenn Sie mit bekannten Sportlern beworben werden. Die Athleten in den Werbespots werden gekauft, um das Gewissen der Kunden zu beeinflussen – schließlich kann das Produkt nicht schlecht sein, wenn der Werbeträger gute sportliche Leistungen bringt, oder? Auch die fürsorgliche Mutter wird so beruhigt, denn ein aktives, sportliches Kind wünschen sich alle Eltern. Dabei ist dies nur ein Beispiel aus einer endlosen Reihe von Werbetricks. Doch mithilfe unseres Sixpack-Konzepts werden Sie den Ernährungsfallen der heutigen Zeit entkommen.

6.2 Das Ziel des Sixpack-Athleten

Ein gutes Training steigert die Lebensqualität und wirkt sich vielfältig positiv aus, doch für die Erlangung eines Sixpacks stellt es nur einen Baustein dar. Eine gesunde Sporternährung spielt eine mindestens ebenso große Rolle. Betrachten Sie diesen Aspekt also mit der gleichen Aufmerksamkeit, die Sie auch einer neuen Übung und ihrer technischen Ausführung schenken.

Sie können große und optimal geformte Bauchmuskeln aufweisen, erarbeitet durch hartes Training, doch diese werden keine Anerkennung finden, wenn sie unter einer dicken Fettschicht begraben sind. Nur bei einem geringen Körperfettgehalt, bei Männern um die 10 %, bei Frauen um die 18 %, wird man die Separationen des angespannten Bauchmuskels erkennen. Soll das Sixpack zu sehen sein, während man entspannt auf der Stelle steht, muss ein Mann schon weniger als 8 % Körperfett aufweisen.

Doch dafür muss man sich schon sehr disziplinieren; das ist zwar zu schaffen, doch meistens nicht für lange Zeit. Ich würde Ihnen raten, als männlicher Sixpack-Athlet einen Wert zwischen 10-15 % Körperfett anzustreben; für Frauen empfehlen sich 18-23 %. So haben Sie einen flachen Bauch, der beim Anspannen ein deutliches Sixpack hervorbringt, ohne dass Sie ein Leben mit strenger Diät und Alkoholabstinenz führen müssen.

Grundlage unserer Ernährung sind die »Sixpack-Gesetze«. Nachfolgend erkläre ich Ihnen, wie Sie diese am besten umsetzen.

6.3 Wie man am besten satt wird

Ich möchte Ihnen einen der wichtigsten Punkte im Ernährungskonzept des Sixpack-Athleten direkt zu Beginn darstellen. Wer schon einmal eine Diät ausprobiert hat, kennt das Problem: Nach dem Essen spürt man noch nicht das Gefühl, gesättigt zu sein. Das muss dem Sixpack-Athleten aber nicht passieren, denn dem kann abgeholfen werden.

In einer Studie der US-Ernährungsexpertin Barbara Rolls, die sich auf Diäten und Nahrungsmitteldichte spezialisiert hat, wurden Probanden gebeten, solange von verschiedenen Lebensmitteln zu probieren, bis sie auf einem Notizblatt »satt« vermerken konnten. Das Nahrungsmittelangebot erstreckte sich dabei über viele Produkte, sowohl Grundnahrungsmittel als auch Süßigkeiten. Es wurde immer nur eine Portion serviert, z.B. eine Scheibe Brot mit Belag, ein Stück Kuchen, eine Kartoffel, eine Schale mit Gummibärchen oder ein halber Beutel Reis. Die Nahrungsmittel wurden den Probanden wie bei einem Buffet präsentiert; sie durften nehmen, was sie wollten. Am Ende wurde festgestellt, dass die Probanden fast alle nach der gleichen Menge an Nahrung satt waren.

Dabei waren die Versuchsteilnehmer nicht schneller gesättigt, wenn sie deftige oder süße Nahrung zu sich nahmen. Rolls folgert daraus, dass die Menge, also das Volumen, der verspeisten Nahrungsmittel entscheidend für das Sättigungsgefühl ist und nicht der Kaloriengehalt der Speisen. Die Nerven im Magen melden dem Hypothalamus im Gehirn erst dann »satt«, wenn ein bestimmtes Volumen im Magen erreicht ist. Schließlich gab es in der Steinzeit selten ein Kalorienüberangebot, sondern häufig einen Mangel an Nahrungsmitteln. Deshalb hat die Evolution nie Rezeptoren für Kalorien entwickelt. Die Menschen mussten sich früher ihre Nahrung erst fangen. Das hat viel Bewegung gekostet. Die Mahlzeit wurde rasch verspeist und der Magen hat sich erst gemeldet, wenn es keinen Platz mehr gab.

Die zur Verfügung stehenden Nahrungsmittel waren nicht so nährstoffhaltig wie heute, da Fett Mangelware war, ebenso wie Kohlenhydrate. Die Nahrung bestand aus Früchten, Beeren, Nüssen, Pilzen und Fleisch. Getreideanbau (und damit Brot, Nudeln und Backwaren) gibt es erst seit etwa 10.000 Jahren; die Viehwirtschaft mit Buttererzeugung und der Anbau von Ölsaaten für Speiseöl sind noch deutlich jünger.

Für unseren Weg zum Sixpack hat diese Erkenntnis Konsequenzen: Wenn nicht die aufgenommenen Kalorien entscheidend sind für die Sättigung, sondern die Menge an Nahrung, dann können wir das nutzen. Zum Protein, das ganz oben auf dem Speiseplan steht, sollten wir deshalb immer viele Beilagen in Form von Gemüse (z.B. Paprika, Zucchini, Karotten oder Tomaten) und Hülsenfrüchten (z.B. Kidney Bohnen, weiße Bohnen oder Erbsen), eingeschränkt auch Obst verzehren. Das bringt Masse, die satt macht und Energie liefert, ohne den Insulinspiegel in die Höhe zu treiben. Ein hoher Insulinspiegel ist Gift für den Fettabbau. Denn dieser stoppt nicht nur fettabbauende Prozesse, sondern fördert sogar die Fettsynthese, also fettaufbauende Prozesse. Um den Insulinspiegel so gering wie möglich zu halten und dabei satt zu werden, eignet sich deshalb vor allem Gemüse in jeder Form als Beilage für proteinreiche Mahlzeiten.

Diese Nahrungsmittel weisen eine geringe Energiedichte auf, also einen geringen Kaloriengehalt, und sie enthalten viel Wasser. Besonders Hülsenfrüchte liefern dabei neben komplexen, d.h. langsam abbaubaren, Kohlenhydraten auch noch Proteine. Mithilfe von ausgewählten Fetten (z.B. Öle zum Braten von Fleisch und Gemüse oder mit Nüssen) sorgen Sie für eine ausreichende Energiezufuhr, die für den Sport wichtig ist.

Bewegt man sich nun – neben unserem Sixpack-Training – im Alltag nicht so häufig, ist eine geringe Kohlenhydratzufuhr bei gleichzeitig erhöhter Fettaufnahme angebracht. Es klingt vielleicht paradox, Fett zu verzehren, wenn Sie es am Bauch abbauen möchten. Doch die biochemischen Vorgänge im Körper können diesen vermeintlichen Widerspruch erklären.

Je weniger Kohlenhydrate man zu sich nimmt, desto weniger Insulin muss der Körper ausschütten. In Bezug auf die Gesamt-Insulinmenge ist auch nicht entscheidend, ob man komplexe oder einfache Kohlenhydrate zu sich nimmt – sie alle werden in den Einfachzucker Glucose umgewandelt, um dann als sog. Blutzucker Energie zu liefern. Der Körper verlangt aber nach einem weitgehend konstanten Blutzuckerspiegel; ein zu niedriger Blutzucker wird ebenso schnell ausgeglichen wie ein zu hoher. Je mehr Zucker also in das Blut gelangt, desto mehr Insulin muss die Bauchspeicheldrüse ausschütten, um den überschüssigen Zucker aus dem Blut in die Fettzellen zu befördern. Ein hoher Insulinspiegel bewirkt also, dass die Fettzellen direkt befüllt werden; obendrein wird die Energiegewinnung aus Körperfett unterbunden – es ist ja bereits genug Zucker im Blut.

Nehmen Sie jedoch wenig Kohlenhydrate und mehr Fett zu sich, sind Sie gut gesättigt und das Fett wird für seine eigentliche Funktion, die Energiebereitstellung und als Stoffwechselverwerter für Vitamine genutzt. Das ist der Grund, wieso man viele Zeitschriftenartikel mit der Überschrift »Fett macht nicht Fett« o.äh. liest. Der Schlüssel liegt im Insulin.

In der Literatur finden Sie die Kernpunkte dieses Konzepts unter der Bezeichnung »Low-Carb-Diät«, auch »ketogene« Diät genannt. Allerdings ist mein Ernährungskonzept etwas modifiziert: Ich empfehle eine nicht ganz so strenge Kohlenhydratreduzierung, d.h. Gemüse in jeder Form ist erlaubt, soviel man möchte. Trotzdem wird der Kohlenhydratanteil kaum über 50-100 g pro Tag steigen, da Gemüse nur recht wenig davon enthält. Damit bleibt der Blutzuckerspiegel sehr niedrig und die Fettverbrennung wird deutlich beschleunigt, doch die gefürchtete Abgeschlagenheit bei sehr strenger Kohlenhydratreduzierung (d.h. unter 20 g pro Tag) bleibt aus.

Gleichzeitig schränke ich den Fettanteil etwas ein. Die High-Fat-Varianten der ketogenen Diät sehen einen sehr hohen Fettverzehr vor. Statt dessen empfehle ich eine moderate Fettzufuhr, die etwa bei 20 g (entspricht zwei Eßlöffeln Speiseöl) pro Mahlzeit liegen sollte, d.h. bei fünf Mahlzeiten 100 g pro Tag nicht überschreitet. (Wird Butter, Käse oder Wurst verzehrt, so enthalten diese Lebensmittel ausreichend Fett.) So wird das Ziel der Kalorienreduzierung besser unterstützt; was bei uns im Vordergrund steht. Schließlich wollen wir die hart erarbeiteten Bauchmuskeln auch sehen; dafür muss aber die hartnäckige Fettschicht am Bauch reduziert werden. In Verbindung mit dem leicht erhöhten Kohlenhydratanteil sowie sehr viel Protein ergibt sich so eine einfach durchführbare Sixpack-Ernährung.

Lesen Sie später in den Ernährungsplänen, wie die Mahlzeiten nach diesem Konzept konkret aussehen sollten. Zuvor erkläre ich Ihnen aber, welche Änderung noch nötig ist, um Ihre Ernährung zu verfeinern.

6.4 Der Schlemmertag

Das Thema Ernährung ist immer das unerfreulichste aus Sicht meiner Klienten. Auch wenn man Essen kann, bis man satt ist, so hält sich die Freude bei dem Gedanken an ungewohnte, neue

Nahrungsmittel in Grenzen. Zumindest, bis wir über den »Schlemmertag« reden. Hier wird jeder hellhörig. Es ist die Aussicht auf Stillung des Verlangens nach leckerer Schokolade, edlen Pralinen, knusprigem Popcorn oder feurigen Tacos. Das Schönste dabei ist, dass Sie alles, worauf Sie Lust haben, konsumieren *sollen*, um Ihr Sixpack so schnell wie möglich zu bekommen! Sie sollten vor nichts Halt machen, wonach Ihnen ist, egal ob Fast Food, Hühnerfrikassee oder Süßigkeiten wie Kuchen, Muffins, Müsliriegel oder Cookies.

Nach dem Sixpack-Konzept ernähren Sie sich sechs Tage in der Woche konsequent kohlenhydratarm und fettreich. Am siebten Tag stehen Ihnen aber alle Türen offen. Sie können essen, was Sie wollen, bis Ihnen schlecht wird. Es gibt hier keinen Unterschied zwischen guten und schlechten Nahrungsmitteln. Legen Sie einfach los. Sie haben es damit auch nicht so schwer, sich einige Tage von Ihren Lieblingsleckereien fern zu halten, weil Sie sich regelmäßig darauf freuen können.

Der Schlemmertag hat mehrere positive Wirkungen. Erstens können Sie Ihre Energiespeicher wieder auffüllen. Diese sind bei kohlenhydratreduzierten Diäten nach einigen Tagen einfach leer. Einige Menschen sind zudem so an Zucker gewöhnt, dass sie das Gefühl haben, mit mehr Kohlenhydraten einfach besser denken zu können. (Objektiv ist das nicht so, das Gehirn braucht keine Kohlenhydrate und die bei der kohlenhydratarmen Diät gebildeten Ketone dienen dem Gehirn ebenfalls als hocheffektive Energielieferanten.) Mit dem Schlemmertag füllen Sie also die Glykogenspeicher in Leber und Muskeln wieder auf. Das sorgt nicht nur für eine »aufgeladene« Muskulatur, sondern auch für gute Laune.

Der Schlemmertag hat zweitens einen psychologischen Effekt. Da er Ihnen keine Grenzen setzt, werden Sie automatisch an den Punkt kommen, an dem Sie keine Süßigkeiten mehr sehen können. Sie werden nämlich merken, dass der viele Einfachzucker und das Fast Food Ihrem Körper nicht gut tut, ja dass Sie sich mit weniger davon einfach besser fühlen! So fällt es Ihnen bald immer leichter, die sechs nächsten Tage darauf zu verzichten. Die Methode des Schlemmertages hat mir und vielen meiner Klienten geholfen, sich bewusst zu werden, dass Süßigkeiten, Knabbereien oder Fast Food eigentlich nur Gewohnheiten sind, die man auch ablegen kann.

Sie sollten aber *nicht* denken, dass es keinen Unterschied macht, ob man an einem Tag ganz viel oder jeden Tag ein bisschen schummelt. Erst wenn Sie über mehrere Tage hinweg den Körper daran gewöhnen, kohlenhydratarm zu leben, wird der Stoffwechsel sich anpassen. Er wird mehr Verdauungsenzyme für die Fettverwertung herstellen und die Energiegewinnung aus den Fettspeichern des Körper forcieren. Ist der Körper erst einmal auf diese Prozesse eingestellt, kann ihn ein Schlemmertag in der Woche nicht stoppen. Im Gegenteil, er kurbelt den Stoffwechsel noch weiter an. Tägliche kleine Leckereien und Snacks führen dagegen zu dauerhaft hohen Insulinspiegeln und stoppen die Energiegewinnung aus den Fettzellen (ergo den Fettabbau). Außerdem ist die Gesamtkalorienaufnahme schnell höher als erlaubt.

So schön sich das auch anhört, an einem Tag so viel essen zu dürfen wie man möchte: Irgendwann werden Sie satt sein. Die aufgenommene Tages-Kalorienmenge wird voraussichtlich größer sein, als an jedem der sechs Tage zuvor. Das ist jedoch kein Problem, da Ihre Wochen-Kalorienbilanz weiterhin gering ausfallen wird. Denn auch wenn wir keine Kalorien zählen müssen: Die Regel der Kalorienbilanzierung bleibt bestehen. Mehr Kalorien zu verbrauchen, als man verzehrt; das bedeutet Fettabbau. Ein Kalorienüberschuss dagegen führt zur Gewichts- und Fettzunahme. (Mehr zur Wochenbilanzierung im nächsten Kapitel »Verschiedenes«.)

6.5 Proteine, Fette und Kohlenhydrate

Der menschliche Organismus macht keine Pause; Tag und Nacht laufen lebensnotwendige Prozesse ab. Auch im Schlaf arbeitet der Körper – er atmet, erhält die Temperatur, lässt alte Zellen absterben, baut neue Zellen auf, versorgt das Gehirn mit Energie usw. Damit diese Prozesse reibungslos funktionieren, ist der Mensch auf Nahrung angewiesen. Denn die Aufrechterhaltung des Stoffwechsels und das Muskelwachstum benötigen Baustoffe und Energie. Aus der Nahrung gewinnt der Körper dafür Proteine, Fette und Kohlenhydrate. Die Sixpack-Ernährung ist sehr einfach, wie Sie schnell feststellen werden. Doch lassen Sie uns trotzdem einen Blick auf die Grundnährstoffe werfen.

6.5.1 Kohlenhydrate

Es gibt einfache und komplexe Kohlenhydrate. Die Unterscheidung hängt von der Zusammensetzung ab. Einfache Kohlenhydrate liefern vor allem industriezuckerhaltige Nahrungsmittel (Marmelade, Limonaden, Süßigkeiten). Einfache, auch kurzkettige Kohlenhydrate genannt, werden vom Körper schnell verarbeitet. Doch ebenso schnell ist die Energie auch wieder verbraucht. Deshalb sind Einfachzucker keine Energielieferanten von langer Dauer.

Komplexe Kohlenhydrate, wie in Gemüse und Vollkornbrot enthalten, sind zu bevorzugen. Sie liefern dem Körper über einen längeren Zeitraum Energie. Das liegt daran, dass der Körper die komplexe Struktur zunächst in die einzelnen Bestandteile zerlegen muss. So gelangt die Glucose (als »Bruchstücke« der zerlegten Kohlenhydrate) nur langsam in das Blut.

Zuckerhaltige Nahrungsmittel führen zu einem erhöhten Blutzuckerspiegel. Der Körper reguliert diesen hohen Pegel direkt wieder herunter – mithilfe des Hormons Insulin. Dies geschieht relativ schnell. Insulin reguliert aber nicht nur den Blutzucker, sondern fördert auch die Fettsynthese, also die Speicherung von Fett aus der Nahrung. Unser Ziel muss es daher sein, den Insulinspiegel durch die Mahlzeiten nicht zu stark zu beeinflussen, indem wir Kohlenhydrate nur in geringen Mengen verzehren. Eine Ausnahme bilden hier Leistungssportler, die soviel trainieren, dass höhere Kohlenhydratmengen der Energiegewinnung dienen, statt als Körperfett zu enden.

Kohlenhydrate werden in den Muskeln und in der Leber gespeichert. In den Muskeln dienen sie direkt zur Energieversorgung der Muskelarbeit. Die Leber stellt die Energie zusätzlich für alle weiteren Prozesse zur Verfügung. Wenn die Kohlenhydratspeicher in Muskelzellen und Leber gefüllt sind – und das geschieht auch bei einem nur mäßigen Kohlenhydratverzehr recht schnell – werden überschüssige Kohlenhydrate in Speicherfett umgewandelt.

6.5.2 Fette

Fette (Lipide) stellen das größte Energiedepot im Organismus dar. Auch bei extremen Dauerbelastungen kann die im Fettgewebe gespeicherte Energie nicht erschöpft werden. Zusätzlich sind Fette für den Stoffwechsel lebensnotwendiger Nährstoffe (Fettsäuren und Vitamine) nötig. Fette haben als sog. Organfett auch mechanische Schutzfunktionen, z.B. als »Polster« im Bereich der Niere. Es ist daher nicht empfehlenswert, einen zu geringen Körperfettgehalt (unter 3 %) anzustreben.

Fette dienen als Träger von Geschmack und Aromastoffen in der Nahrung. Wird das Fett aus einer Mahlzeit entfernt, sinkt zudem der Sättigungsgrad. Die Anwesenheit von Fett bewirkt nämlich, dass der Magenausgang sich zusammenzieht und der Übergang des Nahrungsbreis in den Darm verzögert wird. So verweilt die Nahrung länger im Magen und erzeugt ein Sättigungsgefühl. Das bedeutet, Völlegefühl und das Gefühl eines »leeren« Magens hängen auch vom Fettgehalt einer Mahlzeit ab, nicht nur von der Nahrungsmenge. Trotzdem muss man es mit dem Fettverzehr nicht übertreiben: Schon etwas mehr Fett macht eine Mahlzeit schmackhafter, ohne gleich als »Hüftgold« zu enden.

6.5.3 Proteine

Die auf- und abbauenden Prozesse im Organismus kosten Energie, benötigen aber auch Ressourcen, mit denen etwas aufgebaut werden kann. Zu diesem Zweck sind Proteine (lat. für Eiweiße) unverzichtbar. Daher sind Proteine so wichtig für den Muskelaufbau. Jedes Mal, wenn wir Sport treiben, werden Zellstrukturen beschädigt, die repariert werden müssen. Das geschieht in den Regenerationsphasen zwischen den Trainingseinheiten. Darüber hinaus strebt der Körper danach, die Muskelfasern zu verstärken, um für die nächste Belastung besser gewappnet zu sein. Daraus ergibt sich für uns das gewünschte Muskelwachstum.

Proteine bestehen aus Aminosäuren. Der Körper kann einen Teil der Aminosäuren, die er braucht, selbst herstellen; das sind die sog. nicht-essentiellen Aminosäuren. Die restlichen, die sog. essentiellen Aminos, müssen mit der Nahrung zugeführt werden. Aus den Aminosäuren kann der Körper eine Vielzahl von Proteinverbindungen herstellen und für den Aufbau und Erhalt von Körperstrukturen (Zellen) und körpereigenen Wirkstoffen (Enzymen und Hormonen) verwenden.

Die Deckung des täglichen Eiweißbedarfs fällt beim heutigen Lebensmittelangebot nicht schwer. Sportler haben gegenüber dem (unsportlichen) Normalbürger einen erhöhten Proteinbedarf, denn eine positive Stickstoffbilanz ist entscheidend für den Muskelaufbau, und nur Proteine enthalten Stickstoff. Gleichzeitig liefert ein erhöhter Proteinverzehr Aminosäuren für den durch Training erhöhten Verschleiß an Funktionsproteinen. Darüber hinaus stimuliert eine hohe Proteinzufuhr auch indirekt die Proteinsynthese, indem der sog. »Pool« an freien Aminosäuren im Körper als zusätzlicher Energiespeicher und Proteinreserve stets gut gefüllt ist.

Proteine enthalten neben Stickstoff auch Schwefel. Dieses essentielle Element ist in Kohlenhydraten und Fetten nicht vorhanden. Der Körper kann Fette aus Kohlenhydraten und Kohlenhydrate aus Protein gewinnen. Aber Proteine können nicht aus Fett oder Kohlenhydraten hergestellt werden. Daher ist die Aufnahme von Proteinen lebensnotwendig.

Es gibt gute und weniger gute Proteinquellen. Ein Lebensmittel gilt als guter Proteinlieferant, wenn es viel Protein enthält. Es gibt aber auch Lebensmittel, die nur wenig Protein enthalten, das aber sehr hochwertig ist. Besonders in Kombination mit einer anderen Proteinquelle kann so häufig eine gute Proteinversorgung gewährleistet werden. So liefert die in Mexiko gebräuchliche Kombination von Bohnen und Mais zwar wenig, dafür aber sehr hochwertiges Protein. Solche Kombinationen interessieren uns aber nur am Rande, da beide Lebensmittel zusammen zuviel Kohlenhydrate liefern.

Wir stützen uns für die Sixpack-Ernährung auf tierische Produkte, die durchweg eine gute Proteinwertigkeit aufweisen. Diese misst man mit der sog. biologischen Wertigkeit. Je höher dieser Wert, desto besser. Vollei dient hier als Referenzwert; es weist eine biologische Wertigkeit von 100 auf, während Fleisch in jeder Form eine Wertigkeit zwischen 70-80 hat. Nahrungsergänzungsmittel, wie Proteinpulver, haben die Wertigkeiten bei den Nährwertangaben aufgelistet; meistens liegt diese bei 85. Obendrein liefern tierische Nahrungsmittel viele Vitamine, Mineralien und Spurenelemente. In Verbindung mit reichlichem Gemüseverzehr ergibt sich so eine sehr gute Versorgung mit Mikronährstoffen, die über die »normale« Ernährung weit hinausgeht. Sie müssen sich also keine Sorgen machen, einen Mangel zu erleiden.

Ein hoher Proteinverzehr liefert übrigens nicht nur Baustoffe für den Muskelaufbau, er hat noch einen weiteren Vorteil: Zur Umsetzung des Nahrungsproteins im Körper werden viel mehr Kalorien verbraucht, als für die gleiche Menge Kohlenhydrate oder Fette. Neben einer guten Sättigungswirkung wird durch Protein der Stoffwechsel angekurbelt. Dieser Effekt kann bis zu 20 % der Kalorien des zugeführten Proteins verbrauchen!

6.6 Der Einstieg in die Sixpack-Ernährung

Zu Beginn der Sixpack-Ernährung müssen Sie festlegen, was und wieviel Sie essen wollen. Ich habe bereits darauf hingewiesen, dass ich vom Kalorienzählen wenig halte. Im Umgang mit meinen Klienten hat es sich vielmehr bewährt, den Ernährungsumfang für die kohlenhydratarmen Tage zunächst mit fünf Mahlzeiten festzulegen. Das können fünf gleich große Mahlzeiten sein oder drei Hauptmahlzeiten und zwei kleine, die vielleicht nur aus Protein-Shakes bestehen. Mit zunehmender Gewöhnung an die neue Ernährung kann dann jeder dazu übergehen, sie individuell anzupassen.

Jede dieser Mahlzeiten sollte eine gute Proteinquelle enthalten. Bislang haben Sie darauf vermutlich nicht immer Wert gelegt, doch das muss sich jetzt ändern. Zusätzlich ist zu jeder Mahlzeit auch Fett erlaubt. Da wir ja sechs Tage in der Woche auf Kohlenhydrate verzichten, muss als Ersatz der Fettverzehr höher ausfallen. Der Körper nutzt das Fett als Energieträger, ebenso wie das reichlich zugeführte Protein. Beide Nährstoffe können die Kohlenhydrate als »Brennstoff« sehr gut ersetzen. Das Volumen der Hauptmahlzeiten liefert Gemüse in jeder Form. Das enthält neben Vitaminen und Mineralien vor allem Ballaststoffe und Wasser. Damit wird der Magen gut gefüllt und wir nutzen den Effekt, dass die Sättigung in erster Linie vom Nahrungsvolumen abhängt.

Die Mahlzeitengestaltung fällt denkbar einfach aus: Morgens kann man auf einen Shake mit Proteinpulver zurückgreifen, allerdings sollte dieser mit Wasser angerührt werden, denn Milch enthält für unseren Zweck zu viele Kohlenhydrate (etwas Milch in den Kaffee oder Tee müssen Sie sich nicht versagen, einen Milchkaffee dagegen schon). Dient der Shake als alleiniges Frühstück, sollten Sie 1-2 Esslöffel Speiseöl zugeben, um eine bessere Sättigung zu erzielen. Eier zum Frühstück sind ebenfalls zu empfehlen; mit Rohkost in Form von Tomaten, Gurken, Paprika, Karotten usw. verzehrt, ergibt sich ein voluminöses, aber kohlenhydratarmes Frühstück. Als Zwischenmahlzeit am Vormittag können einige Scheiben Wurst bzw. Käse oder eine Handvoll Nüsse dienen.

Zu Mittag wählen Sie eine Fleischmahlzeit oder Fisch, kombiniert mit etwas Fett in Form von Öl zum Braten oder einer Butterflocke auf dem Teller. Es muss nicht immer Filet sein; auch Fertigprodukte wie Hering in Sahnesoße (die Soße nur sparsam verzehren), Brat- oder Bismarckhering sind gute und fettreiche Alternativen, ebenso wie eine Bratwurst oder ein Gyros ohne Brot. Falls das Mittagessen noch einfacher ausfallen muss, können Eier oder Käse verzehrt werden (auch diese Nahrungsmittel liefern das Fett bereits mit). Die beliebten »Sättigungsbeilagen« wie Kartoffeln, Nudeln oder Reis müssen wegfallen, dafür sollten Sie Gemüse in jeder Form wählen. Sparen Sie beim Gemüse nicht; die Menge sollte Sie sättigen.

Die Vortrainingsmahlzeit am Nachmittag sollte schnell verdaulich sein; optimal wären ein Protein-Shake oder einige Eier. Ein weiterer Protein-Shake folgt direkt nach dem Training. Das Abendessen enthält entweder Wurst- oder Käseaufschnitt bzw. wiederum Fleisch, Eier oder Fisch, kombiniert mit Salat oder Gemüse.

Durch die Umstellung auf kohlenhydratarme Kost werden Sie bereits deutlich an Körperfett abbauen. Die drei Hauptmahlzeiten sollten üppig ausfallen; essen Sie, bis Sie sich »voll« fühlen. Zwei bis drei Eier pro Mahlzeit, bzw. 200 g Fleisch oder Aufschnitt sollten Sie dabei mindestens verzehren; beim Gemüse gibt es keine Obergrenze. Auf diese Weise erzielen Sie ein gutes Sättigungsgefühl. Kommt zwischendurch Hunger auf, so verzehren Sie einige Nüsse. Zu empfehlen sind Wal-, Hasel-, Pekan- oder Macadamianüsse; Cashews, Erdnüsse und Paranüsse sind dagegen wegen des höheren Kohlenhydratgehalts zu meiden. Auf diese Weise kommen Sie gut gesättigt durch den Tag. Nach dem Abendessen sollten Sie keine feste Nahrung mehr zu sich nehmen, um den derart erniedrigten Blutzuckerspiegel für eine beschleunigte Fettverbrennung in der Nacht zu nutzen. Wenn sich spätabends doch noch der Hunger melden sollte, verzehren Sie einige Nüsse. Am nächsten Tag sollten Sie aber etwas mehr Nahrung zuführen, so dass Sie auf ungeplante Spätmahlzeiten verzichten können.

Die Umstellung auf die kohlenhydratarme Ernährung gelingt meist sehr schnell; nach einer Woche sollten Sie sich damit schon wohler fühlen. Nach drei bis vier Wochen hat sich der Körper weitgehend angepasst; die höhere Fettzufuhr wird problemlos vertragen; ja der Körper »verlangt« förmlich danach. Sie sollten in dieser Zeit Körperfett verloren haben; selbst wenn die Waage keine Veränderung anzeigt, so sollte der Blick in den Spiegel doch Gewissheit geben. Wenn Sie meinen, nicht schnell genug abzunehmen, dann reduzieren Sie Ihre Mahlzeiten ein wenig. Eine leicht reduzierte Fettmenge zu den Mahlzeiten und einige Nüsse weniger reichen oft schon aus, um den Fettabbau weiter zu beschleunigen. Begehen Sie nicht den Fehler, die Nahrungszufuhr zu stark einzuschränken; sonst verlieren Sie schnell mehr Muskulatur als Körperfett.

Wenn Sie weiter abnehmen möchten, müssen Sie ein Kaloriendefizit schaffen. Der Kalorienverbrauch muss höher sein, als die Menge, die man zu sich nimmt. Wer sich beim Essen nicht zu sehr einschränken möchte, der muss sich – neben dem Kraftsport – einfach mehr bewegen. Zusätzliche Sporteinheiten sind da ein Muss. Zweimal Vereinstraining, Ausdauereinheiten auf dem Cross-Trainer oder Bahnen schwimmen sind gute Ansätze. Das stärkt das Herz-Kreislauf-System, verbessert das Wohlbefinden und fördert die Durchblutung. Wer dann noch eine negative Wochenbilanz aufweisen kann, z.B. indem man jeden Tag ca. 250 kcal weniger zu sich nimmt, der kommt schnell zum Ziel.

Ist der gewünschte Körperfettgehalt einmal erreicht und Sie sind mit Ihrem Spiegelbild zufrieden, dann müssen Sie diesen Zustand halten. Das gelingt am besten mit der Waage, der Kontrolle des Spiegelbildes und einer regelmäßigen Fettmessung; dazu später mehr.

Wenn Sie neben dem Kraftsport, den ich Ihnen auf dem Weg zum Sixpack dringend empfehle, noch andere Sportdisziplinen ausüben, dann dürfen Sie auch mehr Kohlenhydrate aufnehmen. Wenn Sie z.B. Ausdauersport im Leichtathletik- oder Fußballverein betreiben, werden Sie Ihre volle Leistung im Wettkampf besser abrufen können, wenn Sie sich eher »moderate Carb« ernähren; dafür wird der Kohlenhydratanteil leicht erhöht und der Fettanteil in der Ernährung leicht heruntergefahren. Für das übliche aerobe Training im Bereich des Kraftsports (z.B. pro Woche 2-3 Mal 20-30 Minuten auf dem Fahrradergometer bzw. Joggen auf dem Laufband) ist in der Regel keine Erhöhung der Kohlenhydratmenge erforderlich.

6.6.1 Ernährungsplan für den Kraftsport

Kraftsport ist die eine Voraussetzung für ein Sixpack; eine angepasste Ernährung die andere. Der Speiseplan muss dabei nicht eintönig ausfallen, wie die hier vorgestellten Ernährungspläne mit viel Gemüse, Hülsenfrüchten, fettreichen Nahrungsmitteln und großen Mengen Protein beweisen. Um den Fettabbau weiter zu beschleunigen, können Sie obendrein auf Milchprodukte verzichten. Milch und Joghurt (letztlich nichts anderes als geronnene Milch) lösen einen hohen Insulinausstoß aus; der in diesen Produkten häufig enthaltene Zucker in Form von Fruchtmischungen wird ebenfalls insulinverstärkend.

Der Textkasten zeigt meinen Ernährungsplan für die kohlenhydratarmen Tage. Die Mengenangaben der Nahrungsmittel müssen nicht exakt Ihren Bedürfnissen entsprechen. Wenn der Ernährungsplan z.B. 6 Eiklar zum Verzehr vorsieht, die Sie nicht schaffen, dann stoppen Sie die Nahrungsaufnahme einfach, wenn Sie satt sind.

6.6.2 Ernährungsplan bei zusätzlichem Ausdauersport

Wenn Sie Kraftsport *und* regelmäßigen Ausdauersport betreiben, dann empfehle ich Ihnen, die Kohlenhydratzufuhr ein wenig zu erhöhen. Das bezieht sich vor allem auf ein reichhaltiges Frühstück, bei dem Sie eine Scheibe Vollkornbrot oder eine Handvoll Haferflocken verzehren dürfen. Die restlichen Mahlzeiten des Tages

Ernährungsplan I: Kohlenhydratarm, wenig Ausdauersport

Direkt nach dem Aufstehen
- Wheyprotein-Shake mit ca. 30 g Proteinpulver

Frühstück
- 2 Eier, 75 g Aufschnitt, ½ Gurke, 3 Tomaten

Zwischenmahlzeit
- 6 Eiklar gebraten oder gekocht (oder Protein-Shake), 1 Handvoll Nüsse

Mittag
- 200 g Rinderhüftsteak (in Öl gebraten), 1 Packung Kidney-Bohnen, 1 Zuchini, 1 Paprika,

Zwischenmahlzeit
- 1 Packung Schinkenaufschnitt (150 g), 1 Apfel

Krafttraining

Direkt nach dem Training:
- Wheyprotein-Shake mit ca. 30 g Proteinpulver

30 Minuten später: Abendessen
- Salat mit Essig-Öl-Dressing und 200 g Thunfisch (Dose, im eigenen Saft)

Sollte sich in der Zeit nach dem Abendessen und vor dem Zubettgehen Hunger einstellen, behelfen Sie sich mit einigen Nüssen nach Wahl (Macadamias, Haselnüsse, Pekan- oder Walnüsse). Wenn sich dies am nächsten Abend wiederholt, sollten Sie die Mahlzeiten am Tage etwas üppiger ausfallen lassen, z.B. indem Sie zusätzlich ca. 100 g Fleisch oder Aufschnitt verzehren. Sollte auch dies nicht ausreichen, so tasten Sie sich mit kohlenhydratarmen Lebensmitteln vorsichtig weiter vor, bis Sie den Abend zwar leicht hungrig, aber ohne Zusatzverpflegung überstehen.

sollten dann wieder kohlenhydratarm ausfallen, sonst wird es zuviel.

Sie können auch einen Schlemmertag einbauen. Dieser sollte aber nicht so exzessiv ausfallen, wie es bei der streng kohlenhydratreduzierten Diät geschieht. Schließlich führen Sie ja schon die ganze Woche über mehr Kohlenhydrate zu.

6.6.3 Ernährungsplan bei Vereinssportaktivität

Um in Wettkämpfen und Trainingseinheiten uneingeschränkt Ihre Leistung abrufen zu können, ist eine geschickte Kohlenhydratzufuhr von Vorteil. Achten Sie dabei auf den Zeitpunkt der Kohlenhydrataufnahme. Beginnen Sie mit einem vollkornhaltigen Frühstück, gefolgt von einem Mittagessen, das ebenfalls Kohlenhydrate bereithält. Erst bei den darauf folgenden Mahlzeiten sollten Sie den Kohlenhydratverzehr einschränken und vermehrt auf Gemüse und Hülsenfrüchte zurückgreifen. Salat, Brot und Obst sollten Sie dann meiden. Ein Salat wird Ihnen nur unzureichend Energie liefern, während Obst und Brot die Fettverbrennung einschränken (Stichwort Insulin).

Sofern Ihr Trainingspensum neben dem sixpack-spezifischen Krafttraining bei mindestens drei Vereinseinheiten pro Woche liegt und Sie regelmäßig Wettkämpfe bestreiten, sollte die

Ernährungsplan II: Mäßig viele Kohlenhydrate (1-3x Krafttraining, 3x Vereinssport)

Frühstück
- Omelett mit 2 Eigelb und 6 Eiweiß; dazu Obst oder 1 Scheibe dunkles Brot, Butter und Aufschnitt

Zwischenmahlzeit
- Wheyprotein-Shake mit ca. 30 g Proteinpulver, 1 Handvoll Nüsse

Mittag
- 200 g Putengeschnetzeltes (in Öl gebraten) mit Broccoli und Möhren

Zwischenmahlzeit
- 1 Packung fettarmer Schinkenaufschnitt (150 g), 1 Apfel

Kraft- oder Vereinstraining

Direkt nach dem Training:
- Wheyprotein-Shake mit ca. 30 g Proteinpulver

Abendessen
- 75 g Aufschnitt oder Käse nach Wahl, 2 Rollmöpse, großer Salat mit Essig und Öl

Sollte sich in der Zeit nach dem Abendessen und vor dem Zubettgehen Hunger einstellen, siehe unter Ernährungsplan I.

Ernährungsplan III: Viele Kohlenhydrate (1-5x Krafttraining, 3-5x Vereins- oder sonstiger Ausdauersport)

Frühstück
- 250 g Magerquark oder Protein-Shake
- 120 g Müsli (oder Haferflocken, Bananen, Erdbeeren, Kiwis) oder Reis mit 150 g Obst.
- Multivitamin-/Mineralstoff-Präpärate
- Aminosäuren nach Wahl
- Papaya-Tablette

Zwischenmahlzeit
- Protein-Shake, 1 Apfel

Mittag
- 200 g Geflügel oder 300 g Fisch nach Wahl, Salat mit Essigdressing, 150 g Gemüse nach Wahl
- Papaya-Tablette

Mahlzeit vor dem Training
- 250 g Joghurt (Natur), dazu 1 Scheibe Vollkornbrot mit Käse oder eine Handvoll Haferflocken mit Proteinpulver und Wasser (die erhöhte Kohlenhydrataufnahme zu Mittag wurde aufgespart für diese Mahlzeit)

Kraft-, Ausdauer- oder Vereinstraining

Direkt nach dem Training:
- Wheyprotein-Shake mit ca. 30 g Proteinpulver

Abendessen
- 200 g Fleisch in Öl gebraten, 1 Paprika, Radieschen, Tomaten,
- Papaya-Tablette

Vor dem Zubettgehen
- Aminosäure-Tabletten
- Vitamin C und E
- Zink

Sollte sich in der Zeit nach dem Abendessen und vor dem Zubettgehen Hunger einstellen, siehe unter Ernährungsplan I.

erhöhte Kohlenhydrataufnahme kein Problem darstellen, wenn der Schlemmertag bescheiden ausfällt.

6.7 Sixpack-Ernährung im Alltag

6.7.1 Das Frühstück

Um Ihnen den Einstieg in die Sixpack-Ernährung zu erleichtern, möchte ich Ihnen nachfolgend zeigen, wie ich mich im Alltag ernähre.

Fangen wir mit dem Frühstück an. Ich stehe morgens um 6:30 Uhr auf und gehe gleich in die Küche. Dort bereite ich mir einen Wheyprotein-Shake zu und trinke diesen auf nüchternen Magen. Danach ziehe ich Laufkleidung an: Eine lange Jogginghose, ein T-Shirt, einen Kapuzenpullover und natürlich meine Laufschuhe. Mit dem iPod in der Tasche und speziellen Laufkopfhörern begebe ich mich nach draußen und atme die frische Morgenluft ein. Ich gehe zunächst einige Schritte, um dem Körper die Möglichkeit zu geben, ebenfalls aufzuwachen.

Dann trabe ich langsam los und komme nach und nach in den Lauf. Während der Laufeinheit höre ich selten Musik, sondern meistens Hörspiele oder ein Audio-Book.

Der Weg geht nicht direkt zum nahe liegenden Bäcker, sondern ich mache einen Umweg, der mich in ca. 15 Minuten dorthin bringt. Beim Bäcker angekommen kaufe ich Vollkornbrötchen, ein Schoko-Croissant und zwei Milchbrötchen. Die Brötchentüte in der Hand laufe ich wieder los, diesmal aber direkt nach Hause. Zwanzig Minuten nachdem ich das Haus verlassen habe stehe ich schon unter der Dusche. Anschließend bereite ich mir und meiner Freundin ein schönes Frühstück.

So gelingt es mir, frühmorgens schon zwei Mahlzeiten einzunehmen und ein leichtes Ausdauertraining zu absolvieren. Für mich ist das der perfekte Start in den Arbeitstag, der um 8:00 Uhr im Büro beginnt. Auch wenn es nicht so scheint, bin ich auf Diät. Ich bewege mich sehr viel: Neben dem Krafttraining für den gesamten Körper, einschließlich Sixpack, treibe ich regelmäßig Ausdauersport und gehe obendrein noch tanzen. Daher ist bei mir ein Croissant oder Brötchen nicht hinderlich beim Fettabbau.

Egal ob Sie Muskeln auf- oder Fett abbauen wollen – das Frühstück ist Ihr wichtigster Verbündeter, auch wenn es kohlenhydratarm ausfällt. Zu keinem Zeitpunkt ist der Stoffwechsel aufnahmefähiger als direkt nach dem Aufstehen (selbst nach einem harten Krafttraining nicht). Diesen Zeitpunkt muss man nutzen, um dem Körper wichtige Nährstoffe zu geben. Denn ein angeregter Stoffwechsel ist wie ein motivierter Bauarbeiter: Er setzt die Nährstoffe sofort um und baut Muskeln auf und Fett ab. Die Zeit morgens, gleich nach dem Aufstehen, ist deshalb ebenso als »anaboles Fenster« zu sehen wie die Phase direkt nach dem Training.

Daher setze ich hier auch die gleiche Mahlzeit ein wie nach dem Training. Ein Wheyprotein-Shake, der sehr schnell verdaulich ist, ist zu diesem Zeitpunkt am besten geeignet. Selbst wenn Sie am Morgen keinen Sport treiben, sollten Sie auf den Eiweiß-Shake nicht verzichten. Lassen Sie auch das Frühstück nicht ausfallen. Gestalten Sie es so schön wie möglich. Je mehr Ausdauersport Sie treiben, desto mehr Kohlenhydrate können Sie verzehren. Umgekehrt gilt: Je weniger Ausdauersport Sie treiben, desto geringer sollte die Menge an Kohlenhydraten sein. Führen Sie in der Woche neben dem Kraftsport dreimal eine Ausdauersportart aus (z.B. Fußball, Schwimmen, Leichtathletik, Tennis, Joggen, Cross-Trainer oder Radfahren), dann essen Sie ruhig zwei Scheiben Brot oder zwei Handvoll Haferflocken; das würde ich ein Frühstück mit »vielen« Kohlenhydraten nennen.

Bin ich jedoch im Urlaub oder treibe ich keinen Ausdauersport, ändert sich meine Ernährung sofort. Ich werde morgens nach dem Aufstehen weder den Bäcker aufsuchen noch eine Scheibe Brot oder Frühstücksflocken anrühren. Auf dem Frühstückstisch bediene ich mich stattdessen an vier Eiklar, einigen Scheiben Putenaufschnitt oder magerem Schinken, Gouda-Käse und 50 g mit Joghurt angereicherter Butter. Diese Mahlzeit ist fettreich und kohlenhydratarm. Schrecken Sie auch nicht davor zurück, morgens Gemüse (z.B. Karotte, Tomaten, Gurken) oder Hülsenfrüchte (Erbsen) zu verzehren. Ich erlebe es selten, dass meine Klienten oder Freunde schon morgens etwas kochen (Fisch oder Fleisch), es bietet sich aber auf dem Weg zu einem perfekten Frühstück an. Allein die Gewohnheit spricht gegen diese Maßnahmen; doch Gewohnheiten lassen sich ändern.

Das Frühstück ist die wichtigste Mahlzeit des Tages. Es ist nicht nur wichtig, um das »anabole Fenster« zu nutzen. Es verhindert außerdem, dass Sie abends zu große Mahlzeiten zu sich nehmen. Abends ist der Stoffwechsel lange nicht so angeregt wie morgens. Durch Training kann man ihn zwar erhöhen. Doch auch dann kann man nicht das Niveau des »brennenden Ofens« kurz nach dem Aufstehen erreichen; beim Frühstück wird die Nahrung am besten umgesetzt. Ein Sixpack-Athlet frühstückt immer!

6.7.2 Mahlzeiten verbessern

Das Frühstück ist im Prinzip die einfachste Mahlzeit des Tages. Man speist meistens zu Hause, zu Gast bei Freunden bzw. der Familie oder im Hotel. Die Auswahl an Nahrungsmitteln an diesen Orten ist häufig groß und die Mahlzeit so gut zu steuern. Schwieriger wird eine gute Ernährung später am Tag. Oft ist man unterwegs, ob auf Reisen, im Büro oder bei einem Termin.

Tim Mälzer, der aus Print und Fernsehen bekannte Koch, erwähnte am 20.01.2012 in der Fernsehshow »Lanz kocht«, dass es »keine gesunde Nahrung« gäbe. Vor weiteren vier Sterneköchen sprach er von den Mahlzeiten, die in der Gastronomie serviert werden. Diese wären zuvorderst auf Geschmack ausgerichtet, so dass sie mit Sport oder Gesundheit nicht unbedingt kompatibel sind. Seine Kollegen widersprachen ihm nicht. Dieses Beispiel zeigt einmal mehr, warum wir unsere Ernährung mit Bedacht wählen müssen.

Da wir davon ausgehen müssen, dass Sie nicht nur selbst zubereitete Mahlzeiten verzehren können oder wollen, sollten wir auf jede Mahlzeit flexibel reagieren können. Wenn Sie mehrere Wochen unterwegs sind und nur von fremd zubereiteten Mahlzeiten leben müssen, sollten Ihnen diese bei Ihrem Sixpack-Projekt nicht im Wege stehen. Lernen Sie daher, gute Mahlzeiten zu erkennen und Sie gegebenenfalls zu »verbessern«. Wenn eine Mahlzeit, die Sie unterwegs zubereitet bekommen, eigentlich Ihren Vorstellungen entspricht, aber noch Protein fehlt, dann geben Sie es einfach dazu. Sie »verbessern« also Ihre Mahlzeit, indem Sie sie mit der entsprechenden Zutat ergänzen. Egal ob im Bus, in der Bahn oder im Flugzeug, im Hotel oder zu Fuß: Überall gibt es heute gastronomischen Service. Funktionell gesehen ist es immer möglich, eine gute Wahl zu treffen, die Sie auf dem Weg zu Ihrem Ziel nicht zurückwirft.

Im Folgenden möchte ich darauf eingehen, wie man seine Mahlzeiten unterwegs verbessern kann. Es geht nicht nur darum, Ihre Beilage bei einer Bestellung im Restaurant pauschal durch Gemüse zu ersetzen. Es geht vor allem darum, Protein zu ergänzen, wenn die Mahlzeiten nicht genügend zur Verfügung stellen. Oder unterwegs eine Alternative zum Fast-Food-Service zu finden. Es ist immer möglich, eine gute Wahl zu treffen, die Sie auf dem Weg zu Ihrem Ziel nicht zurückwirft.

6.7.3 In der Gastronomie

Für die kohlenhydratreduzierte Variante der Sixpack-Ernährung gilt: Wählen Sie Gerichte mit Fisch oder mit Fleisch (Pute, Hähnchen, Rind, Schwein) immer mit einer Gemüsebeilage. Ersetzen Sie Kartoffeln, Pommes Frites, Reis und Nudeln durch Gemüse oder im Notfall durch Salat.

Wenn Sie sich durch viel Ausdauersport mehr Kohlenhydrate erlauben können, beachten Sie trotzdem folgende Tipps: Kartoffeln sind vermeintlich »gute« Nahrungsmittel, doch je nach Zubereitungsart weniger zu empfehlen. Bratkartoffeln sind tabu, Ofenkartoffeln hingegen zu bevorzugen. Rosmarinkartoffeln stellen eine mögliche Alternative dar. Knödel gehen ebenfalls, haben aber einen hohen Glykämischen Index, d.h. die enthaltenen Kohlenhydrate gehen schnell in das Blut über. Daher sind sie höchstens an Trainingstagen zu empfehlen. Falls es Brötchen sein sollen, dann am besten dunkel und mit Körnern. Bei Broten gilt: Je dunkler, desto besser. Auch Suppen gehen immer, sind aber kein Ersatz für eine Hauptmahlzeit.

6.7.4 Essen unterwegs

Unterwegs zu sein ist keine Ausrede für eine schlechte Nahrungsmittelauswahl. Es gibt immer die Möglichkeit, entsprechenden Proviant mitzunehmen. Sollte dieser aufgebraucht sein, können Sie in Deutschland eigentlich an jeder Ecke Lebensmittel erwerben oder einen gastronomischen Service in Anspruch nehmen. Selbst an einer Tankstelle.

Führen Sie dazu immer eine Dose Thunfisch (am besten »im eigenen Saft«) mit sich. Eine kleine Dose Thunfisch passt in jede Jackentasche oder Handtasche. Thunfisch in Dosen ist Ihr bester Wegbegleiter. Er liefert pro 100 g Doseninhalt ebensoviel Eiweiß wie Fleisch, passt zu beinahe jeder Mahlzeit und hat die besten Nährwerte, verglichen mit anderen sofort verwertbaren Nahrungsmitteln. Lassen Sie sich nicht von Mitreisenden irritieren: Manchmal gibt es komische Blicke, aber was bedeuten die schon gegen die bewundernden Blicke der Leute am Strand auf Ihr Sixpack? Ich bin mindestens einmal in der Woche unterwegs und habe immer Thunfisch als perfekte Proteinquelle zum »Verbessern« von Mahlzeiten dabei. Wenn Sie z.B. in der Bahn eine Mahlzeit im Bordbistro bestellen, können Sie die Mahlzeit einfach mit Thunfisch ergänzen.

Auch Aufschnitt eignet sich sehr gut für diese Maßnahme. Dabei bevorzuge ich Puten-, Hähnchen- oder Käseaufschnitt in praktischen Plastikverpackungen. Sie sind gut verschlossen und können in einer mitgeführten Tasche problemlos untergebracht werden. Sie sollten auch Ihren eigenen, fettarmen Käse dem Parmesan der Gastronomen immer vorziehen; so lassen sich etliche Kalorien einsparen.

Neben dem »Aufbessern« von bestellten Nahrungsmitteln können Sie auch Ihre eigene perfekte Mahlzeit in einem wiederverschließbaren Plastikgefäß mit auf die Reise nehmen oder Sie kaufen etwas im Supermarkt. Einen Apfel und eine Packung Putenaufschnitt bekommen Sie dort immer. Eier sind ein weiteres Lebensmittel für die Reise; sie enthalten hochwertiges Protein, mit dem sich jede Mahlzeit aufpeppen lässt. Sie müssen die Eier nicht einmal selbst kochen, denn hartgekochte Eier gibt es in vielen Supermärkten zu kaufen.

Wie Sie sehen, kann man auch am stressigsten Reisetag nach unseren Ernährungsrichtlinien leben. Und selbst wenn man für eine Reise nicht vorgesorgt hat, kann man unterwegs fast immer noch etwas beschaffen. Auf einer Reise, die ich lediglich mit meinem Rucksack, einem darin enthaltenen Kulturbeutel und meinem Laptop antrat, hatte ich meinen gesamten Proviant bereits am Vortag aufgebraucht. Ich befand mich auf dem Bahnhof, es war 7:00 Uhr morgens und ich war hungrig wie ein Wolf. Woher also ein proteinreiches Frühstück nehmen? Ich suchte mir ein Geschäft mit Kühlregal. Dort fand ich verpackten Aufschnitt, den ich mit einer Banane kombinierte – ein Espresso an der Café-Bar rundete das Ganze ab. Kein schlechtes Frühstück, und ein günstiges dazu!

Nach meinem ersten Termin an jenem Tag war es an der Zeit, eine Zwischenmahlzeit einzunehmen. Da ich nun in der Innenstadt angekommen war, konnte ich leicht einen Supermarkt ausfindig machen. Dort deckte ich mich mit gekochten Eiern, einem Apfel und Thunfisch ein. Zwei Eier und den Apfel verzehrte ich sofort, den Thunfisch hatte ich eigentlich gekauft, um mein Mittagessen aufzubessern. Da mein nächster Termin vorschlug, sich über Mittag im Restaurant zu treffen, konnte ich darauf verzichten. Wir bestellten uns eine Grillplatte, also reichlich Fleisch und baten den Kellner, den Reis wegzulassen. Stattdessen bestellten wir Gemüse und Salat.

An diesem Tag hatte ich vor meinem Abendtermin noch etwas Zeit und erwarb eine Tageskarte in einem Fitness-Studio. Mein Training beendete ich mit einem Wheyprotein-Shake an der Theke. Danach ging ich duschen, um mich danach in das Lokal einer Fast-Food-Kette zu begeben. Dort bestellte ich einen Salat und ergänzte diesen mit dem mitgebrachten Thunfisch. So gestärkt, konnte der letzte Termin des Tages wahrgenommen werden. Am nächsten Morgen im Hotel war ich froh, beim Buffet gekochte Eier zu finden. Ich verzehrte drei (davon zwei ohne Eigelb) sofort und steckte mir noch zwei Stück für später ein. Mit vollem Magen trat ich meinen zweistündigen Rückflug an.

6.7.5 Essen am Arbeitsplatz

Viele ernährungsbewusste Sportler kochen sich Essen vor, welches sie am nächsten Tag zur Arbeit mitnehmen. Fast jedes Büro verfügt heute zumindest über eine kleine Kaffeeküche, häufig ist sogar eine Mikrowelle vorhanden, manchmal auch eine Kochplatte. Das Aufwärmen einer mitgebrachten Mahlzeit sollte also kein Problem sein. Wer diese Möglichkeiten am Arbeitsplatz nicht hat, der kann sein Essen immer noch kalt verzehren (kaltes Fleisch mit etwas fettarmer Mayo oder Ketchup ist gar nicht so übel), oder man bereitet sich Frikadellen aus fettarmem Hack (Tartar) zu, die in wenig Fett gebraten wurden; mit etwas Senf und einer Banane ergibt auch das eine gute Mahlzeit. Wenn alle Stricke reißen, dann müssen Sie auf verpackten Käse oder Aufschnitt aus dem Supermarkt zurückgreifen; mit etwas Obst ist auch das keine schlechte Wahl.

Mein Bruder z.B. arbeitete zu seinen Fußballerzeiten zehn Stunden am Tag. Um bei Trainingsbeginn pünktlich um 19:30 Uhr auf dem Platz zu stehen, musste er an den Trainingstagen seine Tasche schon morgens packen, weil nach der Arbeit keine Zeit dafür blieb. Während der Arbeit ging er in der Mittagspause in naheliegenden Restaurants essen. Doch vor dem Training brauchte er auch noch eine Kleinigkeit. Dazu bereitete er sich schon am Vorabend Essen zu, das er in einer wiederverschließbaren Plastikdose mitführte. Neben Fleisch und Fisch gehörten auch Quark und Obst zu seinen Mahlzeiten vor dem Training.

6.7.6 Die Mahlzeit nach dem Training

Nach dem Training, egal zu welcher Tageszeit, läuft der Stoffwechsel auf Hochtouren. Jede Zelle Ihres Körpers ist dann angehalten, Höchstleistung zu vollbringen. Beschädigte Muskelzellen müssen repariert, die Energiespeicher wollen wieder aufgefüllt werden, ebenso die Elektrolyte. Vor allem aber wird Fett abgebaut! Diesen Turboeffekt wollen wir so lange wie möglich halten.

Am besten nimmt man *sofort* nach dem Training einen Wheyprotein-Shake zu sich. Reines Wheyprotein ist zu diesem Zeitpunkt besser als ein Mehrkomponenten-Protein, denn seine Peptide und freien Aminos können am schnellsten vom Körper aufgenommen werden. So erhält der Stoffwechsel Protein, um die Muskeln zu versorgen, doch ohne Insulin auszuschütten. Denn ein durch Kohlenhydrate ausgelöster Insulinschub zu diesem Zeitpunkt würde den Fettabbau sofort stoppen.

Innerhalb der nächsten halben Stunde sollten Sie dann die für die entsprechende Tageszeit angedachte Mahlzeit zu sich nehmen. Das ist ein gutes Zeitfenster, um z.B. nach dem Training zu duschen, sich Essen zuzubereiten oder auf die Essensbestellung im Restaurant zu warten.

6.7.7 Zwischenmahlzeiten

Die meisten Menschen sind es gewohnt, dreimal am Tag eine Mahlzeit zu sich zu nehmen. Mit Frühstück, Mittagessen und Abendbrot wächst man als Kind auf und orientiert sich auch als Erwachsener daran. Zwischenmahlzeiten werden neudeutsch als »Snack« bezeichnet. In Form eines Schokoriegels, einer Brezel, eines Stücks Kuchen oder eventuell eines Stücks Obst stillt sich der kleine Hunger leicht und bequem.

Der Sixpackathlet verzehrt eigentlich keine Snacks, sondern ernährt sich von vier bis sechs Mahlzeiten am Tag. Man spricht daher nicht von drei großen Mahlzeiten und Snacks zwischendurch, sondern von vielen kleineren Mahlzeiten. Diese halten den Blutzuckerspiegel konstant, anstatt ihn in die Höhe zu treiben. Somit bleibt die Fettverbrennung auf Hochtouren. Das Wichtigste: Jede Mahlzeit sollte proteinreich sein. Auch Obst und Gemüse lassen sich mit handlichem Putenbrustaufschnitt oder einem Proteinshake kombinieren. Eine besonders komfortable Variante sind »Low-Carb«-Proteinriegel, die Sie im Fitness-Studio oder im Sportfachhandel bekommen. Diese Proteinriegel sind jedoch mit industriellen Zuckerersatzstoffen und Geschmacksverstärkern hergestellt. Eine selbsterstellte Mahlzeit ist immer besser. Betrachten Sie diese Fitness-Riegel besser als Schokoladenriegel-Ersatz, den man sich nicht zu häufig gönnen sollte.

Doch auch andere Lebensmittel können bei einseitigem Verzehr mit Nachteilen behaftet sein. Ich hatte einmal großen Gefallen an Karotten gefunden. Sie sind gut zu transportieren, sofort verzehrfertig und schmecken gut. Besonders in Verbindung mit einer Salsasoße habe ich den »Karotten-Dip« geliebt.

So steigerte sich mein Karotten-Konsum auf drei Kilogramm wöchentlich. Ich konnte jegliche Heißhunger-Attacke sofort stillen und trotzdem meine Top-Form inklusive Sixpack halten. Das ging solange, bis ich auf einem Geburtstagsfest den Spott meiner Freunde wegen meiner ungewöhnlichen, gelblich-orangen Hautfarbe ertragen musste: Ich rettete mich mit dem Hinweis auf gelegentliche Solariumbesuche. Als ich später jedoch Fotos von der Feier in die Hände bekam, war ich schockiert. Ich war nicht nur leicht gelblich-orange, ich sah fast aus wie eine Karotte.

Das Beta-Carotin in Lebensmitteln ist die Vorstufe von Vitamin A. Beta-Carotin ist aber auch ein Farbstoff, der in vielen tiefgelben bis orangenen Früchten (z.B. Aprikosen, Papayas, Mangos) und Gemüsearten (z.B. Süßkartoffeln, Kürbisse und eben Karotten) vorkommt. Es wird schon lange zur Färbung von Margarine eingesetzt, auch viele Selbstbräunungs-Cremes sind mit Beta-Carotin angereichert, um einen Farbeffekt auf der Haut zu erzielen. Ich schränkte also den Karotten-Konsum ein und die Farbe meiner Haut veränderte sich schnell wieder in den Normalzustand.

Das Karottenbeispiel zeigt: Zuviel von Etwas ist selten gut. Sie sollten deshalb versuchen, sich nicht immer gleich zu ernähren, sondern die Abwechslung suchen. Um die richtigen Lebensmitteln zu finden, die Sie bei Ihrer Sixpack-Ernährung einsetzen können, stelle ich Ihnen einige Einkaufslisten vor. Die sollen Ihnen einen Anhalt geben, welche Mengen und welche Arten von Lebensmitteln Sie als Sixpack-Athlet zum Erfolg führen können. Dabei besteht kein Anspruch auf Vollständigkeit. Jeder Mensch hat andere Vorlieben, was Nahrungsmittel anbetrifft. Sofern Sie sich an die Grundsätze der Ernährung des Sixpack-Athleten halten, können Sie kaufen, was Sie wollen.

Einkaufsliste kohlenhydratarm

- Käse (fettreiche Varianten: Schafskäse, Gouda)
- Fisch (Lachs, Karpfen, Scampis, Shrimps)
- Fleisch (Pute, Hähnchen, Rind, Schwein)
- (Whey)Proteinpulver
- Schinken- oder Wurstaufschnitt
- Thunfisch im eigenen Saft
- Eier (roh oder gekocht)
- Öl zum Braten und als Dressing für Salate
- Butter
- Nüsse (Macadamias, Mandeln, Para-, Haselnuss)
- Pilze
- Äpfel
- Zucchini
- Paprika
- Kidney-Bohnen
- Weiße Bohnen
- Prinzessbohnen
- Erbsen
- Möhren
- Gurken
- Tomaten
- Salatkopf
- Auberginen
- Krautsalat
- Spinat

Einkaufsliste mäßig viele Kohlenhydrate

- Vollkorn- oder Graubrot (wenig benötigt)
- Fettarmer Käse
- Fisch (Lachs, Karpfen, Scampis, Shrimps)
- Fleisch (Pute, Hähnchen, Rind, Schwein)
- (Whey)Proteinpulver
- Hähnchen- oder Putenaufschnitt
- Thunfisch im eigenen Saft
- Eier (roh oder gekocht)
- Öl zum Braten und als Dressing für Salate
- Butter
- Nüsse (Macadamias, Mandeln, Para-, Haselnuss)
- Pilze
- Äpfel
- Zucchini
- Paprika
- Kidney-Bohnen
- Weiße Bohnen
- Prinzessbohnen
- Erbsen
- Möhren
- Gurken
- Tomaten
- Salatkopf
- Auberginen
- Krautsalat
- Spinat

6.7.8 Einkaufslisten

Vor dem Einkaufen sollten Sie nach Möglichkeit etwas essen. Ebenso wie Hunger ein schlechter Koch ist, so beeinträchtigt er auch das Urteilsvermögen beim Nahrungsmittelkauf. Kleinigkeiten wie Eier, ein Salat oder ein Stück Obst reichen bereits aus. Damit sind Sie in der Lage, beim Einkaufen rational zu entscheiden. So können Sie den vielen fetten und süßen Verlockungen besser widerstehen und in Ruhe die Einkaufsliste abarbeiten bzw. die Verpackungen auf Inhaltsstoffe überprüfen.

Wenn Sie sich aufgrund eines hohen Sportpensums oder Wettkampfteilnahmen kohlenhydratreicher und fettärmer ernähren und Ihr Sixpack deutlich sichtbar sein soll, sollten Sie auf Butter und Nüsse weitgehend verzichten und statt dessen einige Vollkornprodukte sowie Reis, Nudeln und Kartoffeln einkaufen; Sie brauchen allerdings nur wenig davon.

Kaufen Sie erst gar keinen »Müll«, sprich Junk Food. Filtern Sie nur die besten Nahrungsmittel heraus. Die Textkästen mit Einkaufslisten können Ihnen als Orientierungshilfe dienen. Je

Einkaufsliste viele Kohlenhydrate

- Vollkorn- oder Graubrot (moderate Menge)
- (Vollkorn)Reis (moderate Menge)
- (Vollkorn)Nudeln (moderate Menge)
- Milch
- Haferflocken (wenig benötigt)
- Fettarmer Käse
- Fisch (Lachs, Karpfen, Scampis, Shrimps)
- Fleisch (Pute, Hähnchen, Rind, Schwein)
- (Whey)Proteinpulver
- Hähnchen- oder Putenaufschnitt, fettarm
- Thunfisch im eigenen Saft
- Eier (roh oder gekocht)
- Magerquark
- Joghurt (mager, naturbelassen)
- Öl zum Braten und als Dressing für Salate
- Butter
- Nüsse (Macadamias, Mandeln, Para-, Haselnuss)
- Pilze
- Obst nach Wahl
- Zucchini
- Paprika
- Kidney-Bohnen
- Weiße Bohnen
- Prinzessbohnen
- Erbsen
- Möhren
- Gurken
- Tomaten
- Salatkopf
- Auberginen
- Krautsalat
- Spinat

geschickter Sie essen (mehr Gemüse und Eiweiß, weniger Kohlenhydrate), desto leichter ist es, ein Sixpack zu halten bzw. zu bekommen.

Andere Nahrungsergänzungen als Proteinpulver sind in den Einkaufslisten nicht berücksichtigt. Ich habe alle bekannten Nahrungsergänzungen wie Vitamine, Mineralien und Sportprodukte wie Creatin, Proteinpulver, Meal Replacements usw. getestet. Alle haben ihre positiven und negativen Seiten. Es ist jedoch kein Produkt ausschlaggebend für ein Sixpack – sonst würde es doch jeder nutzen! Wer meint, darauf nicht verzichten zu können, kann sie verwenden. Doch grundlegende Ernährungs- und Trainingsgewohnheiten einzuhalten ist bedeutend wichtiger.

6.8 Die Wasserzufuhr

Wir brauchen eine gute Wasserversorgung nicht nur, um optimale sportliche Leistungen zu bringen, sondern auch, weil wir viel Protein verzehren. Gerade wenn der Kohlenhydratanteil in der Ernährung sinkt, hilft viel Flüssigkeit, die Abbauprodukte des Proteinstoffwechsels und des Fettstoffwechsels (Ketone) über den Urin zu entsorgen.

Sie können sich natürlich vornehmen, mehr zu trinken. Aber das scheitert so häufig wie der Versuch, mit dem Rauchen aufzuhören. Dabei ist die Lösung ganz einfach: Das Wasser muss immer greifbar sein! Das Durstgefühl des Körpers ist schon ein Hinweis auf einen Flüssigkeitsmangel im Körper. Die Leistungsfähigkeit des Menschen nimmt bei Flüssigkeitsmangel rapide ab. Das betrifft Konzentration, Kraft und Kondition. Um stets optimal leistungsfähig zu sein, sollten Sie es also gar nicht erst bis zu diesem Mangel kommen lassen.

Den Trick, um mehr Wasser aufzunehmen, möchte ich »strategische Wasser-Planung« nennen. Wir beginnen damit direkt am Morgen, wenn der Tag beginnt. Stellen Sie morgens eine Flasche Wasser griffbereit in Ihr Badezimmer. Die 30 Minuten (oder länger), die Sie benötigen, können schon genutzt werden, um dem Körper wertvolle Flüssigkeit zur Verfügung zu stellen.

Als weitere Positionen haben sich bewährt: Eine Flasche am Arbeitsplatz, neben der Couch oder dem Fernsehsessel, im Esszimmer, im Auto. Eine (kleine) Flasche Wasser sollten Sie auch unterwegs immer dabei haben. Beim Lebensmitteleinkauf oder im Auto hat man häufig Gelegenheit zu trinken, aber oft nichts dabei.

Sicher kann der Körper auch Stunden ohne Wasser auskommen. Aber Sie sollten sich angewöhnen, regelmäßig zu trinken. Das zieht zwar mehr Toilettengänge nach sich, hat aber auch den Vorteil, dass Sie weniger häufig »Appetit« bekommen. Meine erste Frage zu den Ernährungsgewohnheiten meiner Klienten gilt stets dem Wasserkonsum. Ich kann darauf wetten, wenn der Betroffene übergewichtig ist, trinkt er auch zuwenig. Halten Sie sich an reines Wasser. Es spielt keine Rolle, ob Sie sich für stilles Wasser, wenig oder viel Kohlensäure entscheiden. Wenn Sie einen Geschmacksträger benötigen, nehmen Sie die Marke mit der geringsten Kalorienmenge. Trinkend kann man viel leichter Kalorien aufnehmen als essend. Man merkt also gar nicht, wie viel unnötige Kalorien man zu sich nimmt, wenn man gesüßte Limonaden wählt.

*

7. Verschiedenes

7.1 Die wöchentliche Kalorienbilanz

»Muss man jeden Tag dieselbe Menge Kalorien verzehren?« Diese Frage wurde mir schon oft gestellt und die Antwort ist einfach: Sie kommen niemals jeden Tag auf genau die gleiche Kalorienmenge. Selbst wenn man sich an 2.500 kcal als Richtmenge zum Abnehmen hält, ist die Kalorienaufnahme jeden Tag etwas anders. Je nach Zeitpunkt der letzten Mahlzeit geht man manchmal mit leichtem Hunger ins Bett, ein anderes Mal satt – das ist aber kein Problem. Der Körper ist kein Roboter und gleicht solche Schwankungen aus. Entscheidend ist immer die Wochenbilanz. Wenn Sie am Ende einer Woche ein Kaloriendefizit haben, dann nehmen Sie ab. Sie können also durchaus einmal an ein oder zwei Tagen über dem Limit liegen. Wenn die restlichen Tage der Woche eine negative Bilanz aufweisen, nehmen Sie trotzdem ohne Probleme ab.

Ich möchte noch einmal auf die trügerischen Ergebnisse des Wiegens hinweisen. Besonders in Verbindung mit Krafttraining kann es sein, dass Ihr Gewicht auf der Waage zunächst nicht zu sinken scheint. Das bedeutet aber nicht, dass Sie kein Fett abgebaut haben und Ihrem Ziel vom Sixpack nicht schon sehr viel näher gekommen sind.

Krafttraining wird Ihre Muskeln wachsen lassen. Muskeln haben zwar weniger Volumen, sind aber schwerer als Fettgewebe. Es kann daher sein, dass Ihr Gesamtgewicht auf der Waage sich nicht verändert bzw. Sie sogar zunehmen (je nach Intensität des Trainings). Gradmesser der körperlichen Entwicklung muss daher stets der prüfende Blick in den Spiegel sein. Die Konturen Ihrer Bauchmuskulatur sollten über die Wochen immer deutlicher hervortreten. Schließlich ist das Ihr Ziel. Am Strand sehen die Menschen ein Sixpack an Ihrem Bauch und nicht Ihr Körpergewicht auf der Waage!

7.2 Das Sixpack richtig fotografieren

Im Spiegel sieht es aus, als hätte man sein Ziel erreicht, während das letzte Foto das gar nicht vermuten lässt. Vielleicht kennen Sie dieses Phänomen. Vermutlich ist Ihnen auch schon aufgefallen, woran das liegt: An der Belichtung. Wir haben uns zur Aufgabe gemacht, ein optisches Ziel zu erreichen. Man soll ein Sixpack erkennen. Das ist kein objektiv messbarer Wert. In Zahlen lässt sich ein Sixpack zwar damit ausdrücken, dass Sie als Mann nur 10-15 % Körperfett aufweisen, doch kann auch bei dieser Konstitution ein Sixpack im falschen Licht schon einmal verschwinden. Wir sollten deshalb dafür sorgen, in den richtigen Spiegel zu schauen, wenn wir Bestätigung brauchen. Für Fotos oder Filme zählt das natürlich auch.

Man kann durch gezielte Lichtsetzung von der Seite, von oben oder von unten die Plastizität des Körpers ausleuchten. Dabei werfen die Bauchmuskeln, die ja eine reliefartige Oberfläche bilden, einen Schatten und werden so sichtbar. Wenn man sich Fotos anschaut, auf denen das Licht von vorn kommt oder zu diffus ist, sieht man die Muskeln einfach nicht so gut.

Es macht fast keinen Unterschied, ob es sich um Tageslicht, Blitz- oder Kunstlicht handelt; das Prinzip des Ausleuchtens ist bei allen Lichtarten gleich. Ein hartes Licht führt zu härteren Schatten und höheren Kontrasten. Ein weiches Licht erzeugt sanftere Übergänge und Verläufe von hellen zu dunklen Partien. Wenn das Licht von schräg hinten kommt, erzielt man gute Ergebnisse beim Ausleuchten der Muskeln. Auch von oben kann man Muskeln gut ausleuchten. Es muss ein gut gesetztes Streiflicht sein, welches die Formen des Körpers gezielt hervorhebt.

Beim Fotografieren im Freien ist es daher ungünstig, wenn die Sonne direkt von vorn auf Ihren Bauch scheint. Sorgen Sie dafür, dass Sie von der Seite oder von schräg hinten kommt, gerade so, dass der Fotograf nicht geblendet wird (es sei denn, Sie wollen es so). Bei Fotos in geschlossenen Räumen oder beim Blick in den Spiegel ist ein »hartes« Licht günstiger, weil der Kontrast schärfer ausfällt. So wirken die Bauchmuskel-«Hügel« noch ein wenig kräftiger. Innen kommt das Licht meistens von oben und lässt sich nicht bewegen. Suchen Sie sich für ein Sixpack-Foto besser einen Raum mit »hartem« Licht bzw. tauschen die matte Glühbirne gegen eine klare aus.

7.3 Methoden zur Körperfettmessung

Es gibt eine ganze Reihe von Methoden, um den Körperfettanteil eines Menschen zuverlässig zu ermitteln. Beim sog. Bod Pod misst ein Gerät die Menge an Luft, die ein Mensch in einem geschlossenen System verdrängt. Und daraus lässt sich mithilfe des Körpergewichtes die Körperzusammensetzung berechnen. Ein sehr genaues, aber auch sehr teures Verfahren, das hauptsächlich in der Forschung angewandt wird.

Beim Röntgenscan wird der ganze Mensch mit schwachen Röntgenstrahlen durchleuchtet. Fett, Muskeln und Wasser schwächen die Strahlen unterschiedlich ab. Daraus wird der Körperfettanteil ermittelt. Wegen der Strahlenbelastung und der langen Untersuchungsdauer ist dieses sehr exakte Verfahren nur etwas für die Forschung.

Bei der Unterwasserwägung macht man sich zunutze, dass Fett leichter als Wasser ist. Je mehr ein Mensch davon hat, desto leichter ist er unter Wasser, weil der Auftrieb durch das Fett so groß ist. Aus dem Unterwasser-Gewicht und dem, was die normale Waage anzeigt, werden über verschiedene Rechenschritte zunächst die Körperdichte und schließlich der Körperfettanteil ermittelt. Die Unterwasserwägung ist die wohl genaueste Methode zur Körperfettbestimmung, allerdings auch sehr aufwändig.

Bei der Hautfaltendickemessung wird mit einem Caliper an mehreren Stellen die Fettschicht unter der Haut gemessen und daraus das Gesamtfett errechnet. Die Ergebnisse sind zwar nicht so genau wie bei den vorgenannten Methoden, was den Körperfettanteil angeht. Doch erlaubt der Caliper, die Hautfaltendicke an der für uns wichtigen Stelle zu messen: Am Bauch. Man kann damit sehr schnell erkennen, ob eine Diät wirkt oder nicht. Für unsere Zwecke ist er daher zu empfehlen.

Bei der Bio-Impedanzanalyse (BIA) wird ein sehr schwacher Strom durch den Körper geleitet. Aus der Veränderung des Stromflusses wird ein Wert für den Körperfettgehalt und den Wassergehalt ermittelt, denn Fett ist ein schlechter elektrischer Leiter, im Gegensatz zu Muskeln oder Wasser. Die Methode ist am einfachsten anzuwenden: Man nimmt das Gerät einfach in die Hand bzw. stellt sich darauf, schaltet ein und wartet, bis auf dem Display ein Wert angezeigt wird. Ein BIA-Fettmesser als Standgerät steht in fast jedem Fitness-Studio; kleinere Handgeräte gibt es auch für den Hausgebrauch. Bei den BIA-Messgeräten gibt es also verschiedene Formen mit einigen Vor- und Nachteilen, die aber fast alle eines gemeinsam haben: Sie sind nicht so genau, wie man vermuten könnte, ganz einfach, weil man viele Dinge dabei beachten muss, so dass Einzelmessungen schon fast einen Zufallscharakter haben.

Zwar kann aus dem gemessenen elektrischen Widerstand (Impedanz), den der Körper dem Stromfluss entgegenbringt, auf die gesamte Flüssigkeit des Körpers geschlossen werden. Hat die Waage nun durch die Gesamtkörperflüssigkeit indirekt auch die fettfreie Masse bestimmt, so errechnet sich die Gesamtfettmasse des Körpers aus der Differenz von Körpergewicht und dieser fettfreien Masse. Teilt man diesen Wert durch das Körpergewicht und multipliziert ihn mit Hundert, erhält man den Körperfettanteil in Prozent. Die Waage übernimmt diese Rechenarbeit für den Benutzer.

Die Messwerte sind allerdings starken Schwankungen unterworfen, da der aktuelle Hydrationszustand der Messperson großen Einfluss auf die Messung hat. Der individuelle Wasserhaushalt hängt von verschiedenen Faktoren, wie zum Beispiel dem Alkoholkonsum in den letzten 24 Stunden, einem vollen Magen, einer gefüllten Harnblase oder vorheriger Sportaktivität ab. Ebenso lässt sich beobachten, dass Geräte von unterschiedlichen Herstellern bei der gleichen Person zu unterschiedlichen Werten führen. Um vergleichbare Werte zu erzielen, müsste man also stets mit demselben Gerät messen und man sollte vor allem immer den gleichen Hydrationszustand aufweisen. Das ist nicht ganz einfach durchzuführen, vor allem nicht im Fitness-Studio.

Der bei den BIA-Geräten durch den Körper geleitete Strom ist zwar so gering, dass man es nicht merkt. Dennoch weisen alle Hersteller darauf hin, dass diese Messgeräte nicht für Schwangere bzw. Träger von Herzschrittmachern und sonstigen elektrisch betriebenen Implantaten geeignet sind. Problematisch dabei ist, dass Frauen in den ersten drei Wochen einer Schwangerschaft oft noch überhaupt nicht wissen, dass sie schwanger sind.

7.4 Den Körperfettwert richtig ermitteln

Um vergleichbare, zuverlässige Körperfettwerte zu erhalten, muss man also immer wieder zu gleichen Bedingungen messen. Für das Körpergewicht als grober Anhalt für den Fettanteil gilt deshalb: Wiegen Sie sich optimalerweise immer morgens nach dem Wasserlassen. Notieren Sie sich die Werte über sieben Tage hinweg. Zählen Sie am Ende der sieben Tage alle Werte zusammen und teilen sie durch sieben, also die Anzahl der Messungen. Nun haben Sie einen verlässlichen Durchschnittswert, mit dem Sie arbeiten können. Ein weiterer Vorteil des Durchschnittswertes: Wenn Sie es einmal nicht schaffen, die Werte zu nehmen, weil Sie vielleicht verschlafen haben und eilig los müssen, so stellt ein fehlender Wert kein Problem dar: Der Durchschnittswert der restlichen Tage ist immer noch sehr genau.

Tagesaktuelle Schwankungen müssen Sie nicht beunruhigen: Es kann durchaus vorkommen, dass das Gewicht von einem Tag zum anderen um ein bis zwei Kilogramm schwankt. Die Durchschnittswerte als Ergebnis einer Woche sind dagegen leicht zu vergleichen und erlauben eine zuverlässige Bewertung der Fortschritte.

Die reine Körperfettmessung mit einem Caliper oder einen BIA-Gerät sollte ebenso vorgenommen werden. Messen Sie jeden Tag zur gleichen Zeit, unter gleichen Bedingungen. Auch hierfür bietet sich der Zeitpunkt gleich nach dem Aufstehen und dem Wasserlassen an. Aus den Werten einer Woche wird der Durchschnittswert ermittelt und mit den vorliegenden Durchschnittswerten verglichen. So lässt sich im Wochenrhythmus zuverlässig feststellen, ob es vorwärts geht oder nicht. Es ist übrigens wichtig, immer dasselbe Gerät zu benutzen, denn nur so können Sie die einzelnen Messungen miteinander vergleichen.

7.5 Motivation

Es gibt in der Literatur drei verschiedene genetisch bedingte Körpertypen: Dicklich, athletisch und dünn (Fachbegriffe: Endomorph, Mesomorph und Ektomorph). Auch wenn Sie sich selbst als endomorphen Typ bezeichnen, sollte dies keine Ausrede für das Projekt Sixpack sein. Ich habe schon viele übergewichtige Klienten trainiert. Jeder von ihnen konnte abnehmen, wenn er es wirklich wollte. Ich selbst sehe mich im Hinblick auf eine sportliche Figur auch als genetisch benachteiligt. Im Vergleich zu Freunden, die kaum sportlich aktiv sind und sich nicht konsequent ernähren, aber ein Sixpack vorzeigen können, musste ich schon immer mehr investieren. Aber ich kam zu meinem Ziel. Und das können Sie auch!

Bei der Verfolgung unseres Ziels werden wir auch von außen beeinflusst. Der amerikanische Schauspieler Will Smith sagt im Hollywood-Film *Das Streben nach Glück* zu seinem Sohn: »Lass' Dir nie erzählen, Du könntest etwas nicht. Nicht einmal von mir. Wenn Du einen Traum hast, dann musst Du ihn schützen. Wenn Menschen etwas selbst nicht schaffen, dann erzählen sie Dir, dass Du es auch nicht kannst...« Wie recht er hat!

Große Ambitionen werden leider nicht gleich vorbehaltlos unterstützt. Wenn Sie dem Partner den Wunsch gestehen, Ihren Job zu kündigen und sich selbständig zu machen, werden Sie nicht unbedingt gleich auf Zustimmung stoßen. Da heißt es, sich das Ziel nicht ausreden zu lassen und trotz des Widerstands Ihrer Nächsten weiterzumachen.

Dic Menschen, denen Sie etwas bedeuten, wollen Ihnen nichts Böses. Es liegt auch nicht daran, dass sie Ihre Fähigkeiten bezweifeln. Gerade weil Sie ihnen wichtig sind, versuchen Ihre Liebsten in Erfahrung zu bringen, ob Sie sich auch ganz sicher sind. Denn sie haben meistens Angst; Angst vor etwas Unbekanntem, Angst vor einer ungewissen Zukunft. Und vielleicht auch Angst, selbst mehr Gas geben zu müssen, um glücklich zu werden. Ich nenne jene Personen, die Ihnen nicht gut zureden, es aber unterbewusst gut mit Ihnen meinen, »Bad News Reporters«.

Das zählt auch für Arbeitskollegen: Sie haben Ihre Ernährung umgestellt, haben Spaß am Training, lernen neue Leute kennen, freuen sich über den Erfolg – und im Büro wird gesagt: »Pass' auf, dass Du nicht zu viel machst...« oder »Ich finde wirklich, Du übertreibst das Ganze...« Damit wollen Ihre Kollegen nur das eigene Gewissen beruhigen, um die eigene Untätigkeit zu rechtfertigen.

Lassen Sie sich von solchen »Bad News Reporters« aber nicht aus der Ruhe und schon gar nicht aus dem Konzept bringen! Wenn sich etwas im Leben eines Menschen ändern soll, muss er in erster Linie selbst dazu bereit sein und das Ziel mit höchster Konzentration verfolgen. Andernfalls bleibt es beim guten Willen. Man kann anderen Menschen helfen, sich zu verändern, man kann diesen Prozess aber nicht komplett für sie übernehmen. Konzentrieren Sie sich lieber auf Ihren eigenen Fortschritt. Das ist nicht egoistisch, sondern der einzig wirksame Weg. Denn wenn Ihre Umwelt Fortschritte sieht, werden die »Bad News« nachlassen und sich schließlich in Akzeptanz und Unterstützung wandeln. Der Fortschritt liegt dabei in Ihren Händen. Sie bestimmen, wie schnell Sie Erfolg haben. In drei Monaten kann sich Ihr Körper komplett verändert haben. Geben Sie Gas, allen »Bad News Reporters« zum Trotz!

7.6 Mein Weg zum Sixpack

Im vorliegenden Buch habe ich Ihnen meine Erkenntnisse zum Thema effektives Bauchtraining und der dazu gehörigen Ernährung beschrieben. Dabei war es ein große Hilfe, mich auf die Erfahrungen, die ich mit meinen Klienten gesammelt habe, stützen zu können. Ich hoffe, Sie werden dieses Wissen nutzen können, um motiviert zu bleiben, Fehler zu vermeiden, neue Ideen zu sammeln oder einfach Spaß am Training zu haben.

Ich möchte Ihnen zum Abschluss dieses Buches noch einige meiner Trainingsgrundsätze mit auf den Weg geben. Auf meinem Weg zum Sixpack konnte ich mich daran stets orientieren, um mein Ziel nicht aus den Augen zu verlieren.

Tafel 54 No Excuses – trainieren kann man immer und überall

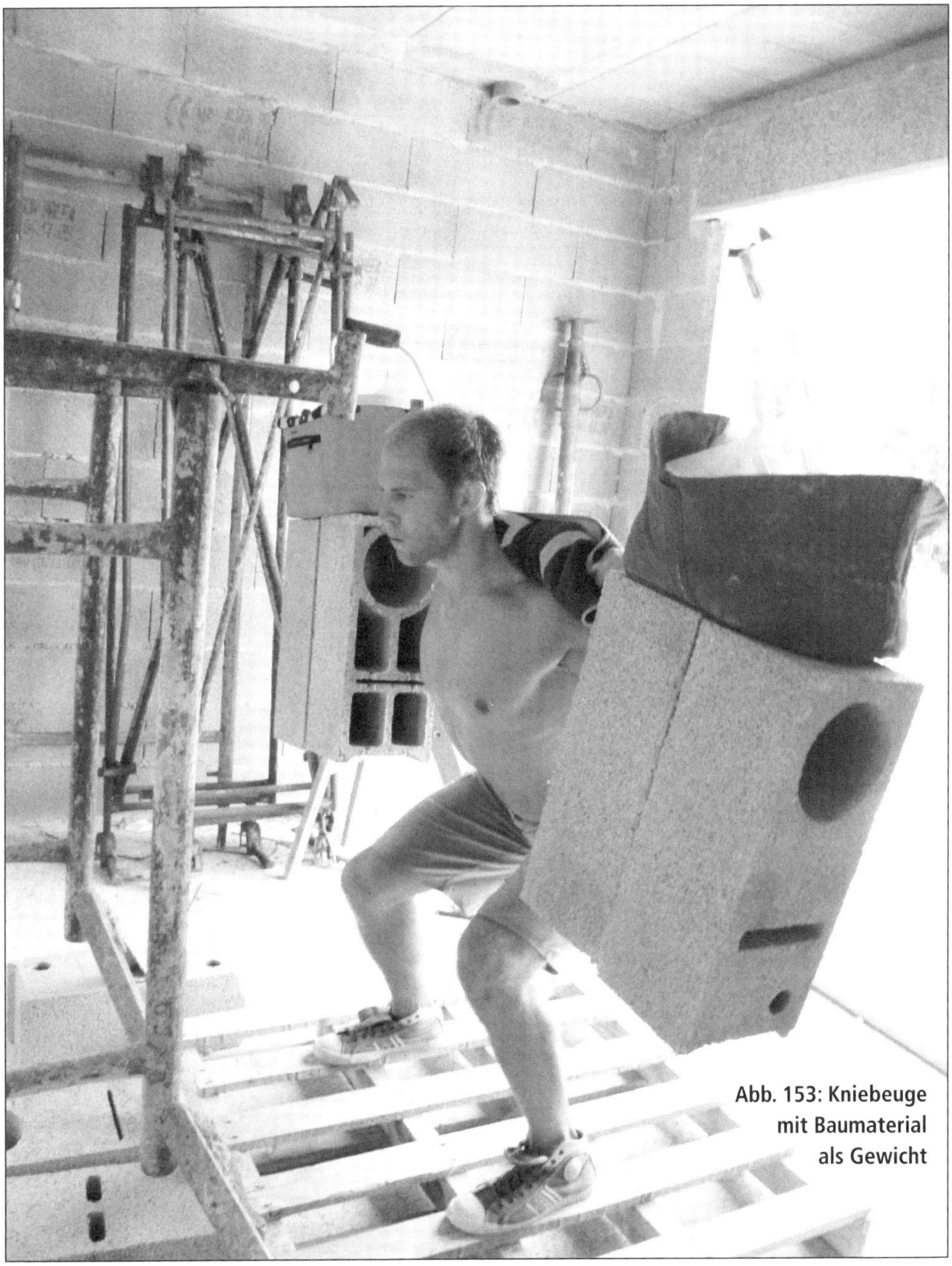

Abb. 153: Kniebeuge mit Baumaterial als Gewicht

»Grundlagen schaffen« – eine solide Grundlage bedeutet für mich, das Fundament für den Erfolg zu legen. Dies zählt für mich in jedem Lebensbereich. Wenn z.B. in Fachartikeln von Anfängern und Fortgeschrittenen die Rede ist, lasse ich nie die Grundlagen für die Anfänger aus. Hier werden die Informationen weitergegeben, die wichtig für das Verständnis des Gesamten sind.

»No Pain, No Gain« – Pain (englisch für Schmerz) ist eine Frage der Definition. Ich habe immer schon intelligent trainieren wollen. Zeit zu sparen und ökonomisch zu arbeiten finde ich sinnvoll. Dazu ist es jedoch nötig, die Dinge mit höchster Intensität anzugehen. Ob es Lernen für eine Fortbildung, Lesen für meine Hobbies, ein Buch schreiben oder eben Trainieren ist. Ein kurzes, intensives Training kann kurzzeitig schmerzen – aber auf einer Ebene, die man auch als »sehr anstrengend« definieren könnte. Der nachhaltige Erfolg ist meiner Meinung nach weitaus mehr wert als ein Training auf Sparflamme, das weniger schnell zum Erfolg führt. Daher ist ein kurzes, hartes Training, bei dem man an seine Grenzen geht und die Muskeln am Ende eines Satzes »brennen«, aus meiner Sicht der Schlüssel, um zu neuen Höhen zu gelangen.

»No Excuses« – keine Zeit für das Training zu haben, halte ich für eine Ausrede. Das gilt für alle anderen wichtigen Dinge ebenfalls, egal ob es um Zeit für die Freundin oder Frau geht bzw. um die Kinder – die Zeit dafür muss man sich nehmen! Auch unterwegs kann man trainieren: Wenn man will, sogar ohne Hanteln und Bänke. Bei einem zehntägigen Campingurlaub durch Frankreichs Provénce, ohne Hotelanlagen oder Sporteinrichtungen in der Nähe, habe ich auf meine Workouts nicht verzichtet. Unweit vom Campingplatz entfernt befand sich ein Haus im Neubau. Als ich merkte, dass tagelang kein Mensch auf der Baustelle arbeitete, ging ich hinüber, nahm eine Eisenstange vom Boden und wickelte mein Handtuch um die Mitte der Stange. Mit schweren Bausteinen an der Seite befestigt, absolvierte ich Kniebeugen. An den Baugerüsten konnte ich Klimmzüge machen und für Bauchübungen fand sich eine freie Fläche auf dem Boden. Mit dem durch Training derart angeregten Stoffwechsel konnte ich meinen Bauch in Form halten und den Urlaub weiter genießen.

Die folgenden Zitate helfen mir immer wieder, den inneren Schweinehund zu überwinden und zum Training zu gehen. Ich wünsche Ihnen viel Erfolg!

»Die Zeit, die Du nicht trainierst, kannst Du nie wieder aufholen.«

»Es gibt keine Limits. Es gibt keine Plateaus.
Bleib nicht stehen, sondern geh' weiter.«
(Bruce Lee)

»Du kannst dich noch so langsam bewegen –
Du bewegst Dich immer noch schneller als alle,
die auf der Couch liegen.«

»Kolumbus hat die Welt mit einem Segelboot
umfahren – und Du schaffst es nicht ins
Studio?«

»Auch wenn Du es nicht perfekt gemacht hast
– Du hast es gemacht!«

* * *

Literaturverzeichnis

Appell, H.-J. & Stang-Voss, C. (1996). Funktionelle Anatomie: Grundlagen sportlicher Leistung und Bewegung. Berlin: Springer.

Arndt, K. (1996). Power Food: Basisernährung für optimalen Muskelaufbau. Arnsberg: Novagenics.

Aspenes, S. Thoresen, Nilsen, T. Ivar Lund, Skaug, E.-A., Bertheussen, G. F., Ellingsen, Ø. Vatten Lars, & Wisløff, U. (2011). Peak Oxygen Uptake and Cardiovascular Risk Factors in 4631 Healthy Women and Men. Medicine & Science in Sports & Exercise, 43(8), 1465. Retrieved January 12, 2012, from http://pt.wkhealth.com/pt/re/lwwgateway/landingpage.htm;jsessionid=PPSLmtpZVLTst0kYJdMrHLfKj6mLHxn2931j2Z2DJjGH4GXGMMJk!1844115202!181195628!8091!-1?sid=WKPTLP:landingpage&an=00005768-201108000-00011.

Baron, D. K. & Berg, A. (2005). Optimale Ernährung des Sportlers: Mit 21 Tabellen, Nährwerttabellen und vielen Rezeptvorschlägen. Stuttgart: Hirzel.

Bisanz, G. & Gerisch, G. (2008). Fußball: Kondition – Technik – Taktik und Coaching. Aachen: Meyer & Meyer.

Boeckh-Behrens, W.-U. & Buskies, W. (2005). Supertrainer Bauch: Die effektivsten Übungen. Reinbek bei Hamburg: Rowohlt Taschenbuch.

Brandstätter, V., Otto, J. H., & Bengel, J. (2009). Handbuch der allgemeinen Psychologie – Motivation und Emotion. Göttingen: Hogrefe.

Breitenstein, B. (2003). Die Kraftküche: Einfach, schmackhaft, gesund; die besten Rezepte für Fatburning und Muskelaufbau. Reinbek bei Hamburg: Rowohlt.

Cook, G. (2011). Der perfekte Athlet: Spitzenleistungen durch Functional Training; [Bewegungsmuster analysieren, Schwachstellen ausgleichen, Leistung steigern]. München: Riva.

Efi Sports Medicine (2003). Gravity Personal Training (Gravity4Programming). Hamburg (ohne Verlagsangabe).

Eichelbaum, J. (2005). Nutzen von Protein- und Aminosäuresupplementen im Sport. Diplomarbeit, Hochschule für angewandte Wissenschaft Hamburg, Hamburg. Retrieved February 09, 2012, from Hochschule für angewandte Wissenschaft Hamburg: http://opus.haw-hamburg.de/volltexte/2008/452/pdf/ern_y_490.pdf.

Ferriss, T. & Bausum, C. (2011). Die 4-Stunden-Woche: Mehr Zeit, mehr Geld, mehr Leben. Berlin: Ullstein.

Fitness Anywhere (März 2010). TRX Basic Training: Quickstart & Workout Guide. USA, Kalifornien (ohne Ortsangabe).

Fitzpatrick, O. & Bandler, R. (2009). Conversations: Freedom is Everything and Love is All the Rest. (Health Communications, Ed.). Florida (ohne Ortsangabe): Health Communications.

Freiwald, J. (2001). Aufwärmen im Sport: Übungen für Vorbereitung und Cool-down. Reinbek bei Hamburg: Rowohlt.

Genneper, T. & Eppenich, H. (Eds.) (2011). Lehrbuch Homöopathie: Grundlagen und Praxis der klassischen Homöopathie; 21 Tabellen (3. überarbeitete Auflage). Stuttgart: Haug.

Göddeke, B. (2000). Bodybuilding, Kraft- und Fitnesstraining: Der umfassende Bodybuilding-Ratgeber für optimale Fitness und Körperentwicklung durch umfangreiches Wissen über: optimale Ernährung; Aufbau der Muskulatur ; Vorgänge und Veränderungen im Körper durch Krafttraining und Bodybuilding; richtige Übungsausführung; alle wichtigen Übungen. Nachrodt: Athletic.

Groves, B. (ohne Jahresangabe). Soja – kein Grund zur Freude. Retrieved February 09, 2011, from http://www.second-opinions.co.uk/soja-kein-grund-zur-freude.html.

Heiduk, R., Preuss, P., & Steinhofer, D. (2002). Die optimale Satzzahl im Krafttraining: Einsatz- versus Mehrsatz-Training. Leistungssport, (4), 4-13. Retrieved February 04, 2012.

Heizmann, P. & Eckert, C. (Speaker) (2006). Der perfekte Trainingsstart: Muskeln aufbauen! Kraft steigern! [1 CD]. Ohne Ortsangabe, ohne Verlagsangabe.

Heizmann, P. & Eckert, C. (Speaker) (2006). Der perfekte Trainingsstart: Vitalität! Prävention! Rückenstärkung! [1 CD]. Ohne Ortsangabe, ohne Verlagsangabe.

Heizmann, P. & Eckert, C. (Speaker) (2006). Der perfekte Trainingsstart: Schlank bleiben! Straffen! Abnehmen! [1 CD]. Ohne Ortsangabe, ohne Verlagsangabe.

Heizmann, P. & Eckert, C. (Speaker) (2006). Gesunde Ernährung: schnell und einfach gemacht [2 CDs]. Ohne Ortsangabe, ohne Verlagsangabe.

Hill, N. & Bandini, D. (2000). Denke nach und werde reich: Die 13 Gesetze des Erfolgs. Kreuzlingen, München: Hugendubel.

Keiser Corporation (2011). Power Manual: Keiser Infinity Series Training Foundations. USA, Kalifornien (ohne Ortsangabe).

Kollath, E. & Buschmann, J. (2010). Fußball Stabilisationstraining; [Bewegung optimieren, Körperkraft erhöhen, Zweikämpfe gewinnen]. Aachen: Meyer & Meyer.

Mannhart, C. (2003). Aktuelle Leistungsförderer im Sport. Schweizerische Zeitschrift für „Sportmedizin und Sporttraumatologie“, 51(1), 58-79.

Mannhart, C. & Colombani, P. (2001). Grundlagen der Sporternährung: Die elementare Bedeutung der Energie-, Makronährstoff- und Flüssigkeitszufuhr. Schweizerische Zeitschrift für „Sportmedizin und Sporttraumatologie“, 49(3), 125-130. Retrieved February 25, 2012, from http://www.sfsn.ethz.ch/PDF/Mannhart_Colombani_SZSM2001.pdf

Minoggio, M. (2008). Was der Körper wirklich braucht. s.l.: Goldegg. (Ohne Verlagsangabe).

Moosburger, K. A. (2004). Erfolgreich abspecken nur mit „Fettverbrennungspuls“? Retrieved February 14, 2012, from www.dr-moosburger.at/pub/pub035.pdf

Moosburger, K. A. (2006). „Fettverbrennung“ im Sport – Mythos und Wahrheit. Retrieved February 14, 2012, from http://www.dr-moosburger.at/pub/pub031.pdf

Müller-Beck, H. (2008). Die Steinzeit: Der Weg der Menschen in die Geschichte. München: Beck.

Rhein, C. von (2011). Asthma bronchial in der miasmatischen Homöopathie. In T. Genneper & H. Eppenich (Eds.), Lehrbuch Homöopathie: Grundlagen und Praxis der klassischen Homöopathie ; 21 Tabellen (3rd ed., pp. 7-51). Stuttgart: Haug.

Rothe, H. (1999). Stammesgeschichte des Menschen: Eine Einführung. (Henke, W., Ed.). Berlin: Springer.

Schänzer, W. (2006). Doping im Sport. Arzneiverordnung in der Praxis, 33(1), 4-6. Retrieved February 26, 2012, from http://www.akdae.de/Arzneimitteltherapie/AVP/Archiv/20061.pdf#page=4

Schänzer, W. & Thevis, M. (2007). Doping im Sport. Medizinische Klinik – Intensivmedizin und Notfallmedizin, 102(8), 631-646.

Scholz, A. (2004). Eiweiß und L-Carnitin zur Unterstützung der Gewichtsreduktion (Ernährungplus.). Neu-Ulm. (Ohne Verlagssangabe)

Schulz-Ruhtenberg, N. (2012). Eiweißoptimierte Ernährung als Grundlage für Gesundheit, Leistungsfähigkeit und schnelle Regeneration im Sport: Proteine und Aminosäuren. medicalsportsnetwork, 7(1). Retrieved March 08, 2012, from http://www.medicalsportsnetwork.de/news/32,426385/MSN-1-2012/Eiweissoptimierte-Ernaehrung-als-Grundlage-fuer-Gesundheit,-Leistungsfaehigkeit-und-schnelle-Regeneration-im-Sport.html

Tillmann, B., Leonhardt, H., Rauber, A. & Kopsch, F. (1998). Bewegungsapparat. Stuttgart: Thieme.

Vegane Gesellschaft Österreich (2005). Protein for Life: Eiweiß. Retrieved February 14, 2012, from http://www.vegan.at/protein/

Verstegen, M. & Williams, P. (2008). Core Performance Golf: Das revolutionäre Trainings- und Ernährungsprogramm für den Erfolg auf dem Golfplatz. (Riva Verlag München, Ed.). München: Riva.

Viell, B. (2001). Funktionelle Lebensmittel und Nahrungsergänzungsmittel Wissenschaftliche Gesichtspunkte: Bundesgesundheitsblatt – Gesundheitsforschung – Gesundheitsschutz, 44(3), 193-204. Retrieved February 09, 2012.

Wahl, P. (2003). Ginseng. Köln: Institut für Biochemie, Deutsche Sporthochschule Köln. Retrieved February 25, 2012, from http://www.dopinginfo.de/rubriken/07_info/Ginseng.pdf.

Weineck, J. (2007). Optimales Training: Leistungsphysiologische Trainingslehre unter besonderer Berücksichtigung des Kinder- und Jugendtrainings. Balingen: Spitta.

*